话说国医

甘肃卷

丛书总主编　温长路
本 书 主 编　潘　文
袁仁智

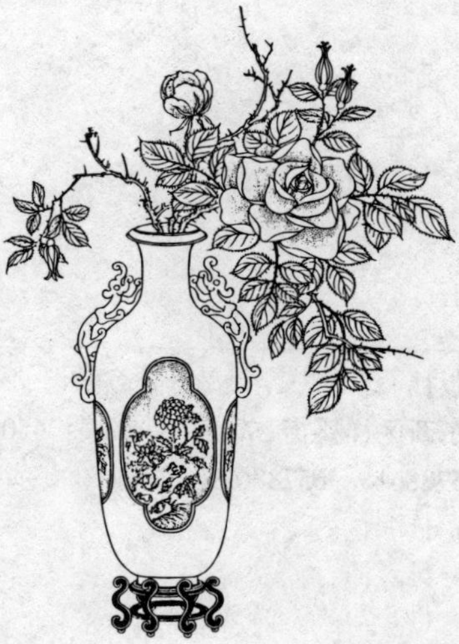

河南科学技术出版社
·郑州·

图书在版编目（CIP）数据

话说国医·甘肃卷/潘文，袁仁智主编.—郑州：河南科学技术出版社，2017.1（2023.3重印）
ISBN 978-7-5349-8018-3

Ⅰ.①话… Ⅱ.①潘… ②袁… Ⅲ.①中医学-医学史-甘肃省 Ⅳ.①R-092

中国版本图书馆CIP数据核字（2016）第002349号

出版发行：河南科学技术出版社
地址：郑州市郑东新区祥盛街27号 邮编：450016
电话：（0371）65788613 65788629
网址：www.hnstp.cn
策划编辑：马艳茹 高 杨 吴 沛
责任编辑：李明辉
责任校对：丁秀荣 马晓灿 李振方
封面设计：张 伟
版式设计：王 歌
责任印制：张 巍
印 刷：三河市同力彩印有限公司
经 销：全国新华书店
幅面尺寸：185 mm×260 mm 印张：22.25 字数：356千字
版 次：2023年3月第3次印刷
定 价：268.00元

本书编写人员名单

主　编　潘　文　　袁仁智

副主编　吕有强　　扈小健

编　委　(按姓氏笔画排序)

吕有强　张丽君　袁仁智　扈小健　潘　文

总 序

国医，是人们对传统中国医学的一种称谓，包括以汉民族为主体传播的中医学和以其他各不同民族为主体传播的民族医学，与现代习惯上的“中医学”称谓具有相同的意义。她伴随着数千年来人们生存、生活、生命的全过程，在实践中历练、积累，在丰富中沉淀、完善，逐渐形成了具有中国哲学理念、文化元素、科学内涵的，在世界传统医学领域内独树一帜的理论体系，为中华民族乃至全世界人民的健康做出了重大贡献。

中医具有鲜明的民族特征和地域特色，以其独特的方式生动展示着以中国为代表的、包括周边一些地区在内的东方文化的历史变迁、风土人情、生活方式、行为规范、思维艺术和价值观念等，成为中国优秀传统文化的有机组成部分和杰出代表，从一个侧面构建和传承了悠久、厚重的中国传统文化。自岐黄论道、神农尝百草、伏羲制九针开始，她一路走来，“如切如磋，如琢如磨”（《诗经·国风·卫风》），经过千锤百炼，逐渐形成了包括养生文化、诊疗文化、本草文化等在内的完整的生命科学体系，也是迄今世界上唯一能够存续数千年而不竭的生生不息的医学宝藏。

中国幅员辽阔，在不同的区域内，无论是地貌、气候还是人文、风情，都存在着较大差异。因此，在长期发展过程中也形成了具有相同主旨而又具不同特质的中医药文化。其方法的多样性、内容的复杂性、操作的灵活性，都是其他学科不可比拟也不能替代的。在世人逐渐把目光聚焦于中国文化的今天，国学之风热遍全球。国学的核心理念，不仅存在于经典的字句之中，重要的是蕴结于中国人铮铮向上的精神之中。这种“向上之气来自信仰，对文化的信仰，对人性的信赖”(庄世焘《坐在人生的边上——杨绛先生百岁答问》)，是对文化传统的认知和共鸣。“文化传统，可分为大传统和小传统。所谓大传统，是指那些与国家的政治发展有关的文化内容，比如中国汉代以后的五行学说，就属于大传统。”（李河《黄帝文化莫成村办旅游》）无疑，中医是属于大传统范畴的。中国文化要全面复兴，就不能不问道于中医，不能失却对中医的信仰。要准确地把握中医药文化的罗盘，有必要对中医学孕育、形成、发展的全过程进行一次系统的梳理和总结，以从不同的地域、不同的视角、不同的画面全方位地展示中医学的深邃内涵和学术精华，为中医学的可持续发展，特别是众多学术流派的研究提供更多可信、可靠、可用的证据，为促进世界各国人民对中医更深层次的了解、认同和接受，为文化强国、富国战略的实施和中医走向世界做出更大的贡献。如此，就有了这个组织编撰大型中医药文化丛书《话说国医》的想法和策划，有了这个牵动全国中医学术界众多学者参与和未来可能影响全国众多读者眼球的举动。

《话说国医》丛书，以省（直辖市、自治区）为单位，每省（直辖市、自治区）自成一卷，分批、分期，陆续推出。丛书分则可审视多区域内的中医步履，合则能鸟瞰全国中医学之概观。按照几经论证、修改、完善过的统一范式组织编写。丛书的每卷分为以下四个部分：

第一部分——长河掠影。讲述中医从数千年的历史中走来，如何顺利穿越历史的隧道，贯通历史与现实连接的链条，是每卷的开山之篇。本篇从大中医概念入手，着眼于对各省（直辖市、自治区）与中医药发展重大历史事件关系的描述，既浓彩重笔集中刻画中医药在各地的发展状况和沧桑变迁的事实，又画龙点睛重点勾勒出中医学发展与各地政治、经济、文化的多重联系。在强调突出鲜明思想性的原则下，抓住要领、理出线条、总结规律、突出特色，纵横历史长河，概说中医源流，彰显中医药文化布散于各地的亮点。

第二部分——历史人物。该部分是对各地有代表性的中医药历史人物的褒奖之篇。除简要介绍他们的生卒年代、学术履历、社会交往等一般项目外，重点描述他们的学术思想、学术成就和社会影响。坚持按照史学家的原则，实事求是，秉笔直书，不盲目夸大，也不妄自菲薄，同时跳出史学家的叙述方式，用文学的手法将人物写活，把故事讲生动。其中也收入了一些有根据的逸闻趣事，并配合相关图片，以增加作品的趣味性和可读性，拉近古代医家与现代读者的距离。

第三部分——往事如碑。该部分表现的主题是在中国医学史上值得记上一笔的重大事件：第一，突出表现自然灾害、战争、突发疫病等与中医药的关系及其对医学发展的客观作用；第二，重点反映中医地域特色、不同时期的学术流派、药材种植技术与道地药材的形成等对中医药理论与实践传承的影响；第三，认真总结中医药在各个历史时期对政治、经济、文化生活等产生的积极作用。以充分的史料为依据，把中医药放到自然的大环境、社会的大背景下去考量，以充分显示她的普适性和人民性。

第四部分——百年沉浮。即对 1840 年以来中医药发展概况的回顾和陈述，特别关注在医学史上研究相对比较薄弱的民国时期中医药的发展状况，包括中医的存废之争、西学东渐对中医的挑战和影响，以及新中国成立、中医春天到来后中医药快速发展的情况和学术成就等。梁启超说："凡在社会秩序安宁、物力丰盛的时候，学问都从分析整理一路发展。"（《中国近三百年学术史》）通过对不同阶段主要历史事实的综合和比对，借镜鉴、辨是非、放视野、明目标，以利于中医未来美好篇章的谱写。

作为中医药文化丛书，《话说国医》致力于处理好指导思想一元化与文化形式多样性的关系。在写作风格上，坚持以中医科学性、思想性、知识性为导向，同时注重在文化性、趣味性、可读性上下功夫，以深入浅出的解读、趣味横生的故事、清晰流畅的阐释，图文并举，文表相间，全方位勾画出一幅中医学伟大、宏观、细腻、实用的全景式长卷。参加本书编纂的人员，都是从全国各地遴选出的中医药文化研究领域内的中青年中医药学者，他们头脑清、思维新、学识广、笔头快，在业内和社会上有较大影响和较高声誉，相信由他们组成的这支队伍共同驾驭下的这艘中医药文化航母，一定会破浪远航，受到广大读者的支持和欢迎！

丛书在全国大部分省、市、自治区全面开始运作之际，写上这些话，也算与编者、作者的一种交流，以期在编写过程中能对明晰主旨、统一认识、规范程序起到些许作用；待付梓之时，就权作为序吧！

温长路

2012 年 12 月于北京

目　录

长河掠影

历史人物

65

往事如碑

184

百年沉浮

附录

长河掠影

丝路锁钥话甘肃

甘肃——中华民族和华夏文明的重要发祥地。中华多元文化的轴心——黄河孕育了以伏羲文化、大地湾文化、马家窑文化为代表的新石器时代的史前文化。甘肃是中国历史舞台上非常重要的两个朝代——周代和秦代的崛起之地。从西汉至隋唐的近千年间，甘肃地处古丝绸之路的枢纽地带，河西地区长期是中西经济、文化交流的前沿和窗口。

古丝绸之路，简称“丝路”。是指西汉（公元前206—公元25年）时期，由张骞出使西域开辟的以长安（今西安）为起点，经甘肃、新疆，到中亚、西亚，并连接地中海各国的陆上通道。因为由这条路西运的货物中以丝绸制品的影响最大而得名。

丝绸之路一般可分为三段，而每一段又都可分为北中南三条线路。其中东段从长安到玉门关、阳关；中段从玉门关、阳关以西至葱岭；西段从葱岭以西经过中亚、西亚直到欧洲。而甘肃的武威、张掖、酒泉、敦煌为丝绸之路的必经之地，被称为“丝路咽喉”。

汉代张骞出使西域，开辟了中外交流的新纪元。并成功地将东西方之间最后的珠帘掀开。从此，这条路线被作为“国道”踩了出来，各国使者、商人沿着张骞开通的道路，来往络绎不绝。上至王公贵族，下至乞丐狱犯，都在这条路上留下了自己的足迹。这条东西通路，将中原、西域与阿拉伯、波斯湾紧密联系在一起。经过几个世纪的不断努力，丝绸之路向西伸展到了地中海。繁忙的丝绸古道将汉唐的奇珍异宝源源不断地运往亚非欧各国，同时往来如织的异乡客旅也带来了他们各自的物产和文化。从此，无数新奇的商品、技术与思想通过丝绸之路得以在欧亚非三洲的各个国家之间自由传播。大陆之间的贸易沟通变得规则、有序。华丽的丝绸更是吸引了罗马人的目光。从1世纪起，罗马人开始狂热地迷恋着从帕提亚人手中转手得来的中国丝绸——即便当时的罗马人相信丝绸是从树上摘下来的。据老普林尼的《博物学》记载："赛利斯人们（中国人）以从他们的树林中获取这种毛织品而闻名于世。他们将从树上摘下的丝绸浸泡在水中，再将白色的树叶一一梳落。（丝绸的）生产需要如此多的劳役，而它们又来自于地球的彼方，这令罗马的少女们可以身着半透明的丝衣在大街上炫耀。"

不仅仅是罗马人对来自东方的神奇玩意儿感兴趣，埃及历史上著名的艳后克利奥帕特拉七世也曾经穿着丝绸外衣接见使节，并酷爱丝绸制品。公元97年，东汉将军班超在重新建立起汉朝在中亚地区的主导地位后，派甘英携带大量丝织品到达条支（今土耳其境内）。因而中国与埃及最早的官方沟通应当就是在这一时期。而记载中的中国和其他大国的官方沟通似乎不止于此。《后汉书》记载了公元166年罗马使节通过丝绸之路来到中国，并在中国建立了大使馆的事情。

东汉时期，由于战乱的原因，丝绸之路一度陷入了半停滞状态。随着中国进入繁荣的唐代，西北丝绸之路再度引起了中国统治者的关注。为了重新打通这条商路，中国政府借击破突厥的时机，一举控制西域各国，并设立安西四镇作为中国政府控制西域的机构，新修了唐玉门关，再度开放沿途各关隘。并打通了天山北路的丝路分线，将西线打通至中亚。这样一来丝绸之路的东段再度开放，新的商路支线也被不断开辟，与汉朝时期的丝路不同，唐代控制了丝路上的西域和中亚的一些地区，并建立了稳定而有效的统治秩序，西域小国林立的历史基本结束，这样一来丝绸之路显得更为畅通。不仅是阿拉伯的商人，印度也开始成为丝路东段上重要的一分子。往来于丝绸之路的人们也不再仅仅是商人和士兵，为寻求信仰理念和文化交流的人们也逐渐出现在这一时期。中国大量先进的技术通过各种方式传播到其他国家，并接纳相当数量的遣唐使及留学生，让他们学习中国文化。

同时佛教、景教各自迎来了在中国广泛传播的机会。从皮毛植物、香料、颜料到金银珠宝、矿石金属，从器具牙角到武器、书籍和乐器，从外奴、艺人、歌舞伎到家畜、野兽，乃至外来工艺、宗教、风俗等，令人眼花缭乱，应有尽有。

这条贸易路线的巨大影响远至朝鲜和日本。8 世纪日本遣唐使节带去了很多西域文物到日本首都奈良。这些宝贵的古代文物现在还保存在奈良正仓院里。所以，奈良正仓院被称为丝绸之路的终点。

甘肃，这个今天偏居一隅的西北省份，它地处黄河上游，东接陕西，南控巴蜀青海，西倚新疆，北扼内蒙古、宁夏，曾经被誉为古丝绸之路的锁匙之地和黄金路段。

周秦大地，黄河之滨，千里边关，万里长城。伏羲氏开天辟地，中华文明由此肇始；岐黄论道，天人合一，奠定了祖国医学的理论根基；秦始皇铁骑横扫六合，一统天下，华夏文明从黄土高坡走向中原；西汉张骞凿通西域，闻名世界的“丝绸之路”由东向西横贯甘肃全境；两汉魏晋，文化昌盛，西域文明与华夏文明在甘肃大地交相碰撞，彼此融合，形成了丰富多元的文化生态；梦回隋唐，民族和睦，社会繁荣，经济鼎盛，“天下称富庶者无如陇右”，胡商异客，往来如织，中外经济和文化交流空前兴盛，以敦煌莫高窟和天水麦积山石窟为代表的世界文化遗产见证了那个时代的包容、开放与进取；自宋而降，由于黄土高原自然资源的过度开发、民族之间的掠夺与战争以及海上丝路的开通，“国家根本，仰给东南”，甘肃偏居一隅，至封建社会末期以至近代，“陇中疾苦甲天下”，社会经济总体发展远远落后于全国水平；新中国成立后，甘肃在一穷二白的基础上开始了大规模的开发与建设，核工业的发展，东风基地的建设，“两弹一星”“神舟飞船”的成功发射令世人瞩目。

新的历史时期，作为经济欠发达地区的甘肃，敏锐地意识到历史和文化的时代意义，以创建甘肃华夏文明传承创新区为契机，以文化建设为主题，围绕丝绸之路文化，着力打造以始祖文化为核心的陇东南文化历史区、以敦煌文化为核心的河西走廊文化生态区和以黄河文化为核心的兰州都市文化产业区。大力开展文物保护、大遗址保护、非物质文化遗产保护传承、历史文化名城名镇名村保护利用、民族文化传承，等等。

甘肃是祖国医药文化的重要发祥地之一，是道地药材的重要产区和全国四大中药材集散地之一，悠久灿烂的中医药文化是甘肃中医药事业发展的源头活水。今天，甘肃作为国家首个中医药发展综合改革试点示范省和国家中医药科技成果转化基地，甘肃的中医药发展将在新的征程中扬帆起航。

甘肃，这个融丝路文化、敦煌文化、黄河文化、伏羲文化、藏传佛教文化、伊斯兰文化以及陇东黄土地文化为一体的内陆省份，无疑是中国西北部一道神秘而独特的文化风景。

甘肃名称的由来

甘肃省这块广袤而美丽的土地，为什么叫“甘肃”？从她得名到省境区域的形成，经历了好几个朝代的演变。

1. 甘肃省名取自甘州、肃州的首字

《辞海》说：甘肃省“旧以甘州（治今张掖）、肃州（治今酒泉）两地首字得名”。甘州、肃州都是古代河西走廊的重镇。史书记载：西魏废帝三年（554年），始有甘州之名，因州西南甘峻山而名；隋文帝仁寿二年（602年），改酒泉郡为肃州，取意于“肃靖宁边”之意。甘州、肃州虽是6世纪以后的名称，但这两地开发的历史，却久远得多。据《史记》与《汉书》的记载：汉武帝元狩二年（公元前121年）派骠骑将军霍去病西征匈奴，攻占河西走廊，于是，汉王朝便在走廊地区“列四郡，置两关”，筑长城，开交通，兴修水利，移民屯田，开始了开发经营河西的宏伟事业。

甘州、肃州雄踞走廊中部，地当丝绸之路要冲，扼东西交通咽喉，在开发河西、经营西域中，占有十分重要的地位，古人曾有“张国臂掖、以通西域”，“隔绝羌胡、断匈奴右臂”之说。这便是“甘肃”之名由来的重要原因。

2. 西夏设“甘肃军”，“甘肃”之名首次出现

11世纪初，党项人在我国西北地区崛起，并于1038年建立了一个叫作大夏的封建割据政权，史称西夏，都兴庆府（今宁夏银川市）。据《西夏书事》记载：西

夏最盛时，辖22州，“东尽黄河，西界玉门，南接萧关，北控大漠，地方万余里”，包括河西走廊全部及今宁夏回族自治区大部、内蒙古自治区西部和陕北部分地区。

西夏与北宋对峙，重视武装力量建设，当时在河西走廊设有“甘肃军”，首次把甘州和肃州的首字连接起来，自此，“甘肃”作为一个完整的地理名称，便出现在史册上。

3. 元代置“甘肃行省”，为甘肃建省之始

元代地方政权实行行省、路（州）、县3级制，行省为一级政区。据《元史·百官志》记载，至元十八年（1281年），元世祖忽必烈设立“中兴行省”，省治设于兴庆府（今宁夏银川市）；至元二十三年（1286年），徙该行省于甘州，改称“甘肃等处行中书省”，简称“甘肃行省”。这是甘肃设省的开始，甘州成为元王朝统治西部地区的中心。

除甘肃行省外，元王朝还在甘州设立“甘肃行枢密院”。枢密院是元朝在中央政府设立的军事领帅机关，相当于后世的总参谋部，在皇帝直接领导下，“掌天下兵甲机密之务”。因西北地域辽阔，民族繁杂，兵事活动频繁，元王朝遂于至大四年（1311年）设置甘肃行枢密院，负责“提调西路兵马”，“征伐叛逆”。它是元王朝派出的军事指挥机关，具有很大的权力，负责的防区西达西域，东至黄河，南连羌塘地区，北接蒙古高原，对于巩固元王朝对西部地区的统治，发挥了重要作用。

4. 明代设“甘肃巡抚”和“甘肃镇”，经略河西等地

明改元制，废除行省，在全国设立13个“承宣布政使司”，分管全国各地行政事务。宣德十年（1435年）置甘肃巡抚（全称为“巡抚甘肃等处赞理军务”）管理河西军政事务。

明代北部边患严重，鞑靼、瓦剌不断攻掠边疆。为了抵御“北虏”攻掠，明王朝在北部边疆先后设立了9镇，史称“九边”。甘肃镇为最西一镇，长官称“镇守甘肃总兵官”，简称“甘肃总兵”。甘肃镇设立后，对抵御鞑靼、瓦剌入犯，保卫西北边防，起了重要作用。从上可以看出，明代的河西虽属陕西布政使司管辖，

但由于它独特的地理位置和它对拱卫西北边疆的重要作用，明王朝实际上把它当作1个单独的行政区域看待。

5. 清代复设甘肃省，省境辖区扩大

清代政区，实行省、府（州）、县（厅）三级制。甘肃与陕西分治，单划一省，其辖区比元代甘肃省、明代甘肃镇要大得多。后移治兰州，自此，兰州便成为甘肃省的政治、经济、文化、军事中心。

6. “民国”时宁夏、青海分省，甘肃省行政区域缩小

“民国”时期，甘肃省的疆域和政权机构设置与清代相同，省会兰州。1913年裁撤府、州、厅建制，一律改置为县；增设“道”，实行省、道、县三级政权制。当时，全省设有7道、76县。

1927年废道，实行省、县二级制。1928年，青海、宁夏分省，甘肃省辖境缩小。1936年，将甘肃全省划分为7个行政督察区，督察各县工作。1942年和1944年，增设第八和第九行政督察区。是时，全省共有1市（兰州市）、69县、2设治局（卓尼、肃北）。这种政权组织形式，一直延续到新中国成立。

7. 新中国成立后，甘肃省辖区最后形成

1949年秋，人民革命战争取得胜利，成立了中华人民共和国。新中国成立以来，甘肃省行政区划曾有过许多变动，现在，全省共设有兰州、天水、白银、金昌、嘉峪关5个省辖市，临夏、甘南2个民族自治州，7个地区，8个县级市，60个县，7个民族自治县，11个市辖区，1 361个乡。

行政区域的沿革

甘肃位于黄河中、上游。远古时期这里的气候比现在温暖、湿润，是个稀疏的草原环境。低凹地丰富的水源，高山茂密的灌木丛，台地上疏松的黄土，灌木、草地上生活的多种动物，为原始人类生存提供了天然适宜的环境。因此，这里是我国历史上经济开发，特别是农业垦殖和古代文化发展较早的地区之一，是形成中华民族灿烂文化的重要发祥地。根据考古发掘的大量文物证明，远在一二十万年前的旧石器时代，我们的先民就在这块地方生息、繁衍，利用简陋的石器顽强

地同大自然做斗争。新中国成立以来，先后在镇原县姜家湾、寺沟口、黑土梁，庆阳巨家塬，环县楼房子和刘家岔处，发现了旧石器时代中、晚期的石器、骨器、动物化石和早期人类用火的遗迹。属于新石器时代的文化遗迹，已发现的有1 000处，其中著名的有受仰韶文化影响而发展起来的以洮河、大夏河和湟水中下游为中心，属于母系氏族公社阶段的齐家文化；还有晚于齐家文化的原始社会末期或奴隶社会早期的辛店、寺洼和卡窑文化。古代传说中的4 000年前的炎帝（号神农氏）、黄帝（号有熊氏，号轩辕氏）也起于西北。

春秋战国以前的商代，居泾河、渭河流域尚处于氏族部落阶段的周朝的祖先周部落，改善耕作，开拓了我国最早的农业。周文王灭商以前，占领了西戎混夷，把境域扩展到密（今灵台县）。这一时期，甘肃境内有羌方、共（今泾川县北）、密（今灵台县西）等方国部落。

西周时，秦人的祖先在省境东部，即今天水地区定居下来，开始了由游牧经济向农业经济的缓慢过渡，而游牧生活仍占据主要的地位。

春秋时期省境属秦国和西戎。西戎各族，仍保持着“以国为氏”的习惯，虽号称为国，实际上还处于原始社会阶段。到秦武公时，西戎被秦国所灭，秦国开始在这些地区建县。

秦昭襄王二十七年（公元前280年）设置陇西郡，秦昭襄王三十五年（公元前272年）再建立北地郡。

秦统一六国后，建立起统一的、多民族的封建中央集权国家，全面推广春秋战国时期已出现的郡县制。当时，省境行政区划郡、县两级制，共设陇西、北地2郡。

西汉时期的行政区划同秦代一样，仍为郡县两级制。公元前205年，汉高祖始占有陇西、北地两郡。随着汉王朝疆域的不断扩大，郡县数随之猛增。汉武帝凭借汉朝强大的经济、军事实力，从公元前133年到公元前119年，集中兵力反击匈奴的经常骚扰，并取得军事上的胜利，先后于元狩二年（公元前121年）置武威、酒泉二郡。过了10年，于元鼎六年（公元前111年），分武威郡置张掖郡，析酒泉郡置敦煌郡。同时迁徙内地贫民到河西4郡，在沿黄河自朔方以西至令居（今永登县西)，广泛实行军事屯田，军农结合，巩固边防。河西4郡的设置，对切断匈奴与西羌的交通，开辟我国通行西域的走廊，对于开发河西，促进这一地区经济和文化的发展，具有十分重要的意义。

其后于汉武帝元鼎三年（公元前114年）又增置天水、安定郡；元鼎六年（公元前111年）设武都郡；汉昭帝始元六年（公元前81年），从天水、陇西、张掖3郡各分出两个县建立金城郡。这样，就使省境郡的数目由秦代的两个郡增为10个郡，共辖115县、10道。

东汉时，行政区划大体上是州、郡、县三级制。当时甘肃属凉州，共辖10个郡、2个属国、99个县。10个郡与西汉时的建制相同，即武都、陇西、金城、汉阳（原为天水郡，东汉明帝永平十七年即公元74年更名)、武威、张掖、酒泉、敦煌、安定、北地等郡。另外，省境南部边缘的一小部分地区分属益州。

三国和魏晋南北朝时期，基本实行的是州、郡、县三级制。魏、蜀、吴三国鼎立时期，甘肃大部分地方属魏国，南部的部分地区属蜀国。

西晋，省境设凉州、玖州，兼属雍州，统12个郡、72个县。

进入东晋，社会动乱，北方形成分裂割据局面。从西晋末到十六国时期，跨境或在甘肃境内先后建立的割据政权有：后赵、前秦、后秦。

南北朝时期，甘肃先后为北魏、西魏、北周的统治地区。这一时期，南北对峙，国家分裂，州县林立，政权更替频繁，“百户之邑便立州名，三户之民空张郡目”的情况比比皆是，行政建置十分混乱。

到隋唐五代，又回到秦汉的郡、县两级制。

唐朝时，初改郡为州，唐玄宗时又改州为郡，唐肃宗时再改郡为州，终唐之世，仍为州、县两级制，郡只是地理区域的名称。按照唐的定制，州分辅、雄、望、紧、上、中、下七等，县分上、中、下三等。类似这样的划分，一直延续到清代。唐玄宗开元年间（713—741年)，河西、陇西均置节度使，实际上成为地方最高军政长官，无所不统。贞元以后，唐朝政府悉调西北戎军平定“安史之乱”，汉唐以来成为东西交通咽喉之地的河西走廊空虚，吐蕃乘机占领河西，先后攻陷甘、凉、肃、瓜、沙和熙、河、洮、岷、宕等州，控制河陇地区八九十年之久。

五代时期，后梁占有甘肃之一部，后唐约有秦、阶、成、泾、原等州，后晋据有武州，后周有秦、阶、成州，前蜀占据甘肃的东南部。

宋金辽时期，行政区划大体是路、州（府）、县三级制。甘肃属陕西路。但宋代的路与唐代的道有所不同。宋初的路是财政区兼有监察的职能，后来才逐渐变成地方最高一级建制。路设转运使司掌财赋、民政（长官为转运使）；安抚使司掌管军事（长官为经略安抚使）；提举常平司掌市舶茶马（长官为提举常平使）；提点刑狱司掌司法（长官为提刑按察使）。四司互不统属，各自直属中央。

11世纪初叶，党项族西夏（1038—1227）崛起，于宋仁宗明道元年建国，都兴庆府，辖区有22州，其中在甘肃境内的有甘（西夏改为宣化府）、凉（西夏改为西凉府）、肃、瓜、沙、会等6州。西夏的统治约有190年之久，后为蒙古所灭。

南宋时，甘肃大部隶属金代。

元代时，甘肃行政区划大体是省、路、府（州）、县四级制。元朝政府为加强中央集权的封建统治，除设中央直辖区外，全国分为11个行中书省，管辖所属路、州、府的政务。在我国行政史上，创行省制度。元世祖至元十八年（1281年）甘肃正式设省，称“甘肃等处行中书省”（长官为平章政事），简称甘肃行省，治所在甘州路的甘（今张掖市）。省辖7路、5个直隶州、4个府、22属州、24县。

明初，沿用元朝的行省制。明太祖洪武二年（1369年）置陕西等处行中书省（辖甘肃）。明太祖洪武九年（1376年），废除行省制，设承宣布政使司。甘肃属陕西承宣布政使司管辖，境内共设置5府、9州（隶属于府）、50县。

清代的地方行政制度是省、府（直隶州、直隶厅）、县（散州、散厅）三级制。清初，分全国为18行省。清康熙六年（1667年）设陕西、布政使司，右布政使司驻巩昌（今陇西）。后改陕西右布政使为巩昌政使司。次年，又改巩昌布政使司为甘肃布政使司，同时将治所从巩昌移至兰州。清乾隆二十九年（1764年）裁甘肃巡抚（原驻宁夏，顺治五年即1648年迁至兰州），以陕北总督行巡抚事，并迁陕甘肃督置至兰州。当时甘肃辖区除包括今新疆、青海、宁夏一部分外，大体和今甘肃的境域相同。可以说甘肃的行政区域，奠定于两汉，正式于元代，完成于清朝。清光绪十年（1884年），从甘肃分出新疆单独建省。分置以后的甘肃省辖

8府6直隶州、1直隶厅、61县。

辛亥革命以后，废除清代的府、州、厅制。民国初期实行省、道、县三级制。1912年，甘肃共7道，下辖77县，即兰山道、宁夏道、宁道、泾原道、渭川道、安肃道、凉道。1914年，改省的长官民政长（“民国”初期称都督）为巡使，道的长官道尹为观察使（后改称道尹），次年，又改巡按使为省长。

北伐战争以后，1927年，废除道的建制，改县的行政长官知事为县长。随着军阀混战局面的结束，国民党政府对行政制度做了一些调整。1928年，划甘肃西宁道属之西宁、大通、乐都、循化、贵德、巴燕、湟源等7县，另建青海省；同时划甘肃宁夏道属之定夏、宁朔、灵武、盐池、平罗、中卫、金积、豫旺（今固原县）等8县和宁夏护军使所辖的阿拉善额鲁特、济纳土尔扈特2部地，成立宁夏省。区划调整分置以后，甘肃省辖64县，1929年增置到68县，增设了永靖、和政、康县等县。后来，在少数民族地区原设拉卜楞设治局（1926年拆循化县地设置，1928年改为夏河县）、康乐设治局的基础上，又陆续增置洮西设治局（1932年置）、卓尼设治局（1937年置）、肃北设治局（1938年置）。从1934年开始，甘肃在县的行政建制之上，又新设立行政督察专员，作为省的辅助机关。1934年始在皋兰、固原、临夏等地设置行政督察专员公署，以后陆续增设。到1944年增加到9个：岷县、平凉、庆阳、天水、临夏、武威、酒泉、武都、临洮行政督察区（专员公署）。至新中国成立前夕，甘肃省共设9个政督察专员公署，辖71县、1市（兰州市，1941年正式设市）、3局（卓尼、肃北设治局、湟惠管理局）。

大革命时期，甘肃就有中国共产党领导的革命活动。1932年3月，正宁县村塬周围72个村相继成立了革命委员会，建立了甘肃省第一个工农民主政权。同年，成立了共甘宁青特委。1933年3月，建立中共陕甘边特委。不久，陕甘边区苏维埃政府于1934年11月在华池县荔原堡诞生。接着华池、庆北（1936年与华池县合并）两县也成立了苏维埃政府。红军长征进军甘肃，突破天险腊子口，进入宕昌县境，通过渭河封锁线，召开哈达铺、榜罗会议，一、二、四方面军三大红军主力在会宁胜利会师，进一步促进了陕甘的革命活动。1935年11月，据中华工农民主共和国中央执行委员会的决定，陕甘边区根据地划为陕甘省。1936年7月，改陕甘省为陕甘宁省，驻地迁往甘肃曲子，辖区在甘肃境内的有华池、环县、曲子、固北、赤庆、定环等县。1937年1月，中共关中特委派代表与国民党代表谈判，将正宁县“一分为二”，国民党在其白区设两个县，共产党在红区设新宁、新正县，隶属关中分区。同年，陕甘宁省划分为三边分区和庆环分区。庆环专署辖华池、曲子、固北（后并入环县）、庆阳（后并入华池）、环县、定环（后分别并入环县和定边）6县，另在原统战区设陕甘宁边陇东办事处，领导庆阳、合水、镇原、宁县的抗日救亡运动。1940年3月，庆阳、合水、镇原3县正式建立抗日民主政权。同年4月，陕甘宁边区政府决定建立陇东分区，在庆阳设立东分区行政督察专员公署，辖华池、环县、曲子、庆阳、合水、镇原6县。1949年6月，环县、正宁两县划归陇东分区管辖。

中华人民共和国成立以后，开始了我国行政制度的新阶段。党和人民政府总结了革命根据地行政建设的经验，结合社会主义革命与社会主义建设的实际情况，逐步形成省、专区（州、市）、县（市、区）三级地方行政体制。

1949年8月甘肃省，即成立甘肃行政公署，下辖庆阳、平凉、天水、武都、岷县、定西、临夏、酒泉、武威、张掖、兰州11个分区（专区）、73县（局）。甘肃行署隶属于西北军政委员会（后改为西北行政委员会，1954年撤销）。1950年成立甘肃省人民政府，1954年根据内务部的通知精神，将撤销的宁夏省合并于甘肃省。1955年，甘肃省人民政府更名为“甘肃省人民委员会”。以后，根据第一届全国人民代表大第四次会议关于成立宁夏回族自治区的决定，1958年划3个专区（自治州）、19个县市归宁夏回族自治区管辖。“文化大革命”中，省人民委员会更名为“甘肃省革命委员会”，1979年复改甘肃省人民政府。1950年到1957年，根据中央紧缩机构和关于在少数民族聚居地实行民族区域自治的指示精神，对部分区划进行了一些调整，先后成立了天祝、东乡、肃北、泾源、肃南、广通、卓尼、张家川、阿克塞等一批民族自治区（后改为自治州、自治县）。1950年撤张掖、岷县专区以后，全省专区数由11个减为9个，县由73个增加到86个，区公所达到503个，乡3 862个，街公所64个。1987年，撤销敦煌县，改置敦煌市。1990年，全省置14个市、自治州、地区，辖86个市、市辖区、县、自治县。

复杂多样的生态环境

甘肃，东接陕西，南控巴蜀青海，西倚新疆，北扼内蒙古、宁夏，长达千余千米的河西走廊横贯其西，在陇东、陇南和走廊西部，均天然存在着多条通联外域的孔道，是古丝绸之路的锁匙之地和黄金路段。它像一块瑰丽的宝玉，镶嵌在中国中部的黄土高原、青藏高原和内蒙古高原上。

一方水土养一方人，人类的命运和环境息息相关，人类的生产生活，包括自身的生存繁衍都离不开一定的地域、阳光、空气、温度、雨量、土壤、河流以及动植物资源等各种自然条件。马克思和恩格斯在《德意志意识形态》中说过这样一句话："只要有人存在，自然史和人类史就彼此相互制约。"换句话说，作为生态循环物质形式的环境，其状态和变化，都直接影响着人类的生存和发展。

甘肃地处黄河上游，介于北纬32°31′~42°57′、东经92°13′~108°46′。绝大部分地区海拔都在1 000米以上，地形狭长，南北和东西地理跨度很大，是我国距离海洋最远的省份之一，也是我国政区中唯一包含三大自然区的省份，境内不同地域的自然景观和开发程度，呈现巨大差异。

陇南地处长江流域，大部分属亚热带和暖温带气候，降水比较丰沛，植被丰厚，清流不息，颇有"江南风光"。

中部和东部是广袤无垠的黄土高原，黄河从这里穿流而过，南北走向的六盘山和陇山山系有效地遏阻了冬季西伯利亚冷空气的东进，又使夏季季风带来的雨量更多地降在陇山东侧，从而在陇东形成了一个相对温暖湿润的小气候区，适宜于早期人类的生存和发展，因此而孕育了华夏民族的祖先。

位于青藏高原东部边缘一隅的甘南高原平均海拔超过3 000米，这里草滩宽广，水草丰美，牛肥马壮，是甘肃省主要的畜牧业基地。

祁连山以北的河西走廊地势平坦，光热充足，水资源比较丰富，是著名的戈壁绿洲，也是甘肃主要的商品粮基地。从河西走廊往北，则是"大漠孤烟直，长河落日圆"的戈壁风光。

祁连山以南是长达1 000多千米的山地，大部分海拔在3 500米以上，终年积雪，冰川逶迤，是河西走廊的天然固体水库，植被垂直分布明显，荒漠、草场、森林、冰雪，组成了一幅色彩斑斓的立体画面。

复杂多变的地理及气候特点，对于陇原大地古文化的孕育及后来的历史发展，都产生了巨大的影响。

甘肃地区由于具有高海拔的特征，气候变化在总体上趋向于寒冷、干燥。在历史演变的进程中，甘肃经济文化的兴衰与生态环境的变化休戚相关。气候相对温暖湿润的时期，甘肃地区的经济文化便繁荣发展；反之，经济文化便走向衰落。从陇东和陇南地区发现的动物化石也可以看出，由于这些地区的气候温暖湿润，成为哺乳动物在甘肃活动的主要场所，也是早期人类的栖居之地。

甘肃为什么会成为中华文明的重要发祥地？曾经引领中华文明的黄河上游地区为何在后来走向了衰落？

所有的这些疑问恐怕都要从生态环境的演变中去寻找答案。

甘肃地处三大高原的交会地带，塬虽高而少阻断，峰虽叠却可通。大自然神工造就的河西走廊，更与华夏文明血肉相连，成为东、西方文化交流的大陆通道，更是历代王朝加强西北边防、巩固多民族大家庭的国运之路。它所承负的历史重任，使甘肃地区在中国版图上长期居于特殊而显要的地位。

西部的祁连山脉面迎东亚季风，年降水量相对较大，其雪峰、冰川的融水为河西走廊农业和畜牧业的发展提供了水源保证。黄土高原强烈的太阳辐射有利于农作物蛋白质含量的提高和糖分的积累。陇南山地温暖湿润，农畜并宜。

正是自然环境方面的这些有利因素孕育了甘肃辉煌灿烂的远古文明。

然而，客观地分析、评价自然环境对甘肃历史发展的影响，在充分肯定其积极意义的同时，也必须看到其制约社会进步的消极作用。

由于地形、地貌及所处纬度等复杂的自然因素，导致甘肃地理环境总体说来不够理想。适宜于人类生存发展的地带比较分散，且范围都不太大。在人类成长的早期，由于人口较少，自然资源相对丰富，人们依赖采集、狩猎为生，范围较小的生态环境足以维持群体生活的需要。

随着时间的推移，当农业、畜牧业以及家庭手工业逐渐成熟之后，人口迅速繁衍，消费和交换的需求日益增长，小生态环境内有限的能量资源就会越来越紧张，经济进化的步伐随之放慢。此时，自然条件中那些不利因素，诸如海拔高、山地多、气温低、降水量少、可耕地面积狭小、水土流失严重等，就日益强烈地凸显出来。尤其在气候出现较大变化的背景下，原来的生活模式难以为继。一些先进的、强大的群体被迫向生态环境较好的地区转移，原有的群体聚落或者消失，或者走向衰落。甘肃的社会发展，由此和中原地区拉开了距离。可以说，生态环境的恶化和地理条件的局限，使甘肃地区在远古时期繁荣一时的新石器文化，未能与华夏文明中心形成的伟大旋律遥相呼应，而被时代的车轮远远甩在了后面。

历史已经远去，现在我们只能从文化考古的文物遗迹中寻其脉络，或者从口耳相传的神话传说中觅其踪影。让我们穿越时间的隧道，去了解1万年前先祖们开光明道的传奇故事。

医药文化的特点

甘肃中医药文化作为祖国医药文化的重要组成部分，既有其共性，也有其鲜明的地域特点，概括起来，大体有以下几点：

1. 原创性

医药文化是人类在自然与社会实践中不断摸索出来的，而不是神或佛赐予的，这就必然有一个源头，有一个开创者。甘肃作为华夏文明的发祥地之一，曾经创造了辉煌的文明，一时领先于全国，引领了那个时代的发展，其中一个重要方面就是医药文化。

远古时期，伏羲在这里“上究天纪，下极地理，远取诸物，近取诸身”，创制了影响中华文明几千年的阴阳八卦理论，第一次将中医学与阴阳文化结合起来，并创制九针，使中医诊疗体系之中有了针灸学说的存在，为中医药学的发展奠定了第一块基石。

延至先秦，岐伯与黄帝坐而论道，将阴阳五行学说系统地纳入了中医理论体系，利用阴阳学说来剖析人体，诊察疾病，分析病因，组方配伍以及解释药理药性等，奠定了整个中医学的理论基础。

两晋以来，针灸学家皇甫谧将《素问》《针经》《明堂孔穴针灸治要》三书予以整理，“使事类相从，删其浮辞，除其重复，论其精要”，并结合秦汉以来的针灸学，结合自身实践，写成了《黄帝三部针灸甲乙经》（简称《针灸甲乙经》），成为针灸学科确立的显著标志，在中医学发展史上做出了承前启后的卓越贡献。

2. 不均衡性

甘肃特定的历史与特有的地形走势在很大程度上造成了医药文化发展的不均衡性，也就是时间上和空间上的不均衡性，即在不同时代和各个地区发展呈现巨大的差异。

时间上的不均衡性表现在甘肃在远古时代曾是中华文明发祥地，医药文化也非常发达，在全国遥遥领先。先秦时期，甘肃医药文化发展如火如荼，诞生了天才之作《黄帝内经》，奠定了中医理论的基础。汉唐时期，以皇甫谧为代表的针灸学、封衡为代表的食疗学，以及近代大量出土的医药文献如武威汉代医简和敦煌医药文献都见证了那个时代的辉煌。宋代以后，全国政治经济重心开始向东南转移，甘肃的医药文化便走向衰落。

地区上的不均衡性主要表现在甘肃地域分布不均，各地区之间本身差异巨大，对中医发展也有一定的影响，甘肃中医的东部中心在庆阳（岐伯）、平凉（皇甫谧）、天水（伏羲）一代，西部主要集中在武威（武威汉简）、张掖、敦煌河西走廊（敦煌石窟）一带，陇南接近西藏，多藏民，主要以藏医为主。

3. 融合性

甘肃曾经被誉为古丝绸之路的锁匙之地和黄金路段。西域文明与华夏文明在甘肃大地交相碰撞，彼此融合，形成了丰富多元的文化生态。胡商异客，往来如织，中外经济和文化交流空前兴盛。

甘肃在中西文化交流过程中，各民族在这里定居生息发展，这种文化包容性对医药文化无疑产生举足轻重的影响。中华文明在历史上一直是兼收并蓄，不断吸收各种先进文化，充实自己，才得以屹立世界民族之林，医药文化亦是如此。甘肃医药文化一方面与各个民族融合，一方面与全国其他地区融合，才得以形成丰富多彩的医药文化。

4. 多样性

甘肃医药文化多样性的特点与不均衡性和融合性是分不开的，甘肃独特的地理位置和历史机遇造就了民族成分的多样性以及医药文化的多样性。甘肃全省现有 54 个少数民族，民族成分非常复杂，除汉族外，还有回族、藏族、蒙古族等。这些少数民族都有自己民族特色的医药文化，如回医、藏医、蒙医等，他们在与汉医的交流融合中不断发展，彼此促进，相互借鉴，共同形成了丰富多样的中医药文化。

甘肃医学发展鸟瞰

远古辉煌

1. 早熟的文明

距今1万年前，漫长的冰河期逐渐结束，气候趋向温暖湿润。特别是在距今8 000~4 000年这个时段，被称为“全新世大暖期”。这是气候最适宜于人类文明发展的一个时期。

在这个时期，甘肃西部山地的冰川开始后退，雪线上移，荒漠景观发生变化，生态环境已渐渐适合于人类居住。而东部的环境则更加优越，气候变得温暖湿润，水量充足，河流湖泊星罗棋布，植被茂密，出现了大量的喜暖动物，平坦疏松的黄土堆积面，水土肥美的河谷川原，非常有利于农业、畜牧业和饲养业的发展。

距今8 000~4 000年，是中华文明史上开光明道的时代，伟大的人文始祖伏羲和女娲，顺天成婚，人类得以繁衍。据史载，伏羲曾教人们织网捕鱼，从而使人类从原始的狩猎状态进入到初级的畜牧业生产。他确定了婚嫁制度，创造了历法，发明了乐器，教会了人们制作和食用熟食，结束了人类身披树叶，茹毛饮血的野性状态。最重要的是，伏羲始创了中国古代文化的神秘符号“八卦”，成为中国文字的起源，以此教化万民，觉悟众生。此后，起源于甘肃境内的一些古老部族中的先进族体，开始相继走下黄土高原，向中原地区发展，参与了我国新石器时期后期各大文化区系的互动与融合，为中华民族的孕育形成，做出了卓越贡献。

俗话说：中华文明上下五千年。但是甘肃天水的大地湾遗址，向世人证明，早在8 000年前，先民们已经在陇原大地上生根发芽，并开创了先进的原始文化。

大地湾遗址位于天水市秦安县，其遗址主要分为五个时期，最早的遗址距今约8 000年，最晚距今约4 800年，前后持续长达3 000多年。大地湾文化内涵之丰富，延续时间之悠长，均为全国罕见，它不仅填补了我国新石器时期考古的某些空白，将中华文明史向前推进了3 000多年，而且为研究中华远古文化提供了重要依据。完全可以说，大地湾遗址是研究中国原始社会人类活动，特别是远古文化形成及其发展的一座宝库，是中国新石器时代文化的“一颗明珠”。

那么，文明的发源地为什么选择在大地湾呢？这和气候因素密切相关。

大地湾一期遗址所处的时代是距今大约8 000年之前，这一时期，全球冰河期结束，气候回暖，甘肃中东部地区正处于暖温带气候，雨量充沛，植物密集，还出现了犀牛、大象等亚热带动物。温暖湿润的气候，广袤密集的植被，种类丰富的动物，使原始人类从居住山洞到选择河谷平原定居，开始了采集、捕捞、狩猎等一系列活动。在大地湾一期文化层中还出土了大量以打制为主，略加磨制的刀、斧、铲等砍砸器和刮削器等石器。在这里，考古学家采集到了炭化的植物种子，经过鉴定，它们是中国最早的农作物“黍子”和“油菜籽”。因此，大地湾无疑是中国农业文化的起源地之一。兽骨在大地湾晚期地层中的普遍发现，说明当时饲养业也已兴起。

农业和畜牧业是人类社会发展到一定阶段的产物，它是人们的生产技术和经验积累到一定阶段才逐渐产生的，它促使人类逐渐告别了向大自然无穷攫取的狩猎经济，促使人类按照自己的需求进行食物等生活必需品的再生产。因此，历史学家把这种变革称之为“农业革命”。大地湾为“农业革命”的起源提供了最早、最充分、最宝贵的资料。

此外，大地湾一期文化出土的三足钵等多件彩陶，经^{14}C测定，距今8 000多年。是我国迄今为止发现的时间最早的一批彩陶。这就把我国彩陶文化推进了上千年。世界上最早的彩陶是古巴比伦底格里斯河和幼发拉底河流域出土的耶莫有和哈孙纳彩陶文化。大地湾一期彩陶年代接近两河流域，同属世界上最古老、最原始的彩陶文化。这说明，西北黄土高原地区就是中国彩陶的起源地。

因此，可以说以大地湾遗址为代表的秦安远古文化是文明时代的母体，是华夏文明孕育的一方温床，她与我国其他地区的原始文化相互融合、相互影响、相互促进，才创造了中华民族辉煌灿烂的远古文化，奠定了华夏文明独领风骚的不朽基石，推动了人类社会和人类文明的不断进步。

大地湾二期到四期处于距今6 500~4 900年，这一时期，气候属于暖温带落叶阔叶林区，属于全新世大暖期中的稳定暖湿时期，非常适宜人类发展。在良好的生存环境下，大地湾人口快速增长，部落规模逐步扩大，国家的雏形慢慢显现。

大地湾长达3 000年的文明发展，正处于地球全新世大暖期。这一时期的陇原大地，气候最适宜于人类文明发展。考古资料显示，新石器时代许多意义重大的文化成就都最早出现在甘肃境内，如最早的彩陶以及黍、油菜、小麦和大麻等农作物标本，最早的房屋建筑，同汉字起源关系密切的最早的陶器符号，最早的青铜制品，最早的陶瓦，最早的室内绘画作品，最早的权杖头，最早的有灼痕及刻符的卜骨，最早的度量器具……这些史前文化光彩夺目的亮点，在陇原大地上竞相闪现，骄傲地诉说着甘肃先民们与天地斗争，播撒智慧之火、文明之光的艰辛历程，为华夏文明奠定了第一块基石。

同处于新石器时期的马家窑文化则以陶艺闻名国内外，其遗址位于甘肃省临洮县洮河西岸的马家窑村麻峪沟口。

马家窑文化的制陶业非常发达，其彩陶继承了仰韶文化庙底沟类型的爽朗风格，但表现更为精细，形成了绚丽而又典雅的艺术风格，比仰韶文化有进一步的发展，艺术成就达到了登峰造极的高度。彩陶发达是马家窑文化显著的特点，在我国所发现的所有彩陶文化中，马家窑文化彩陶比例是最高的，而且它的内彩也特别发达，图案的时代特点十分鲜明。

文化是历史的缩影和时代的镜子。马家窑文化的高度发展，是新石器时期华夏文明晨曦中最绚丽的霞光，折射着中华先民在远古时代所达到的多项文化成就。马家窑文化不仅包含着史前时期众多神秘的社会信息、文化信息，同时它创造了中国画最早的形式。马家窑文化彩陶的绘制中以毛笔作为绘画工具、以线条作为造型手段、以黑色（同于墨）作为主要基调，奠定了中国画发展的历史基础与以线描为特征的基本形式。彩陶是中国文化的根、绘画的源，马家窑文化将史前文化的发展推向了登峰造极的高度，创造了绘画表现的许多新的形式，马家窑文化的彩陶图画，就是神奇丰富的史前“中国画”。

2. 惊天之变

距今约 4 000 年前，正当甘肃原始文明进入稳定的农耕文明的时候，地球上出现了一次持续约 200 年的低温期。这导致甘肃地区生态环境发生巨大变化，原本温暖湿润的“全新世大暖期”被干燥寒冷的“小冰河期”所取代，据推测年平均气温下降 3~4℃。地带性森林南离或下移，植物群中耐寒、耐旱品种剧增，大部分高原被草原和荒漠占据。古土壤发育停滞，西北方的风沙再度活跃，高山地带冰川向前推进，湖泊水位下降，降水量明显减少。喜暖动物如苏门犀、苏门羚等连同熊、虎、豹、鹿等一起消失。

新石器时期的齐家文化正处于这一时期，它与大地湾文化的巨大差异生动展示了这一气候变化对甘肃文明发展的巨大影响。

齐家文化在马家窑文化基础上发展而来，年代距今 4 100~3 700 年。它与大地湾文化最主要的差异就是遗址中出土了大量的动物骨头，如猪骨、羊骨、牛骨和马骨等，在考古图谱中使东亚大地首次出现了“六畜”齐全的局面。牛、羊是流动的财富，是游牧民族的衣食之源；马使游牧生活如虎添翼，有了纵横欧亚大陆的可能。牛、马、羊是草原游牧业的基础，这说明，齐家文化已经开始向游牧文明转变。

从考古研究的结果来看，这次持续 200 余年的小冰河期，彻底改变了甘肃的文明发展道路。甘肃东部地区，已经发展千年、逐步成熟起来的农耕文明，因为自然气候的巨大改变而受到严重摧残。那时黄土疏壤种植的农作物主要是粟类，而粟类作物对气候变化相当敏感。持续的气温下降和雨量减少，使粟类作物只能在水位较高的低平河谷种植，这显然难以满足已经习惯于依赖粟类的众多人口的需要。

粮食的短缺，迫使人们寻求更多的获取食物的途径，于是原本居于生产方式末端的游牧又重新居于统治地位，成为人们主要的生产方式。由于生产方式的转变，大部落聚居消失了，变成了小部落逐水而居，追逐水草肥美之地而迁徙，于是，随着气候的逐步恶化，已经发展起来的农耕文明被迫停止而让位于游牧文明。游牧文明的特点在于运动，因为变动性大，不利于手写文字的产生，文化的积累便主要依靠口耳相传，无法形成如农耕文明那样发达的社会文化和制度组织，以城市机制为中心的国家形态也就不可能产生。就这样，甘肃已经接近文明大门的历史脚步，突然停了下来。而此时的中原地区，却正在完成着一次划时代的飞跃。在繁荣的农业经济哺育下早已形成的、分别以泰山和华山为中心的两大文化区，在经历了长时期的交往、碰撞、融会、同化之后，终于形成了国家，出现了我国文明时代的第一个王朝——夏。

甘肃地区的社会发展，由此和中原地区拉开了差距。可以说，生态环境的恶化与地理条件的局限，使甘肃地区在全新世昌盛起来的新石器文化，未能与华夏文明中心形成的壮阔旋律相呼应，而被时代的车轮远远甩在了后面。

3. 阴阳文化与中医

中医药学的核心理论是阴阳，阴阳学说贯穿于整个中医理论体系和临床治疗体系之中，包含脏象、经络、病因、病机、诊法、治则、药理等各个方面，对于中医药学的建立，具有重要的指导作用。阴阳文化并不是中医学所独有的，而是在我国古代哲学理论上发展出来的，将朴素的、抽象的哲学思维转换成治病救人的指导理论，并在数千年的实践中得到证明。阴阳文化已经被赋予了很多特有的医学含义，而将这一文化变为中医主要思想的，便是伏羲和岐伯。

阴阳的最初概念是很朴素的，只是表示阳光的向背，向日为阳，背日为阴，后来引申为气候的寒暖，方位的上下、左右、内外，运动状态的躁动和宁静等。慢慢地，阴阳的概念扩大了，被中国古代的哲学家用来解释自然界两种对立和相互消长的物质势力，并认为阴阳的对立和消长是事物本身所固有的，进而认为阴阳的对立和消长是宇宙的基本规律。

自伏羲创制八卦后，阴阳又衍生了新的内容，如阴阳对立、阴阳互根、阴阳消长和阴阳转化四个方面。

阴阳对立即指世间一切事物或现象都存在着相互对立的阴阳两个方面，如上与下、天与地、动与静、升与降等，其中上属阳，下属阴；天为阳，地为阴；动为阳，静为阴；升属阳，降属阴。而对立的阴阳双方又是互相依存的，任何一方都不能脱离另一方而单独存在。如上为阳，下为阴，而没有上也就无所谓下；热为阳，冷为阴，而没有冷同样就无所谓热。所以可以说，阳依存于阴，阴依存于阳，每一方都以其相对的另一方的存在为自己存在的条件。这就是阴阳互根。

阴阳之间的对立制约、互根互用并不是一成不变的，而是始终处于一种消长变化过程中的，阴阳在这种消长变化中达到动态的平衡。这种消长变化是绝对的，而动态平衡则是相对的。比如白天阳盛，人体的生理功能也以兴奋为主；而夜间阴盛，机体的生理功能相应地以抑制为主。从子夜到中午，阳气渐盛，人体的生理功能逐渐由抑制转向兴奋，即阴消阳长；而从中午到子夜，阳气渐衰，则人体的生理功能由兴奋渐变为抑制，这就是阳消阴长。

阴阳双方在一定的条件下还可以互相转化，即所谓“阳极必阴”“阴极必阳”。

伏羲将阴阳的概念从遥远的宇宙运用于人类，即是“上究天纪，下极地理，远取诸物，近取诸身”，将人体生理功能纳于阴阳哲学之中，第一次将中医学与阴阳文化结合起来，并创制九针，使中医诊疗体系之中有了针灸学说的存在，为中医药学的发展奠定了第一块基石。

这之后，在漫长的学术发展中，周人衍化《易经》，类比万物；孔子作《易传》，逐步确立了阴阳哲学。先秦阴阳家邹衍将伏羲阴阳学说与五行学说有机整合在一起，形成了新的“阴阳五行理论”学术流派，为中医学理论的系统发展奠定了坚实的基础。之后，岐伯将阴阳学说系统地纳入了中医理论体系，利用阴阳学说来剖析人体，诊察疾病，分析病因，组方配伍以及解释药理药性等。

《黄帝内经》中的阴阳学说，概念宽泛，既指导人们认识自然界，从天地、日月五星、四时六气到生命现象的生、长、化、收、藏等，并以阴阳学说分析归纳这些事物的性质、相互关系及变化规律，如《素问·阴阳应象大论》中将阴阳概括为“阴阳者，天地之道也，万物之纲纪，变化之父母，生杀之本始，神明之府也”，从而指导人们认识人体的生理、病理，认识疾病的诊断和治疗等。中医学以阴阳五行学说来分析归纳病机，进行辨证，所谓“善诊者，察色按脉，先别阴阳”中医学的八纲辨证就是以阴阳为总纲。《伤寒杂病论》的六经辨证论治体系，更是直接以三阴三阳来分析归纳外感急性热病的性质、部位、病势，区分病程。在治疗方面，从治则治法到药物的性味归经也都是以阴阳五行来分析、归纳。

在古代科学技术不发达的历史阶段，中医学不可能得到先进科学技术的支撑，对自然、生命、疾病的认识，仅限于直观范围的背景下。我们智慧的祖先如伏羲、岐伯等将阴阳五行理论的思维模式运用于经过细致观察形成的对自然界、生命过程、人体健康与疾病的丰富经验，并进行了理性的分析、归纳和判断，再进一步上升到提出概念、原理、法则和规律，最终以阴阳五行理论进行表达。可以说，正是运用这种相对先进的论理方法，才使中医学面对微妙复杂的生命现象和生理病理现象，得以突破了或绕过了直观局限，较为全面地认识和把握了生命和疾病的本质。阴阳五行学说使中医学在一定程度上大大超越了当时自然科学技术所能给予的支撑，并使中医学得以流传应用至今仍保持其鲜活的生命力。

三千多年的中医学，是世界四大文明古国唯一留存于世、运用于今的医学，它发轫于原始社会那个在天水卦台山上“仰观俯察，始画八卦”的伏羲，形成于先秦时期那个在与黄帝坐而论道，尊为“帝师”的岐伯。可以说，陇原大地，为中医药学的奠基和发展，发挥了巨大作用。

从秦汉到两晋

甘肃先民们在经历了大地湾农耕文明的早熟期后，又在气候剧变的小冰河期中艰难转型，向着游牧文明转变，两种文明的巨大碰撞，使得甘肃历史呈现出与中原文明截然不同的发展道路。当中原大地进入奴隶制社会，建立了夏、商王朝的时候，甘肃大部分却仍处于诸多游牧部族互不相属，流徙无定的状态，只在东部地区兴起了一些小型方国，如姬周部族在陇东北部建立豳国，后发展成周方国。

嬴姓部族在西邑建立了嬴姓方国，后迁居陇上，衍生出嬴秦方国。这些方国逐步壮大，发展成为在中国历史上留下浓墨重彩一笔的周秦王朝。

秦王朝建立后，甘肃处于抗击匈奴的最前沿，设北地、陇西两郡。蒙恬西出黄河，击败匈奴各部大军，迫使匈奴望风而逃，远去大漠以北350千米，“不敢南下而牧马。”并迁徙人民充实边县。其后修筑西起陇西的临洮（今甘肃岷县）、东至辽东（今辽宁境内）的万里长城，把原燕、赵、秦长城连为一体。长城利用地形，借着天险，设置要塞，有力地遏制了匈奴的侵扰。

汉代初期，匈奴卷土重来，建立帝国，控制西域各国，对西汉王朝虎视眈眈。汉武帝时期，大将军卫青、霍去病率军多次沉重打击匈奴军队，并设酒泉、张掖、敦煌、武威河西四郡，进一步加强了河西走廊与中央政权的联系。同时汉武帝派张骞联络西域诸国，开辟了举世闻名的丝绸之路，自此，中华文明通过这条中西方交流通道，传播四方，为世界文明发展做出了卓越贡献。

魏晋南北朝上承秦汉、下启隋唐，是中国历史上典型的分裂割据时期。战争频仍，政权林立，但在战乱之中的河西地区，却因为远离中原，相对安定，数十万中原流民来到河西走廊，参与到河西建设中，并将中原文明带到这里，使河西“虽地处戎域，但号有华风”。

这一时期也是中国多民族融合的高峰期，氐、羌、鲜卑、匈奴、柔然等民族逐渐消失在历史长河中，一个多民族的华夏正呼之欲出。

由于丝绸之路的开辟，佛教、景教等外来宗教传入我国，处于战乱中的人们，寄托美好的愿望与来世，纷纷开凿石窟供养佛像，使得甘肃佛教石窟众多，著名的敦煌莫高窟、天水麦积山石窟、永靖炳灵寺石窟等，都是在两晋时期开凿的。优美的石窟艺术成为甘肃文化中一颗璀璨耀眼的明珠。

1. 从嬴姓方国到秦统一六国

中国第一个封建王朝——秦帝国的族源可追溯至五帝时代的颛顼。《史记·秦本纪》开篇即曰：“秦之先，帝颛顼之苗裔孙曰女脩。女脩织，玄鸟陨卵，女脩吞之，生子大业。”大业之子大费曾经辅佐大禹治水有功，又曾为帝舜主管畜禽，因而被帝舜“赐姓嬴氏”。这是见于史籍的秦人祖先嬴姓及古代东方其他嬴姓的由来。

嬴姓部族的一支居住于犬丘（今甘肃东南与陕西西南交界处），因为部族首领擅长饲养牲畜，被推荐给周孝王，孝王召他主持“千渭之会”（千河和渭河交汇处，今陕西宝鸡一带）的马政。孝王赏识他的才干，“分土为附庸”，令其“邑之秦，使复续嬴氏祀，号曰秦嬴”。这就是嬴秦方国的由来，秦邑在今甘肃天水市清水县和张家川回族自治县一带，从此，历史上才正式有了“秦”的名称，嬴姓秦氏一族由此而形成。“千渭之会”处也就成了嬴秦族属的政治发祥地。秦地肥沃，宜于农耕，秦人在那里安居乐业，很快就发展强大起来。因长期与西戎杂处，秦人常与西戎通婚且多能和睦相处，但也时有冲突和战争发生。

西周灭亡后，周平王在秦襄公的帮助下迁都洛阳，建立了东周，秦襄公因为功勋卓著，被封为诸侯，“赐之岐以西之地”。自此，秦作为分封一地的诸侯，打着天子封赐、“尊王攘夷”的旗号合法吞疆并土，在春秋战国时期的大国角逐中壮大起来，成为春秋五霸之一。

秦孝公时，任用商鞅变法图强，秦国于是成为战国七雄中实力最为强大的一个国家，之后不断发动兼并战争，蚕食东方六国。至秦王嬴政时期，在短短 10 年的时间里，闪电般歼灭六国，结束了春秋以来长期分裂割据的战乱局面，建立了中国历史上第一个统一的多民族封建王朝，其西部疆域已包括今甘肃的陇西、陇东及陇南的一部分。

秦人崛起和统一全国的过程中，甘肃的战略地位一直十分突出。陇西、北地作为秦人东进的后方基地，秦人对其苦心经营，不遗余力。主要体现在郡县设置上。公元前 688 年到公元前 384 年，秦国先后在渭河和洮河流域设置邦县、冀县、獂道和狄道。这四县均处于丰饶的洮、渭河河谷地带，是途经陇西的交通重镇，而獂道和狄道既西挡羌戎，又是长城脚下的边防重镇，其重要性自不待言。

秦帝国建立后，为了对抗蒙古草原上的匈奴骑兵，设置了北地、陇西两郡，这是甘肃历史上设置最早的两个郡。

陇西郡辖境东起陇山，西至黄河及大夏河以东，包括今天水、定西、兰州、临夏、陇南北部（今礼县、宕昌、成县等）地区，是秦在陇山以西所建的大郡。《史记 · 秦本纪》记载，秦昭襄王二十七年（公元前 280 年），“使司马错发陇西，因蜀攻楚黔中，拔之”，陇西之名由此始。陇山即今天的六盘山，在甘肃古代地理中有着非常重要的意义，人们将陇东、陇南、陇西称为三陇之地，后来又变成了甘肃的简称。

北地郡辖境约是当今甘肃东北部庆阳、平凉、白银等地，宁夏回族自治区东南部之地，内蒙古西南部和陕西西部的一部分。之所以叫作北地，是因其在秦国政治中心关中地区的北部。

自两郡设置后，这里便成了秦帝国抵御匈奴的最前线，公元前215年，大将蒙恬率领30万秦军，由北地、上郡出发，对当地匈奴骑兵穷追猛打，“若鸷鸟之追群雀”，收复了部分河套地区。第二年，蒙恬又率军渡过南河，向北进击，收复了阳山和直至阴山一带的广大地区，匈奴单于“头曼不胜秦，北徙”。

《史记》明确记载秦朝“自榆中并河以东，属之阴山，以为三十四县”，这表明秦朝西北疆域经过这两次战役有所开拓，扩展到今兰州（秦榆中），沿黄河往北，到今宁夏后，沿宁夏平原西边往北，直至今内蒙古阴山以南地区。

秦军反击匈奴的胜利，是中原帝国对匈奴势力第一次重大的打击。秦王朝控制了在军事上有重大价值、土地又十分肥美的河套及黄河以南的广大地区，使秦的心脏关中与北方劲敌匈奴之间有了更为宽阔的中间地带，从而解除了匈奴骑兵对北地、上郡及关中地区的威胁。

2. 丝绸之路的开辟及佛教的传入

秦朝只存在了短短15年就在大规模的农民起义中被推翻了。公元前206年，刘邦建立了西汉王朝。朝代更替之际，边塞防御松弛，匈奴趁此机会又重新侵占了河套地区，并不断南下掠夺人口、牲畜和财产，严重威胁刚刚建立的西汉政权。但由于长期的战争，国力衰微，“自天子不能具醇驷，而将相或乘牛车”，汉朝无力抵抗来去如风的匈奴骑兵，采取了和亲政策。

经过几十年的休养生息，到汉武帝时期，国力大增的汉朝开始了对匈奴的战争。一方面，派大将卫青、霍去病等多次出击，收复了河西走廊，设酒泉、武威、张掖、敦煌四郡，并多次移民戍边，进行屯垦，将边远的河西地带置于中央政权统治之下。另一方面，在扫清河西走廊的匈奴势力的同时，汉武帝还派出张骞出使西域各国，开辟了一条通往西域之路，这便是闻名于世的丝绸之路。

绵亘 7 000 多千米的丝绸之路，在甘肃境内 1 600 多千米，可分为南北两线。南线沿渭河河谷穿行，与秦长城大体平行，沿线的临洮、渭源、陇西、通渭、静宁、镇原、环县、华池等 8 个县城全部在长城之南。北线沿六盘山东面北行在靖远、平川、景泰一带渡河后进入河西走廊。靖远、平川、景泰及河西走廊汉长城沿线的县城也全部分布在汉明长城以南。从关中出发，跨越陇山、渡过黄河、西出玉门关抵达狭义“西域”的路程恰好穿越了甘肃全境，穿越甘肃全境是中原王朝走向世界的第一程。

丝绸之路的开辟，对中华民族有着极为重要的意义。本来，西域地区有许多绿洲小国，互不统辖，经常发生摩擦、侵蚀和吞并。不利于当地的发展，更给匈奴分而治之、奴役西域各国提供了方便。汉朝通西域后，沉重地打击了匈奴的势力，帮助西域各国摆脱了匈奴的控制，经过长期的相互了解，西域各国加深了对汉朝的信任和依赖，从而自愿归附汉朝。汉宣帝时，终于设置西域都护府，对当地实行有效的管理和保护。从此，以今新疆为主的西域地区正式成为中华统一王朝密不可分的一部分。

丝绸之路推动了汉朝与欧亚国家在经济、文化方面的交往。中国的丝织品等沿着这条路运往西方，大宛等地的苜蓿、葡萄种植技术，胡桃、石榴、胡萝卜、大蒜、西瓜、骆驼、汗血马等相继传入中原，大大丰富了东西方人民的物质生活，提高了生活质量。这种经济交流促进了西域地区及中亚西方的经济发展，当然也对中原经济的发展起了一定的促进作用。在文化上，中原的服饰、梳妆用具、造纸术、礼俗等传入西域，西域的音乐舞蹈、制面食方法、佛教、绘画雕塑艺术、杂技等传入中国，经过相互的吸收和融合，使西域各国和中华文化更加绚烂多彩。

这条丝绸之路还是一条作为东西方文明交流的纽带，在这条由丝绸结成的纽带两侧，在历史上曾经产生过古印度文明、美索不达米亚文明、埃及文明、花剌子模文明、希腊罗马文明等，丝绸之路使古中国文明与这些文明联系在一起，相互碰撞和交融，演出了一幕幕威武雄壮的诗篇，推动了世界历史发展的进程。中原王朝沿着丝路对外开放，开阔了人们的视野，加强了汉族与各少数民族之间、西北边疆与内地之间、中国与外国之间的联系，推动了中国和西方各自的进步和发展，使世界开始连成一个整体。

两汉时期，西域各族人民通过丝绸之路同中原地区进行医药交流，西域各地的药材源源不断输入中原。在中国的第一部本草学专著《神农本草经》中，就记载有西域的地产药材。清代黄奭的《子史钩沉》一书收录的西域药材有肉苁蓉、葡萄、胡麻、雄黄、水银、麻黄、戎盐、青琅玕等。《汉书·西域传》中也明确指出上述为西域的地产药材。由此可见，西汉时期通过丝绸之路进行药物交流是相当普遍的。此外，据《汉书·西域传》与《后汉书·西域传》记载，还有柽柳、胡桐、苜蓿、珊瑚、琥珀、朱丹、犀角、玳瑁、石蜜（即冰糖）、胡椒、姜、黑盐等药物均是从西域传入中国内地的药物。西域诸国不断赠送上述药物给西汉政府，促进了中国和西域的医药文化交流。

随着丝绸之路的兴盛，佛教逐渐由西域各国经过甘肃传入中国内地，甘肃全境是最早得闻佛法的地域。史料记载公元前 4 世纪甘肃的武威、天水就有佛教传入，比一般认为佛教传入内地的时间早了 300 多年。西汉末年，西域大月氏国的使者经丝绸之路来到汉朝，给当时长安城里的博士子弟秦景宪口授《浮屠经》，这是佛教思想传入中国的最早记载。到了东汉明帝时期，摄摩腾、竺法兰两个高僧受邀来到洛阳译出《四十二章经》，并建立了佛教寺院白马寺。这是中国最早的佛教寺院。从这时开始，佛教东渐。

魏晋南北朝时期，战争频繁，百姓流离失所，将精神信仰寄托于佛教，佛教文化开始兴盛，印度经丝绸之路到中土传经，内地僧侣也经由此路前往西域求经。陇右和河西往往是他们的必经之路。而河西走廊因与西域接壤，成了佛、法、僧三宝必临之地和佛教内传的桥梁。

魏晋南北朝时期，出现了一些著名的译经城市，在北方以敦煌、姑臧、长安、洛阳、邺城等为显要。五城中，河西走廊独居其二。五凉时，二城译经风靡一时。公元 373 年，前凉张天锡请龟兹王世子帛延翻译月氏僧人支施仑带来的《首楞严》《须赖》《金光首》《如幻三昧经》。北凉时，昙无谶由敦煌入姑臧，译出《大般涅槃经》《菩萨戒本》等 11 部共 109 卷，昙无谶所译均属佛教大乘之学。这时的北凉，从事译经的人很多，著名者有 9 人，译出佛经 82 部 311 卷。

两千年来，群众基础深厚的佛教在中国传统文化领域中产生了巨大而深远的影响，佛教的许多佛理都与中华文化中的儒家、道家文化相似，在不断地矛盾冲击和辩论结合下，佛教终于汇入了中华灿烂文化的长河里，成为中华文化的主流之一。佛教对中国传统文化影响之广，是无法估量的，中国传统文化，无论是思想、文学、艺术、语言，都在不同程度上受到佛教文化熏陶，有了积极的发展和进步。

3. 民族矛盾与民族融合

魏晋南北朝时期是中国历史上典型的分裂割据时期。此时的甘肃，虽处西北，却是政权林立，征战不休，常常是一方尚未唱罢，另一方已经登场。仅在东晋十六国时期，与甘肃地域有关联的政权就有十多个，它们是前凉、前赵（汉）、后赵、前秦、后凉、后秦、仇池、南凉、西凉、北凉、西秦等。至于此前的魏蜀、西晋，以及此后的北魏、西魏、北周等，其或在当时的甘肃境内进行过争夺，或对当时的甘肃进行过统治。走马灯式的政权更迭，使得这一时期的甘肃政治显得复杂多变。

长时间的战争，使得无辜的百姓流离失所，四处迁徙，“流移四散，十不存二，携老扶弱，不绝于路”正是这一时期的写照。此时的华夏大地，呈现出两个大的迁徙潮。一方面，由于中原地区长时间的战争，大量的北人向长江以南迁徙，开发了以往被称为“蛮荒之地”的南方，丰饶富足的鱼米之乡开始成为中国的粮食主产区。另一方面，北方的多个游牧民族趁着战乱，越过草原，内迁到甘肃、宁夏、陕西等内陆地区，逐渐融入汉民族之中，加速了中华民族的融合。

割据分裂时期，有多个民族在甘肃境内立国设郡，如鲜卑族建立的西秦与南凉政权，氐族建立的前秦与后凉政权，羌族建立的后秦政权，匈奴建立的前赵政权，还有汉族建立的前凉、西凉、北凉政权等。随着政权的建立，他们与内地汉民族的经济、文化交往日益频繁，相互往来并逐步定居下来。

这一时期的民族大迁徙，特别是内地各民族的迁徙，大都带有强迫的性质，表现出阶级和民族矛盾的双重特性。战争之后各族人民本已饱受战乱的苦难，成千上万的人死于战乱，田园荒芜，而被征服的各族人民还要被强迫迁徙。他们饥寒交迫，辗转沟壑，生命、财产没有丝毫的保障，等待他们的却是沦为营户、佃客，甚至奴婢的命运。从这方面讲，这一时期的民族迁徙对各族人民来说，是一个痛苦的历史过程，对北方的经济、文化也有一定的破坏作用。这一严重的后果是毋庸讳言的历史事实，也是阶级社会发展过程中不可避免的历史现象。

另一后果，边疆民族大量内迁使得整个北方少数民族的人口骤增，几乎与原有汉族人口相当，因而使原来整个北方民族分布格局发生了很大的变化。各民族的居住地区形成大错居、小聚居的格局，客观上有利于民族融合。随着时间的流逝，漠北的胡族，西北的氐、羌等像沙子一样逐渐渗入到汉族聚居的陇右、陇南、河西、关中、中原各地，在与汉民族长期杂居相处及通婚中，互相依存、互相吸收，建立了千丝万缕的联系。渐渐地，他们与汉族在经济、文化、语言、服饰、姓氏、习俗乃至宗教信仰上的差异逐渐缩小，与汉族逐渐融为一体。到了北魏后期，匈奴、羯、氐、羌等少数民族已不见于史书，柔然、吐谷浑、敕勒等也与汉族逐渐融合。到隋朝统一黄河流域，从北方迁入中原的少数民族基本上都被汉族融合了，连鲜卑族也最终完成了汉化。虽然这些外来民族消失了，但是一些民族属性，诸如文化习俗、服饰，甚至语言等，也影响了汉族，为汉族增添了新的血液和活力。正是经过魏晋南北朝民族大融合之后，继之而来的隋唐盛世，灿烂的唐代文化，均与前期民族融合有很大的关系。

4. 异彩纷呈的河西文化

由于甘肃地理的特殊性，持续前后三百余年的魏晋南北朝分裂割据时期带给甘肃的是截然不同的历史结果。一方面，由于甘肃中东部靠近中原地区，又是十六国时期各政权互相争夺的重点区域，因而战乱对它的影响最大。《晋书》记载，经历西晋的“八王之乱”和“永嘉之乱”后，秦雍两州“百姓饥馑，白骨蔽野，百无一存”。长期的战乱和灾荒，导致了该地区人口大量减少，带来的后果就是生产的萎缩和经济的衰退。

相比之下，同时期的河西走廊因地处偏远，很少为中原战乱所波及，从西晋末年起，先后有五个政权在这里割据，这就是历史上有名的“五凉时期”。多位统治者重视减轻百姓负担，发展水利建设，恢复和发展商业流通，出现了经济繁荣，百姓安居乐业的景象，成为满目疮痍的华夏大地中的一块乐土。

从汉代开始，河西地区的畜牧业便十分发达，武威雷台汉墓出土的数十件铜马俑、骑马武士俑从一个侧面反映了河西养马业的兴盛。河西除大量养马外，还有牛、羊、驴、骡、骆驼等各种家畜。汉末三国时期，随着因战争而迁徙的人口的大量涌入，屯田的扩大，河西农业也迅速发展起来，出现了“民庶殷富”的喜人景象。

汉代中后期，随着丝绸之路的开辟，河西地区的商业贸易也非常活跃，“胡商贩客，日款于塞下”，《后汉书》亦载：“时天下扰乱，唯河西独安，而姑臧称为富邑，通货羌胡，市日四合。”

经济文化的发展离不开政治的稳定，汉武帝时期河西四郡的相继设置，标志着汉朝封建统治已在河西确立，河西正式纳入了全国地方郡县的统治体系，中央政府的政策法令得以在河西贯彻执行。

西汉中后期，河西基本上保持了长时期的安定局面，史称“数世不见烟火之警，人民炽盛，牛马布野”。甚至在魏晋南北朝时期，河西还算是相对安定的地方。加上许多在河西任职的清明官吏“随俗化导，各得治宜”，河西时有“官民并丰，界无奸盗”的平安景象，从而为河西文化的发展创造了良好的社会环境。

在中原战火正隆的百余年间，河西地区成为“中原避乱者日月相继”的乐土。几十年间，河西人口增加了几十万，新旧人口数量将近百万。这些人中不乏硕儒贤哲，他们将中原文化与西域外来文化、草原（游牧）文化和本土文化兼容并包，形成了异彩纷呈的河西文化。

百余年间，仅现存史籍中可考者便有三十余种学术著作，涉及经学、史学、文字学、历法学、算学等领域。在经学研究中，河西学者既保持着对儒学的热忱，写下了《论语注》《春秋墨说》《孝经错纬》等著述，也受两晋玄风之影响，著有《周易注》《人物志注》《王朗易传注》等。在史学研究中，既有记述五凉各政权历史的《凉书》《拓跋凉录》《蒙逊记》《凉记》等十余种史书，也有汇集某一地方历史、人物的《敦煌实录》等著述。而《河西甲寅元历》《七曜历数算经》《赵瞰算经》等自然科学领域中的研究成果，也同样具有很高的学术价值。

河西文化中最显著的标志就是佛教文化，河西作为内地与西域陆上通道的必经之地，东来西往的僧人络绎不绝，宣讲教义，日久天长，遂成影响。佛经的译述则更为可观。敦煌高僧竺法护于西晋初由西域返回，自敦煌至长安，沿途传译。“永嘉之乱”后，又由长安避乱河西，所译诸经也都随携凉土。到北凉时，佛经的翻译出现了高潮，仅大规模的译经活动就有 4 次。河西地区的这些译经活动，不仅反映了河西文化的昌盛，更重要的是这些佛经由河西传向长安、中原、江东，对整个中华的佛教传播产生了深刻的影响。

此外，河西的文学、音乐、雕塑、绘画、书法等艺术创作同样在中国文化史上具有重要的地位。1977 年发掘的酒泉丁家闸五号墓中的壁画，运用彩绘技法。飘浮变幻的庆云、昂首奔逸的神马、叠嶂起伏的山峦、神态各异的人物，整个画面错落有致，将南北朝时期谢赫总结的绘画六法在壁画中融为一体，显示了河西绘画的高超技艺。

同时，星罗棋布地分布在绵延千里的河西走廊上的各种石窟则是河西文化的活化石。

河西石窟西起第一窟就是号称世界文化遗产的敦煌莫高窟，它也是中国四大石窟之一，然后向东依次有安西榆林窟、东千佛洞、酒泉文殊山石窟、张掖马蹄寺石窟、金塔寺石窟、千佛洞石窟、观音洞石窟、武威天梯山石窟等。这其中既有僧人修行的禅窟，也有供奉佛像的塔庙窟，还有修行礼佛的殿堂窟。洞窟之中有各种各样的彩塑造像，既有人物面相丰圆，造型雄健厚重，肩宽胸平，姿态端庄，动态朴拙，神情宁静沉稳、含蓄的西域佛教艺术特色，又有“秀骨清像”的中原艺术风格，显示了中西方文化交融的特点。石窟中的壁画或表现佛教诸神，或描绘佛传故事，或描画中国古代神话人物，或直描世俗生活等，多姿多彩，形成了千里文化长廊。

在中原文化遭受浩劫、人才凋零、典籍亡佚的岁月里，河西地区由于远离战争旋涡，相对安宁，再加上大批中原人口的迁徙、丝绸之路的开通、私学的昌盛等原因，形成了独具魅力的河西文化，为中国文明的延续做出了极大贡献。正如我国近代著名学者陈寅恪所说："秦凉诸州西北一隅之地，其文化上续汉魏西晋之学风，下开（北）魏、（北）齐、隋唐之制度，承前启后，继决扶衰，五百年间延绵一脉。"

5. 方药知识与医疗制度日趋完善

从两汉到魏晋时期，中医药学有了很大发展，中医经典已经诞生，医事制度日趋完善。随着丝绸之路的开通，中药材资源进一步丰富，而要使汉军铁骑纵横戈壁，完善有效的医疗措施是取得胜利的必要保障，武威汉代医简的出土，为我们揭示了汉代军队先进的方药知识和医疗制度。

汉代时期，已经在军队中设置了军医机构。据《汉书·百官公卿表》记载，奉常属官有太医令丞，少府属官也有太医令丞。史书中的很多记载也证明了当时野战军和地方军队中都置有医药。边防军及边郡移民中亦存在医疗机构。出土的居延汉简和武威汉简有力地证明了边防部队中已经设有军医、医吏、医卒等编制。

1972 年 11 月在甘肃省武威发现的汉代出土医简《治百病方》中就有很多治疗方药，如治金创止痛方、治金创内痛令创中温方、治金创内漏血不出方、治溃疡方、治千金膏药方、治痂（疮痂）及久创和骑马时臀胯部磨损的创伤方、大风方等。《流沙坠简》中治堕落车马瘀血积胸中方，记述了汉代驻屯西陲军队中用方药治疗堕伤内出血的情况。

上述方药或制成丸、汤内服，或制成膏、散外敷，对当时治疗伤病起到了重要的作用。汉简中还有很多用药方法和用药过程的记载，如一枚医简就记载某士卒病数日，都尉府的军医来给其看病，让服药一剂。某简还记载道"饮药五剂未愈""□□始捂实，先捕食吞五丸"，如此详细的记载，在世界医药史上都是罕见的。

汉简中还提到当时不仅对有病和受伤的军士要给予服药治疗，还注意在疫病有可能流行时进行服药预防，这是一种积极与疫病做斗争的措施。军中经常采用服药来对抗疫病。如在《流沙坠简》就记载士卒服用"发寒散"能使人体温增高以御寒冷。

汉代已经可以运用包扎、手术、针灸等外科方法治疗创伤性疾病。

秦汉时期，药物类型开始多样化，武威汉代医简已经有药物被加工成汤、散、丸、膏、丹剂等不同类型，并以酒、温酒、米汁、豉汁、赤豆麻汁、醇醯、酢浆等多种饮料作为引子，以辅助药物发挥药理作用。当时已经用蜂蜜、动物脂肪等作为赋形剂，将药物制成可供各种用途的剂型。其中以白蜜结合诸药制的蜜丸，仍是中医最常见的药物剂型之一，这种用蜜制丸的方法，至今仍在沿用。

出土医简还为我们最大限度地还原了汉代边郡的医疗保障制度。

汉代时期，军医要经常下基层部队巡诊，或被上级军官指派到下面去为病卒看病。同时，又有很多病卒去找军医看病，军医有接诊的任务。这些都说明，军医巡诊接诊是一项基本的医疗制度。

军医巡诊接诊以后，要将病卒病情记录下来。不仅要记录得病士卒的单位和名字，还要记录得病的时间、病名、病因、饮药剂量和治疗效果，非常详细，类似于后世医院的门诊诊断书和住院病历，可以说是诊断书和病历早期的雏形。

当时的病历，大体分为两种，即燧长以上的病书，燧长以下的病爰书。一般士卒有病，由燧长报候长，候长再综合各燧病卒名籍，上报候官。病卒名籍上报后，各燧要为病卒等写病卒爰书以做证明文件备查。

病卒一旦死亡，还要制作病卒爰书，说明死亡原因及有病期间所采取的治疗措施。作为证明文件交给郡县有关部门，这已经有了现在死亡证明书的雏形。

记录完成以后，还要整理汇集成册，按照燧—部—候官—府（都尉府）这样一个程序上报。报送的内容包括病卒名籍、病卒爰书、书卷等，成为考核军吏的重要依据。

这可以说是一套系统的疾病情况报告制度了。

由于甘肃边塞特殊的气候和居住条件，吏卒常年患病者数量很大，不仅造成戍守人力不足、经费开支增大，而且严重影响边防军备和防守力量。因此，作为主管官吏必须经常视察所部吏卒的病情，了解下属存在的实际问题。从简文看，即使在寒冷的冬天，作为主管官也要到属部探视病员，掌握下情，如果遇到重病、久病不愈者，可准其回原籍或离职休养。凡请假者，皆有“病书如牒”，即现在所说的病假条，病好之后，还需要销假；对那些带病坚持戍守者，勉励他们一面治疗，一面戍防；对因病致残者，另行妥善安置，使其生活得到保障。这是目前所能见到的最早的行部视病与病休请假销假制度。

此外，汉代还继承了秦代的传染病患者隔离制度。自秦代始，对传染病就有一套报告、鉴定、隔离的完整制度，汉承秦制，也是这样。如东汉末年，皇甫规因发其骑共讨陇右，军中大疫，皇甫规便将传染病患者安置在临时搭建的庵庐中，使之与健康的士兵隔离开来，以免扩大传染范围，并亲自巡检，给予医药。这种将传染病患者隔离起来进行治疗的制度，至今仍在沿用。

6. 针灸鼻祖皇甫谧

魏晋南北朝时期，中原大乱，甘肃境内割据政权频繁更迭，各族统治者争雄战争此起彼伏，中西交通时通时阻，变化无常。在陇右大地陷入战火之际，著名针灸学家、史学家、文学家皇甫谧在身体残疾的情况下，完成了中医针灸学巨著《针灸甲乙经》，成为针灸学科确立的显著标志，在中医学发展史上做出了卓越贡献。

皇甫谧，幼名静，字士安，自号玄晏先生。出身于东汉名门世族，曾祖皇甫嵩因镇压黄巾起义有功，官拜征西将军、太尉。后来。皇甫氏族渐趋没落，皇甫谧幼年父亲亡故，母亲改嫁，称继父为“叔父”。皇甫谧自幼贪玩，无心向学，人们笑他是傻子。到了 17 岁，人高马大，竟“未通书史”，整天东游西荡，像脱缰的马，母亲对皇甫谧如此调皮捣蛋非常气愤，恨铁不成钢，常常为他的前途而忧虑。一天，她把贪玩的皇甫谧赶出家门，想要教训他。谁知他到了外边弄来了香瓜、甜果之类，洋洋自得地呈献给母亲，以为母亲如此“孝顺”一番，便可平息母亲的盛怒。谁知母亲更加气愤，接过瓜果，狠狠地摔在地上，流着泪说：“你快 20 岁了，还是‘目不存教，心不入道’，你要真心孝顺父母，就得‘修身笃学’。”他很受感动，噙着泪花发誓要悔过自新，改弦更张，矢志苦学。从此以后，他拜同乡人席坦为师，刻苦攻读，虚心求教，一天也不懈怠，由于家贫，他常常“带经而农”，边耕边读，勤奋不息，“逐博综典籍百家之言”，而成为一个很有名的学者，撰写了《帝王世纪》《高士传》《逸士传》《烈女传》《玄晏春秋》《鬼谷子注》《阴阳历书》等著作。

皇甫谧42岁时，受当时服石风气的影响，误服了寒食散，结果浑身发热，精神狂躁。为了减轻痛苦，皇甫谧不得不在隆冬季节袒胸露体跳入冰水中，大口地嚼冰块，从此便得了风痹病，半身麻木不仁，耳聋耳鸣，十分痛苦，虽经不断治疗，稍有好转，但效果不佳，遂产生学医的念头。

魏晋南北朝时期，针灸学已经有了一定的发展，如先秦时期编写的《足臂十一脉灸经》和《阴阳十一脉灸经》。战国时期的《黄帝内经》也有许多论述针灸的内容。东汉初期针灸名医涪翁还有《针经》的专述。皇甫谧深感晋代以前涉及针灸内容的医书"其义深奥"，"文多重复，错互非一"，为了使后人在学习针灸学时有所遵循，使患有与自己相同疾病的人及时得到救治，他决心整理编撰一部系统的针灸学书籍。

他将《素问》《针经》《明堂孔穴针灸治要》三书，根据不同的内容，分类归纳，"使事类相从，删其浮辞，除其重复，论其精要"，并结合秦汉以来的针灸学成就，综合编撰，写成了《针灸甲乙经》。

《针灸甲乙经》共12卷，128篇，集针灸学之大成，共收录穴名349个，明确了穴位的归经和部位，统一了穴位名称，区分了正名与别名。介绍了上百种病症及针灸治疗经验，并对五脏与五官关系、脏腑与体表器官关系、津液运行、病有标本、虚实补泻、天人相应、脏腑阴阳配合、望色察病，精神状态、音乐对内脏器官的影响等问题都做了探讨和理论上的阐述，奠定了针灸学科理论基础，对针灸学以至整个医学事业的发展做出了不可磨灭的贡献。

《针灸甲乙经》也传到了国外，701年，在日本法令《大宝律令》中明确规定将其列为必读的参考书之一。后来还流传到朝鲜及西欧等国，至今，国际针灸经络穴位委员会还把它列为必读参考书之一。

如今，针灸医学不但在国内得到飞速发展，并且已经风靡世界，世界卫生组织已经正式批准，把针灸列为治疗专项，受到人们的欢迎。正因为如此，皇甫谧成为我国古代唯一与孔子齐名于世界文化史的名人，被尊称为"针灸鼻祖"。

隋唐五代时期

通过魏晋南北朝时期各民族间的融合，甘肃的社会经济和文化水平得到普遍提高。隋统一中国后，大业五年（609年），隋炀帝西巡，隋炀帝御驾亲临张掖，登临焉支山，参禅天地，谒见西域27国使臣，这是中国封建社会历史上唯一一次中原王朝帝王西巡至张掖境内的重大活动，史称“万国博览会”。

618年，祖籍甘肃陇西的李渊在长安称帝，建立唐朝。10年期间，李渊父子消灭了各派割据势力，完成了统一全国的宏伟事业。将甘肃大部分地区划归陇右、河西二道管辖，分设节度使以治理之。而陇东地区则属关内道，陇南小部分地区或属山南西道，或属剑南道。

唐代是甘肃发展的黄金时期，由于唐以前河西地区远离中央统治区，没有受到大的破坏。相对安定的社会环境，为甘肃地区农业经济的快速发展提供了条件。甘肃成为当时农业生产发达、商业经济繁荣的地区。据史料记载，唐天宝八年（749年），唐朝全国屯田总收成191.396万石，而河陇地区收成是70.096万石，占全国产量的37%左右。《资治通鉴》描写当时甘肃“自安远门（长安西门）西尽唐境万二千里，闾阎相望，桑麻翳野，天下称富庶者无如陇右”。与此同时，甘肃地区的畜牧业也取得了重大进步，成为全国重要的马匹供应地。

唐代，甘肃境内城郭居民的主体仍是汉人，此外还有一定数量的游牧民族。突厥、吐蕃、党项以及回鹘等，都曾活动于甘肃这块沃土上。各民族友好相处，经济文化交流频繁。唐代陇右地区的民族贸易内容丰富，经历了一个由传统民族贸易向民族互市为主的变化过程。

唐代的丝绸之路因甘肃而闻名海内外，而甘肃也因丝绸之路而繁荣富足，进入了历史上的黄金时期。

755年，“安史之乱”爆发，边兵内撤，吐蕃乘机攻占陇右、河西地区。此后，吐蕃长期在这些地区进行有效的统治。848年，张议潮发动起义，推翻了吐蕃在沙州的统治，并从吐蕃手中收复了河西诸地，被唐朝任命为归义军节度使。872年，回鹘人进驻甘州，势力迅速发展，建立政权，成为归义军政权的强邻，与张氏归义军政权征战不已。914年，曹议金取代张承奉成为归义军节度使，重视改善与周边民族关系，使这个政权在强邻的夹缝中生存了100多年，至1036年灭亡于西夏。

隋唐五代，甘肃的文化呈现出历史上最繁荣的景象。无数诗人，在甘肃这块土地上留下了如“大漠风望日色昏，红旗半卷出辕门。前军夜战洮河北，已报生擒吐谷浑”这样气势磅礴的边塞诗。道教、摩尼教、景教、袄教，以及吐蕃尊奉的本教，都在这里传播弘扬。佛教石窟艺术发展至极盛，敦煌莫高窟、瓜州榆林窟、炳灵寺石窟中涌现出了大量的艺术杰作。西域的音乐、舞蹈通过凉州传入内地，大大丰富了中华文化。

1. 民族贸易与张掖互市

隋朝建立后，中央政府立即采取了一系列行之有效的措施，阻止强大的北方游牧民族对农耕民族的侵扰，保证丝绸之路的畅通，使不同地区、不同民族间的经济贸易和文化交往更加密切。隋朝采取有效措施，由中央政府在河西地区直接控制民族贸易，这样以“互市”为主要内容的张掖国际性贸易就全面展开，对促进中西经济文化的交流起到了积极作用。

隋代开创了我国历史上中央政府主持互市之先河，并成为隋代社会经济繁荣、国势强盛的重要标志。特别是由隋朝中央政府筹划并积极组织实施的“互市”这一形式，更在中外交流中占有非常重要的地位。

河西地区本身是多民族居住区，又是外来商人往来的必经之地，具有发展多民族贸易的地理优势。这里有汉、突厥、吐谷浑等民族，农耕区与畜牧区犬牙交错。这样的自然条件，使得当地民族间的经济贸易异常活跃，构成了河西地区经济的一大特色。

河西地区还是连接今青海地区与今新疆地区的纽带，过境贸易非常活跃。尤其重要的是，丝绸之路贯穿河西全境，使得中原地区的商品尤其丝织品、纸张、瓷器等手工业品，源源不断地通过河西地区流入西域、中亚、欧洲等世界各地；西亚、欧洲等地的马匹、金银珠宝等奢侈品又通过河西地区流向中原地区。河西地区的这种特殊的交通与地理位置，决定了其具有进行国际贸易的得天独厚的优势。

自东汉末年以来数百年间，由于战乱、民族矛盾和政权林立等原因，丝绸之路时断时续，河西地区正常的民族贸易受到严重挫折。隋统一全国后，结束了分裂割据的局面，丝绸之路畅通无阻，保证了河西地区民族贸易的正常开展。

隋代河西地区民族成分比较复杂，农耕民族和游牧民族生产与生活相间。这种状况决定了这里民间正常的贸易比较活跃，牲畜及其加工产品与农产品及手工业品的交换须臾不可或离，系河西民族贸易的主流。同时，“西域诸胡多至张掖交市”，外籍商人也通过丝绸之路在河西地区与当地居民、商人进行贸易，河西地区充当了中外贸易的桥梁。有鉴于此，隋炀帝才令裴矩“于武威、张掖间往来”，不遗余力地招引外籍商人。

在裴矩的精心联络下，西域诸国、诸族使者和商人经河西到内地者络绎不绝，沿途各地官府为其无偿提供食宿和交通及保卫工作，所经郡县往往费以“万万计”。当外籍或少数民族使者与商人到达内地后，他们被有关政府部门邀请参加各种祭典、娱乐、商业和参观活动等。

大业五年（609年），隋炀帝亲临张掖召见各国使节的“万国博览会”可以说是中西贸易尤其西北民族贸易史上的一个里程碑，反映了当时开放的气魄和胆略，提高了隋朝的国际地位，扩大了隋朝的国际影响，其政治和外交上取得的成效十分巨大，对当时的世界和后来的历史产生了深远影响。以这一次大型国际民族交易会为契机，前来隋朝的各国及各族的使节和商人人数进一步增加，史载“大业年中，相率而来朝者三十余国”，隋炀帝专门“置西域校尉以应接之”。这些外国使节、商人除了驻足长安和洛阳政治中心外，还络绎不绝前往广州、扬州等城市从事各种经济、文化和宗教活动。

隋代河西地区民族贸易以民间民族贸易为主，既有河西地区不同民族间的贸易，也有河西与河湟、西域诸地各民族间的贸易。民间民族贸易范围的不断扩大，自然而然地要将中原农耕民族比较先进的生产技术、文化和风俗习惯等传进河西及其周边地区，这对于提高当地的民族素质、生产能力等均具有重要意义。与此同时，通过河西地区，各少数民族的牲畜及其加工产品，也会源源不断地流入中原地区，这在一定程度上改变了内地的食物结构和生活结构，为农业生产提供了一定的生产工具和动力。贸易使各民族间得以互通有无、共同发展、优势互补，促进了民族团结。

隋代河西地区的国内民族贸易和国际民族交往，在一定程度上刺激了本地区社会经济尤其是商品贸易的活跃，扩大了商品贸易的范围，丰富了贸易内容，使张掖地区成为当时西北乃至全国对外贸易的中心，即使在世界上也颇负盛名。

2. 繁忙的丝绸古道

“丝绸之路”自汉代“凿空”西域后有了进一步的发展，隋唐更达到鼎盛时期。

丝绸之路若以其咽喉敦煌为界可以分为东段与西段两部分。纵观丝绸之路，河西走廊是其必经之地。由长安至敦煌是东段，敦煌以西直至西域、中亚、欧洲则为西段。东段路线很多，其中最重要的路线有北路、中路和南路3条。北路从长安开始，沿着泾河西北行，经过咸阳、泾川等地到达平凉，再通过六盘山东麓到固原，再西行通过今甘肃景泰过黄河后抵达武威，再沿河西走廊的山丹、张掖、酒泉、嘉峪关、瓜州等地直达敦煌。中路从长安出发沿着渭河到达宝鸡东，越大震关，经过秦安、通渭、陇西、渭源、临洮，北达兰州。从河口渡黄河，经过永登，越乌鞘岭，经武威、张掖后直达敦煌。南路则从长安出发后沿着中路途径到达临洮后，再达临夏，在炳灵寺附近渡过黄河，再途经青海民和、乐都、西宁等地，翻越祁连山，过扁都口后到达张掖，与北路汇合后直达敦煌。

丝绸之路的西段路线也可以分为北路、中路和南路。北路北出敦煌到玉门关，途经哈密，再行西北，从天山北麓西进，绕向西亚。中路北出敦煌到玉门关后，沿着天山南麓西行，经过库尔勒、库车、阿克苏等地到达喀什，翻越帕米尔高原后继续西行，最终到达中亚和西亚地区。南路南出敦煌到阳关，沿着昆仑山北麓西进，沿途经过若羌、且末、民丰、和田到叶城，翻越葱岭即帕米尔高原，同样到达西亚和中亚地区。

可以看出，丝绸之路全程唯一不变的主干道就是河西走廊。而在河西走廊中最重要的东段和西段就是张掖和敦煌，这两个地方一吐一纳，成为丝绸之路交通的重要枢纽。张掖和敦煌在隋唐时期成为丝绸之路上两座具有国际地位的城市。

隋唐时期陇右河西地区丝绸之路贯穿全境，是中原王朝对外经济交往的主要途径和对外开发的窗口，同时也是陇右河西地区社会经济发展的重要支撑。

正如“丝绸之路”的名称，在这条逾 7 000 千米的长路上，丝绸与同样原产中国的瓷器一样，成为当时一个东亚强盛文明象征。丝绸不仅是丝路上重要的奢侈消费品，也是中国历朝政府的一种有效的政治工具。中国的友好使节出使西域乃至更远的国家时，往往将丝绸作为表示两国友好的有效手段。丝绸的西传也少许改变了西方各国对中国的印象，由于西传至君士坦丁堡的丝绸和瓷器价格奇高，令相当多的人认为中国乃至东亚是一个物产丰盈的富裕地区。各国元首及贵族曾一度以穿着用腓尼基红染过的中国丝绸，家中使用瓷器为富有荣耀的象征。

丝绸之路，也是一条中西科技交流之路。通过丝绸之路，中西之间传播了各种经济作物。这些经济作物都是各个民族在漫长的岁月中改造自然、利用自然所取得的成果；通过交流，科技的成果迅速传播，使不同的民族得到科技成果的互享。今天，我们享用的葡萄、核桃、胡萝卜、胡椒、胡豆、菠菜（又称为波斯菜）、黄瓜（汉时称胡瓜）、石榴等，都是从西域传播过来的。

大葱、大蒜，原产地也都在西域；香菜也是从波斯、大宛等国传过来的，有很好的食用和药用价值；苜蓿，又名草头，是一种高产蔬菜，也是牛、羊、马很好的饲料。苜蓿的根有根瘤菌，能生产氮肥，通过丝绸之路传入中国，为中国改良土壤、提高土壤肥力提供了一种重要的手段，对农业和畜牧业的发展具有重要意义。丝绸之路还传入了非常重要的经济作物——棉花。它改变了中国人传统的穿着方式，以前中国人在冬天穿裘皮，夏天穿丝绸或麻布。棉花传入后，棉纺织品既普及又便宜，老百姓普遍有廉价的衣服穿了。

交流总是双向的。一方面，丝绸之路上的许多国家向中国传播了我们所没有的种种作物、蔬菜、瓜果；另一方面，中国特有的一些经济作物也源源不断地通过丝绸之路传到西域各国。

中国古代很早就有桃、梨、杏等果树品种，这些都是经丝绸之路传入波斯，又从波斯传到欧洲等国。因此，罗马人称桃树为波斯树，称杏树为亚美尼亚树。其实，它们应该称为中国树。桃树和梨树也从中国传入印度。据唐朝高僧玄奘在《大唐西域记》一书记载，印度本来没有桃子、梨子，它们是从中国传过去的，因此，当地人称它们为中国果。

通过丝绸之路，中国向西域传播了铸铁技术。中国在战国时期，铁器技术就已经相当发达，已经能生产有相当硬度的渗碳钢；而当时西域各国的铸铁技术还相当原始，“矢刀朴钝，弓弩不利”，安息王朝时，乌兹别克境内的费尔干纳人，不会制造硬度很高的铁器，后来向中国学习，掌握了铁器技术，开始制造坚韧的钢铁。安息王朝在木鹿城购买汉朝的钢铁储备起来，用以制造武器，历史学家称安息武器为木鹿武器。木鹿武器，其实是以汉朝的钢铁为原料加工制造的，这些武器质量很好。中国钢铁和木鹿武器后来又传播到罗马，很受罗马人的欢迎。中国的钢铁被称为“塞勒斯铁”，即中国铁。

中国医学如针灸、诊脉等技术，也通过丝绸之路向西方传播，对沿途各国的医学发展产生了积极的影响。中国僧人义净到过印度，用中医中药为人治病，很受印度人的欢迎。中医对阿拉伯医学也产生重要影响，阿拉伯著名医学家阿维森纳撰写的医药学著作中，就吸收了中医对糖尿病诊断、麻风病预防方面的知识和理论。

印刷术、造纸、火药、指南针是中国古代的四大发明，是中国对全世界的巨大贡献。这些发明传播到世界的重要途径也是丝绸之路。

丝绸之路的兴盛也带动了中医药学的发展，中亚及欧洲的药物学传入中国，还有一些波斯人在中国以卖香药为业，甚至著书立说，这使得西域的诸多药品被中国人民所熟知。唐高宗显庆四年（659 年），朝廷官员苏敬等主编《新修本草》，又名《唐本草》，书中共收载药物 844 种，新增 114 种，其中就包括了诸如密佗僧、紫矿麒麟竭、硇砂、胡桐泪、阿魏、沉香、底野迦（鸦片制剂）、安石榴、龙脑等由丝绸之路传入中国的药物。

同时在唐朝出现了许多介绍西域风土人情及药物的书籍，如《经行记》《酉阳杂俎》《胡本草》《海药本草》等。《经行记》是唐朝杜环所作，此书中记述不少波斯药物。如拔汗那国（费尔甘纳）产的菴罗、摩邻国产的鹘莽（椰枣），大食国腹地亚俱罗产的橄榄、偏桃、素馨花油，末禄国的甜菜、茴香。这些物产均可入药。《酉阳杂俎》为唐朝段成式所著。段成式好学博闻，他借其父位居宰相之便，广游全国各地，对传入中国的外国药物做过详细的考察，并且广交外国朋友，向他们了解异国本草知识。书中对外来的植物、动物、矿物药品的性状及其称谓描述得颇为细致。其中记载的西域药物有龙脑、阿末香（龙涎香）、西域薝卜花（栀子花）、娑罗（红云杉）、龙脑香树、安息香树、紫矿、阿魏、婆那娑树（波罗树）、波斯枣（椰枣）、婆淡（偏桃）、槃砮穑树、齐暾树（橄榄）、预勃梨他（古蓬胶香）、阿梨去伐（波斯皂角）、没树（桃金樓）、阿婆参（桃金樓果）、捺袛（水仙花）、野悉蜜（素馨、茉莉）、底称实（无花果）、蜜草（维吾尔人称刺糖）等20余种。这两本书虽为博物杂记类书籍，但书中对西域药物的记录翔实准确，可见唐代的有识之士对外来文化的学习十分用心，唐代与西域在药物上的交流相当频繁和普遍。

在唐代还出版了一些收载外来药物的专著。如郑虔撰写的《胡本草》，共七卷，收载药物均为西域药材，是中国古代唯一收载西域药物的专著，遗憾的是该书因唐末战乱已亡佚。唐末五代时期另一本药物专著《海药本草》，是波斯人的后裔李珣所作。李珣家以经营“香药”为业，他对“香药”的产地、性状、炮制法及主治功能有较深的了解。书中记载外来药物124种，不仅增添了以前本草所未收载的新药，而且补充和纠正了以前本草记述的不足和错误。书中所收录的西域药物除前面所介绍的种类外，又补入了一些新的西域药材，如波斯天生药银（杯铅银）、石硫黄、矾石、缩砂蜜、蒟酱、芦荟、莳萝（小茴香）、波罗得、阿月浑子、没药、犀角、象牙、玳瑁、胡椒、胡瓜、番木鳖、胡蒜、胡芥、金桃、菠菱、红豆蔻、零陵香、蜜香、薰陆香、迷迭香、毗梨勒、甲香、艾纳香、甘松、茅香、兜纳香、肉豆蔻等。以上绝大部分作药用，也有少数是作为焚烧熏蒸之用，以避灾祸。《海药本草》是学习西域、南海诸国药物知识的重要文献资料，在丰富中药学内容方面起到了重要作用。

中原与西域的药材交易，随着品种、数量、规模的不断增大，逐渐出现药材贸易市场。《吐鲁番出土文物》记载着买药文书，即药名、数量、买药人、材料出处。各种香药是药材中的大宗，一次出售就有1 481.5千克，这些药材最终都转往内地销售。从另一个角度反映了唐朝当时与西域各地区及国家之间的药物交流的盛况。

3. 盛极一时的宗教与艺术文化

十六国至唐开元天宝之际，甘肃由于社会经济长期比较稳定发展，国际贸易的丝路通畅无阻，佛教文化艺术在统治者的提倡和相对雄厚的物质基础上在甘肃得以迅速发展，佛教石窟艺术在甘肃各地灿若群星，形成我国西北地区最具有特色的文化群落。其中除享有世界声誉的敦煌莫高窟、天水麦积山石窟、永靖炳灵寺石窟外，尚有安西榆林窟、酒泉文殊山石窟、武威天梯山石窟、肃南马蹄寺石窟、庆阳北石窟寺、泾川富山石窟等。

敦煌莫高窟始建于前秦建元二年（366 年），至唐时已达 1 000 余窟。后历经宋、元、明、清代增凿重修，经过 10 多个世纪的历史创造和积累，敦煌石窟艺术作为一项综合性的艺术宝库，是人类文化遗产中的一项瑰宝。

敦煌石窟艺术中的壁画以其高妙绝伦的技艺及深刻的社会历史内容为世人瞩目。敦煌壁画数量甚大，有估计说如统一拼排，平均高度为 3 米，其总长可达 25 千米，堪称世界之最。就艺术性而论，敦煌壁画至唐代最为成熟，不仅色彩富丽绚烂，而且形象生动。菩萨或端庄凝思，或丰硕秀美；飞天或飘然多姿，或衣带当风；本生经变故事，或天堂地狱，山林都市，或祥云神鹿，强盗饿虎。可谓变幻神妙，气象万千。各类人物，或帝王后妃，或外国使节，或供养仕女，或贩夫走卒，无不多姿多彩，栩栩如生。就社会历史内容论，即使是本生经变故事，也大多浸透着或折射出世俗的盛衰荣辱。西方净土中的笙、萧、笄、笛、羯、鼓、琵琶，若干本生经变故事中耕牛、走马、狩猎、收获，供养人像中服饰、车马、仪从，其他如行医郎中、渡河舟子、牵牛牧童、宰羊屠夫、休眠商旅等，敦煌壁画天国灵光中笼罩着的是真实的历史社会，具有极为丰富的社会内涵和很高的历史价值。

敦煌彩塑保存至今 2 400 余尊，众多佛像、菩萨、天王、力士造像，个性突出，或刚健勇猛，或慈祥尊严，或娇柔透逸，无不渗透着生命的活力，与壁画相映生辉，具有很高的艺术价值。

特别值得一提的是，20 世纪初出土于敦煌藏经洞中的 3 万多卷经卷文书，时间上起东晋，下迄赵宋，内容涉及佛教、道教、景教、摩尼教的经典及经、史、子、集等文化典籍，文字类别包括汉、藏、回鹘、龟兹、于阗、粟特及梵文等，是一份极为珍贵的文化遗产。

天水麦积山石窟约与敦煌石窟同一时期始建，现存北魏至清代洞窟194个，壁画1 300余平方米，塑像雕像7 000余身。石窟多外木内石，气象宏大，结构巧妙，其中涅槃窟、千佛廊、散花楼、牛儿堂等最为宏伟。散花楼上七佛阁，坐落于距地面50多米的悬崖绝壁，前为巨大的石檐列柱，后为巨大的七佛龛，题称“麦积奇观”，是我国佛教石窟建筑艺术的精品。壁画以北魏晚期规模最大，但富丽生动仍以唐代为佳。雕塑中引人注目的是属于隋代13号摩崖造像，坐佛垂足，高达15.28米，左右二菩萨略小，但俱庄严生动，使人望之惊叹。与敦煌不同的是麦积山石窟彩塑中的宋塑仍精美绝伦，如156窟之菩萨及侍女，面貌婉丽秀美，衣饰轻倩飘动。再如191号摩崖龛中的莲花神像、牛堂的踏牛天王，其制作精妙，气韵生动，亦均不下于唐塑。

永靖炳灵寺石窟始建于西秦，今存窟龛183座，壁画900余平方米，造像776身。炳灵寺石窟处黄河深峡之中，窟上山势奇峻，窟下黄河汹涌，使石窟神秘奇幻的宗教气氛更为浓重。炳灵寺地处黄河津渡，古为军事要地，是汉通吐蕃的必经要地，所以炳灵寺石窟艺术不仅是中印文化的交汇，也是汉藏文化的交汇。炳灵为藏语译音，意为“十万佛所在”。其中169窟为西秦乞伏炽盘时所开，造像高鼻大眼，颇具西域民族特征。北壁有建弘元年造像题记龛，是至今我国已发现的最早的石刻题记，造像为鲜卑人着汉服，更使炳灵寺带有我国北方民族融合的特征，具有很高的历史价值。炳灵寺石窟以造像见长，石雕巨像有高达28米，亦有微至25厘米者，其中以唐代造像最为精美。

以隋唐时期为发展高峰的石窟艺术，是甘肃社会历史及文化发展的一个辉煌灿烂的组成部分。

唐代道教十分盛行，李唐建国之初，即尊老子为先祖。唐高宗时追尊老子为“太上玄元皇帝”。中宗、玄宗也一再加封，皇帝中只有武则天信佛，其他都崇信道教。这种情况使得甘肃道教在唐代迅猛发展，出现了一些著名的道教人物，如天水的尹文，平凉的负半千，陇西的李渤，西和的萨守坚。他们名重道林，均有著述，而且分别主持当时几个很有名的道观的教务。唐代著名诗人李白，祖籍陇西成纪（今甘肃静宁西南），他本人自幼好道，与道教关系较深。所写诗篇中有不少富有道教思想色彩。他被玄宗征召，就是由著名道士吴筠推荐的。晚年弃官后，在齐州紫极宫当了一名道士。

唐代，甘肃也修建了许多道观，其中以兰州兴隆山为最多。天水、秦安、礼县、平凉、陇西、正宁、庆阳、靖远、张掖、武威、临夏等地，也扩建和新建了一些道观。张掖开元观、玄元关帝庙、紫极宫，西和真武庙、正宁承天观等都始建于唐代。由于统治阶层的尊崇和倡导，人民群众争相信仰，在唐代，甘肃的道教有了较大的发展。慕寿棋著的《甘宁青史略》指出，“至唐而老子之教盛行，甘肃道观多建于唐时”。正是当时的写照。

除了佛教和道教这两支比较大的宗教在陇原大地香火鼎盛之外，随着西北丝绸之路的再次繁荣，各种外来宗教如伊斯兰教、拜火教、景教、摩尼教也迎来了在中国广泛传播的机会。

7世纪初叶，穆罕默德（约570—632）在阿拉伯半岛通过“宗教革命”创立了伊斯兰教。穆罕默德有一条圣训：“学问，虽远在中国，亦当求之。”说明当时阿拉伯人对中国已有相当的了解。最早将伊斯兰教传入中国的，是唐代丝绸之路上的穆斯林商人。

唐代，阿拉伯和中国的交通往来已具相当规模。通路主要有两条：一条为陆路，经波斯及阿富汗到达新疆天山南北，后经青海、甘肃直至长安一带（即西北陆上丝绸之路）；另一条为海路，由波斯湾和阿拉伯海出发，经孟加拉湾过马六甲海峡至南海到广州、泉州、杭州、扬州等地（即香料之路或称海上丝绸之路南线）。唐代称阿拉伯为“大食”。经由上述陆、海两路来华的大食使节、旅行家、商人等不少，其中尤以穆斯林商人为多。他们因宗教与生活习俗相同而聚之。他们的聚居地称为“蕃坊”。在“蕃坊”内，唐政府允许他们从事伊斯兰宗教活动。于是，这些最早来中国的人便成为最早把伊斯兰教传入中国的传教者。“蕃坊”便成为唐代伊斯兰教传入中国的早期组织形式。伊斯兰教早期向中国传布的一个特点是以经商为主要方式的和平传教。这一时期，伊斯兰教与政治、经济、文化、习俗密切结合在一起，有明显的政教合一性质。但是，“蕃长”要由中国政府审批和任命，负有为中国政府招邀外商的责任，在一定程度上接受中国政府的管辖和领导，为中国政府服务。但伊斯兰教当时作为一种外来宗教，给予唐代人的影响不是很大。唐末，黄河流域战事频仍，五代十国尤为激烈。这一时期，大食同中国北方各国的交往因陆路受阻而几乎断绝，而同中国南方的交往因海路的畅通继续发展。于是，伊斯兰教传播的中心由中国西部转移到南部。此时期，伊斯兰教文化已开始被中国文化接纳。

以上四种沿着丝绸之路传播至中国的非主流宗教虽没有儒、释、道三教对中国的经济、文化、政治、习俗影响之深，但它们对于中华民族大家庭的形成，特别是伊斯兰教对于当今回族的起源发展起了重大的作用。同时，对于我们了解古代中国社会的各方面内容提供了宝贵的资料。

4. 绚丽多彩的医药和饮食文化

隋唐时期的河西走廊是历史上发展最繁荣的时期，丝绸之路沟通东西，人员往来交梭如织，位于西域诸道咽喉位置的敦煌，经济文化发展尤为迅速。著名学者季羡林说：“世界上历史悠久、地域广阔、自成体系、影响深远的文化体系只有四个：中国、印度、希腊、伊斯兰，再没有第五个。而这四个文化体系汇流的地方只有一个，就是中国的敦煌和新疆地区，再没有第二个。”

随着历史的流转，当年的盛况已经不复存在，但在清光绪二十六年，敦煌藏经洞意外现世，震惊中外，敦煌文化又一次以实物形式展现在世人面前。这些发现于洞窟中的经卷、绘画等物，后来被称为“敦煌遗书”。

遗书的内容十分广泛，涉及中国古代宗教、哲学、历史、文学、科学、语言、艺术等多方面。其中涉及医药方面的内容十分丰富。敦煌医药文献的撰著年代最早可追溯到先秦和汉代，但绝大部分医书则均系南北朝以后隋唐时代的著作。就医学内容而言，包罗万象，从阴阳五行学说到以脏腑学说为中心的中医基础理论；从脉学诊断到内、外、妇、儿临床各科；从针灸到大量的古医方；从本草学著作到医事杂论；从古藏医药文献的发现到独具一格的道医、佛医的展示，既突出了古丝绸之路的地方特色，又反映了区域民族医学的特色，还包容了外来医学如印度医学、波斯医学的特点，这是敦煌医药文化的显著特征。据《敦煌遗书总目索引》初步统计，有关医药的文献资料至少在80种以上，是我国出土的医学卷子中为数最丰富的。敦煌医药文献的发掘，极大地丰富了中国隋唐前后时期医学文献，弥补了这时期的空白。

敦煌医药文献还解决了很多中医历史上的悬案，例如中国最早的本草书《神农本草经》，以及梁陶弘景为之注解的《本草集注》。这两本书在宋代就失传了，但在敦煌遗书中，我们就发现了几乎完整的《本草集注》，弥补了学术史上的一块空白。

《本草集注》为梁以前本草学总集，有“本草正典”之称。至唐初仍然是“名医继轨，更相祖述，罕能厘正”。敦煌残卷的内容，前为弘景序文，后为诸病主药。将中药分为石、草、虫、兽、果、米等类，首创了药物自然属性分类法，对药物产地、采集、炮制、煎服法、真伪鉴别、诸病通用药、药物剧毒、服药食忌、七情畏恶均有详细论述。文中可见十八反药的最早记载。

类似的本草学著作，在敦煌写本中发现的还有《食疗本草》和《新修本草》等。

《食疗本草》系唐代孟诜所撰，列药物227条，后来张鼎又补其不足者89种，合为3卷。原书在南宋以后即佚失。《食疗本草》是我国最早的一部食品疗法专著，甚受后世重视，其说数见征引于《证类本草》，敦煌本《食疗本草》前残后缺，残卷共载药物26种，每药都载有主治、配方、服法，后面还附有食忌、采集时月、炮制方法等，其中不少论述至今仍在临床使用。同时，该残卷对唐代外国药物的传入也有部分反映。

《新修本草》记载药物844种，由苏敬等人在《神农本草集注》的基础上编写而成，于唐高宗显庆四年（659年）颁行。这是我国也是世界上第一部由国家颁发的药典。该书由本草、药图、图经三部分构成，这种图文对照的写法，开创了世界医药学著作的先例。该书在宋以后便已经散佚，日本尚存传本十余卷。敦煌本《新修本草》残卷，据考为卷十、卷十七和卷十九三个残段。其中卷十残存药物30种，适可补日本传本之阙。

在本草学著作之外，敦煌遗书中还保存医经残卷十余种，主要有《黄帝内经》《伤寒论》《脉经》《明堂五脏论》《五脏论》《平脉略论》《玄感脉经》《新集备急灸经》《灸疗图》等。这些卷子抄写年代的下限在1002年左右，大多为唐写本，从而给医史考证提供了有力的依据。

在针灸卷子方面，P. 2675和S. 6168、S. 6262三卷是写绘有穴位图谱的唐代两部灸疗专著，也是我国有文字记载以来现存最早的灸法专著。其中，P. 2675卷首次记载到灸耳尖阴会穴可治眼赤疮翳，灸两眉中和手、足心可治大风病等。此书发明耳尖和两眉中穴位，比现今通认的《针灸大成》（称为耳尖穴、印堂穴）早700多年。敦煌遗书中的《灸经图》，对于认识古代中医对脑性瘫痪、类风湿性关节炎、胃肠炎泄泻、阳痿早泄、糖尿病、哮喘等典型病例的治疗都有参考价值，对现代临床亦具有一定的指导意义。

更具有民间应用价值的是医方书，敦煌写本中有大量医方，删汰重复者，总计有1 000多个唐五代时抄写的药方保存下来，从中可以得知这些药方在当时临床各科的应用范围应是十分广泛的，药物剂型和用药种类也非常多样化。

在敦煌发现的医学文献中还有不少的藏医文献，论及眼黄、肉黄、衄血、脑炎、昏厥等温热症，并用冰片、藏红花、大黄等治疗，说明西藏当时已有黄疸、脑炎等病流行，其用药亦属有效。卷中还记述了藏红花、藏菖蒲、钝裂银莲花、唐古特铁线莲花等西藏道地药材的应用，以及用牛、羊、狗、熊、马、鱼、鹫、鹰等动物的毛、角、蹄、皮、肉、脏、脂、胆等来治疗疾病，反映了藏医的一些特色。这是迄今所见西藏最早的古医学文献之一，体现了吐蕃时期藏医的成就，对于研究和发展藏医学，丰富祖国医学宝库，提供了极其珍贵的史料。

敦煌藏医残卷反映了唐代藏、汉医学的交流和印度、波斯医学的传入。如有文献言火灸疗法测定穴位时，有一寸、两分又五壮、七壮等记载，很明显是受汉医的影响。还写到治疗寒战和月经不调时，采用了“汉地酒”。某一卷卷尾，明确指出该卷是从印度搜集的疗法；另一卷卷尾，则提及以“突厥地方的锥针割刺放血也可”。这不仅说明藏医是在不断吸收外来医学成果，丰富着本民族的医学，也反映出唐代各种医学的广泛交流。

此外，敦煌莫高窟藏经洞（第 17 窟）还出土于阗语医学文书残片多件，其中比较重要的有梵语-于阗语双语医典《耆婆书》和《医理精华》。《耆婆书》约抄写于 11 世纪之前，现存写卷有 4 个方面的内容，具有医方精选集的特点，属于印度“生命吠陀”体系，其中不乏佛教影响的痕迹。《耆婆书》传入中国后，对隋唐医学产生了一定影响，如当时中医著作中就有许多与古印度名医耆婆医方有关的论述，如吐鲁番交河故城出土的汉文《耆婆五脏论》（编号为 TIIY49），书名虽冠以“耆婆”二字，但其书目却不见于释家典籍，其内容所反映的以五脏、五行为主的学术思想，呈现出浓郁的中国医学的特色，足以证明该医书当系我国某医家托名而作，非印度舶来之物。唐代著名医典《备急千金要方》载有“耆婆万病丸”，方中称“此药三丸为一剂，服药不过三剂，万病悉除，说无穷尽，故称万病丸，其以牛黄为主，故一名牛黄丸，以耆婆良医，故名耆婆丸方”。虽名“耆婆万病丸”，方中几乎所有的药物如人参、茯苓、当归、黄连等都是我国所产，一方面说明当时印度医生可能也在大量使用我国内地药物，另一方面也说明耆婆名医的影响是巨大的。

《医理精华》是印度古代的医书，原用梵文写成，但其传播范围却远远超出了南亚次大陆，先后被译为藏语、古于阗语、古回鹘语以及阿拉伯语四种文本，对古代使用这些语言的地区的医学产生过影响。于阗语大约于 10 世纪译自藏文底本。上述这些文本虽然已经残缺不全，却都发现于中国西北，说明该文献先在“胡地”流传，然后再直接或间接地传到或影响到“汉地”。

此外，敦煌莫高窟藏经洞（第 17 窟）还出土梵文医学文书 3 件、龟兹语医学残片数件和少量粟特语医学文献残片。

宋元明清时期

宋至元末，是甘肃社会经济史上一个发展较为缓慢的时期。具体而言，宋夏时，甘肃经济仍有一定程度的繁荣，元时则迟滞尤为显著。

11~13 世纪，在今宁夏地区及除陇东南以外的甘肃大部地区，出现了以党项族为主体的割据政权——西夏。

1038年，党项人李元昊正式称帝，西夏开始走上迅速封建化的进程，社会经济文化生活的各方面都有了长足的进步。

宋初，西夏党项部族的农业经济不甚发展，主要生活来源靠畜牧和野生植物采集。自从占领灵州后，开始注意兴修水利，发展农业。西夏囊括东起黄河、西至玉门的广大地区后，河西成为西夏的重要经济依托。辽大安十一年（1095年），银、夏二州大旱，禾麦不收，就曾令运送甘凉诸州粮食济荒，此时河西地区的农业经济仍有所发展。尤为值得注意的是，西夏经常向宋、辽、金遣使贡马，其战争所用或市场之牲畜，动以万计，亦可看出其畜牧业的发达。

西夏与宋、金的贸易活动主要通过榷场进行，其中兰州榷场具有重要地位。兰州榷场大约开创在宋南渡之后，西夏以青白盐、珠玉、马、牛、羊、驼到兰州榷场来换取粮食、铜、铁、丝麻织品、金银货币和其他生活必需品。兰州榷场约于南宋乾道八年（1172年）关闭，金承安二年（1197年）又得以恢复。

另外，河陇地区还是西夏同内地进行贡赐贸易的集货中心以及西域青藏同中原贸易的中转地，其中宋与西夏间的茶马贸易尤其占有重要地位。

元代甘肃的社会经济破坏很大。《续资治通鉴》记："蒙古尽克夏城邑，其民穿凿土石以避锋镝，免者百无一二，白骨蔽野……时诸将多掠子女。"人民除被杀掠，多逃亡流徙；甘肃中西部一带，田地荒芜，道馑相望，某些州县，为之城空。在甘肃东部也被严重屠掠。元末，甘肃饥荒更为严重，人民死亡流离。至明初，土地大部荒芜，无人耕种，社会经济生活受到相当严重的破坏。

值得注意的是，早在成吉思汗和窝阔台汗时，蒙古军队在西域曾俘获大批回回部民，其中不少是工匠。如"太祖以康里兵三万，一夜尽杀之，取工匠三万，分于各营"，"讨马鲁，悉诛城民，惟工匠、妇女、童稚得免"，"讨扎勒丁，令民出城，得戮之，取工匠从"。战后，这些有生产技能的回回部工匠被安置各地，甘肃亦为安置地之一。"至元二十八年，以甘肃旷土，赐回回部昔宝赤、哈散支，俾耕种之"。在元代，回回部民倍受优礼，其上层人物多为巨商、高利贷者。这些，对甘肃后世的社会经济生活也都留下了相当深远的影响。

13世纪70年代，意大利人马可·波罗从地中海东岸东行，沿着古老的丝绸之路到达敦煌、酒泉、张掖、武威等地，就其目击所见，元代前期河西地区的社会经济生活仍然优于甘肃中东部。《马可·波罗游记》记载，当时的沙州（敦煌）“人民信奉佛教，居民大部分是土库曼族，少部分为聂斯脱利派基督教徒和回教徒”，“他们不经营商业，从事农耕，盛产小麦。当地祭祀特别重羊，他们相信在祈祷的过程中，羊的气味会被神吸收去”。肃州“境内有不少城镇和城堡”，人们“以当地出产的果实和家畜的肉为食品，也不从事经商”，“山上出产一种质量非常好的大黄，别处的商人都到这里来采购，然后行销世界各地。甘州人民大部分信佛教，一部分是基督教徒和回教徒。寺院壮丽，僧人众多。一般人盛行多妻制。“西凉州的人将野牦牛驯化”，“有些已变成家畜，它们和一般的母牛交配，生下的小犊，成为很高贵的动物，比任何其他品种的牛都更耐劳。”这完全是一种新品种，活泼有力，比普通的牛，更能驮载较重的东西，工作效率提高两倍以上”。同时，“又出产最优良和价值最高昂的麝香”，“当地的居民经营商业和手工业为生，谷物十分丰富”。反映了当时的社会生活比较安定，经济仍有一定的发展。

宋夏金元时期，由于独特的地理位置、诸多政权分立共存的政治格局，使甘肃成为社会历史发展、人类文化频繁交流与融合的重要地区。

甘肃境内的民族宗教信仰各有特色。党项、吐蕃、回鹘、女真、蒙古、汉等民族均以佛教信仰为主，而伊斯兰教、基督教、道教、景教、萨满教等也都不同程度地得到信奉。特别是萨班与八思巴等高僧大德在甘肃的频繁往来，使藏传佛教在甘肃地区得到广泛的传播。

由于历史演变，政权更替，沿丝绸之路，甘肃境内有诸多不同时代开凿或重修的石窟，石窟中的壁画、题记、供养人像、塑像等蕴有丰富珍贵的民族、历史资料。这一时期，甘肃文学以诗词、碑志文较突出；石窟作品大多将建筑、绘画、雕塑等艺术融为一体；音乐、舞蹈、绘画、书法、雕刻等形式多样。

生活在这一地域的民族众多，不同民族文化相互影响，使甘肃文化内涵深刻，绚丽多彩，多元荟萃，具有鲜明的民族与地域特点。

明代是甘肃省现有民族分布格局的定型时期。元代时甘肃省各种民族成分不断涌入，如蒙古族、回鹘以及信仰伊斯兰教的色目人等，加之原有的藏族、汉族、党项人等，使得甘肃省民族成分十分复杂。明代以来，随着大量落居在甘肃省的蒙古族逐渐融入当地各民族中去以及回族、东乡族、保安族、裕固族、撒拉族、土族等民族的出现，最终形成了甘肃省现有民族分布的基本格局。这其中，甘肃境内特有少数民族——东乡族、保安族、裕固族以及甘肃回族的发展壮大，为甘肃民族大家庭增添了新的成员。明清时期甘肃已成为国内穆斯林主要聚居区之一，他们与藏族、汉族等各民族一道为发展甘肃经济，特别是畜牧业经济做出了巨大的贡献。

佛教文化是甘肃独有的地域文化，这与诸多原因有关。千年流通的丝绸之路上高僧往来如梭，有利于传播佛教文化；政权更迭，五凉立国，北魏崇佛，吐蕃统治，归义军供养等，使得大量民众信奉佛教，持续推动了佛教的立足和发展，造就了佛教及其艺术在甘肃的独特地位。

佛教一路向东，一路传播、一路演变，在丝绸之路甘肃境内的主要路段和渡口都留下了许多对中原影响很大的佛教遗址，它们都已成为甘肃乃至中国的名胜古迹和旅游胜地。

甘肃境内的敦煌，是佛教文化的集散地，也是佛祖随俗雅化，逐渐改换东土容颜和改穿东土服饰的初始，更是佛陀和各类天神乐伎脱胎换骨变为慈母和美女的全记录，也是她们借中国的仙风抒怀展胸驾五彩祥云随性起舞的舞台。

莫高窟及其藏经洞的收藏，是佛祖在东土的一座大经堂。他的讲义，借中国的印刷技术和书写工具还有普通信众的诚心抄写与中国传统文化相结合，形成具有民族特点的以汉文和汉地信众为标志而影响中国、朝鲜、日本及越南等国家的文化面貌的汉传佛教。

张掖大佛寺原名叫“迦叶如来寺”，始建于西晋惠帝永康元年（300年），是座非常古老的佛寺，现存国内最大的室内泥塑卧佛，在大雄宝殿正中佛坛上，释迦牟尼涅槃像身长34.5米，肩宽7.6米，佛手指中可睡一人。造像精美，比例协调，线条流畅，神态自然，相貌祥和，栩栩如生。大佛寺不但有佛祖巨大的泥塑躯体，还有佛之精魂，那就是被称为佛教百科全书的大藏经——《永乐北藏》，也即《大明三藏圣教北藏》首部《大般若波罗蜜多经》。这部经书于明成祖永乐八年（1410 年）在北京开始雕刻，明英宗正统五年（1440 年）完成印刷，历经 30 年，共收佛经经、律、三论大部分 1 621 部，6 361 卷。《大般若波罗蜜多经》简称《般若经》，作为大乘佛教基础理论，被尊为诸佛之智母，菩萨之慧父，是中国佛教的基本经籍之一。序言通篇用金泥书写，经文用银泥书写，凡“佛”“菩萨”“世尊”“菩萨摩柯萨”等尊称，皆用金泥加以重描。晦涩之字注通假字以便诵读，并于每函卷首扉页置精美的金线描曼荼罗画一幅。绘以十方众佛、菩萨、诸天、罗汉、神众等尊像，人物多达 108 尊。经书封皮以蓝色绫锦装帧，刺绣龙纹图案，尽其华贵。

金银书《大般若波罗蜜多经》，经文书法结体周正，字体清雅俊美。卷首曼荼罗画显密兼顾、佛道相杂，人物精丽，线条柔美。透射出强烈的艺术感染力，使金银书《大般若波罗蜜多经》充满经久不褪、华美庄严的金粉之气。

甘肃陇西在战国时期，就有道家方士活动，道教史上著名的尹喜，即关尹子，是有记载的最早在甘肃修炼的道士，后被道教尊为无上真人、文始先生。他是陇西人，曾任函谷关令尹。相传老子看透了当时的形势，知道周天子王治不久，所以离开周西出函关。函关守令尹喜久仰老子大名，所以盛情款留，希求指教，老子为他留《道德经》五千言，骑牛西去，关尹子遂之西行，后又返回故里传习道术。

东晋时道教开始在甘肃广泛传播，修炼之术盛行于一批儒士之中，他们便走上崇道谈玄之道，《针灸甲乙经》的作者皇甫谧受崆峒山道家的影响，与司马谈、王弼、向秀等并称道儒，轰动一时。

进入南北朝，甘肃道教更盛，各地争相兴建宫观，秦安慈航宫等即为此时所建。

唐代统治者李氏家族祖籍陇西成纪，受道教思想影响较深，尊老子为祖先，笃信道教，好神仙方术。道教在陇西、平凉、泾川等地尤为盛行，出现了一批著名道士加文士，如天水的尹文操、陇西的李抱祖、岷县的李渤等。

宋时甘肃各地都有道教丛林，如兰州的九阳观、玄妙观，天水的三清阁，庆阳的正阳观等。

金世宗大定十四年（1174年），道教全真七子之首的丘处机曾赴甘肃陇州隐居修道，道士追随甚多，由此被视为甘肃道教龙门派的创始人。

元时藏传佛教渗透，但未阻止道教的流传。元世祖至元六年（1269年），丘处机弟子黄青松为纪念丘氏，在陇西城南创建七真观，使该观成为道教十方丛林之一。

明代封藩甘肃的肃庄王朱瑛笃信道教，在兰州筹资修建金天观，并请武当玉虚宫真人孙碧云为住持，由此全真教在甘肃盛行，而且逐步形成习武风尚。

清代，甘肃道教从全真道中演化出了龙门、榆山两个宗派，龙门派在榆中、平凉、陇西、泾川等地流传，一直沿袭到清末。其中乾隆、嘉庆时期的刘一明，定居榆中兴隆山，练功、课徒、行医，研究教理，在此兴建十方丛林，弟子信徒达100多人，使兴隆山成为中国道教在西北的根据地，刘一明被视为甘肃道教龙门派开山祖师。榆山派形成于雍正年间，创始人为崂山道士马榆山（凉州人），榆山派主要在兰州以金天观为中心传播。

平凉崆峒山，人称“天下道教第一山”，缘由是轩辕黄帝访崆峒山并问道于广成子，此山有问道宫等遗迹。

西王母文化是中国文化中最瑰丽多彩和最具想象力的文化，而道教女仙领袖王母娘娘的神话则是中国古代神话传说体系中的一个重要组成部分，道教把每年的三月初三定为王母娘娘的诞辰，并于此日举行盛会，俗称蟠桃会。

泾川回山王母宫是中国一处专门的、完整的关于西王母的圣地，也是道教的圣地，它所处的古西部地理位置、它的遗存、当地民俗信仰以及多种古籍的记载，都与西王母息息相关，被确认为古西王母部族生息之地，也是她们的祖庙所在。

宋元之际，随着中西交流通道愈发畅通，大批穆斯林涌入中国，此时的甘肃作为重要通道，多数地方形成了较大的穆斯林聚居区，伊斯兰教的传播出现了较大发展。至清代同治末年，西北回民起义遭到清廷镇压后，人口锐减，河西聚居区消失，关陇一带的穆斯林被强行安插在一些“自成片段”的荒僻之地，而临夏逐步发展成了中国的“小麦加”。

甘肃是中国伊斯兰教各派的主要产生地和传布地区，省内有回、东乡、撒拉、保安、哈萨克 5 个民族全民信仰伊斯兰教。伊斯兰风格艺术在甘肃影响既深且巨，以清真寺、拱北（道堂）为核心的阿拉伯风格与中式建筑相结合的艺术建筑，规模宏大，气势壮观，中阿结合，集建筑、雕刻、绘画于一体，散布全省各地，犹如璀璨的明珠，形成了陇原大地上一道亮丽的风景线。

清代以来，甘肃穆斯林中先后产生了一大批以进士、举人为代表的汉文化学者和对中国传统文化与伊斯兰文化兼通的宗教学者，其中有不少是在全国有盛誉的阿文书法家。哲赫忍耶第七代教主马元章擅长阿文书法，作品被视为艺术珍品。

穆斯林清真餐饮业，也在甘肃经济生活中具有举足轻重的作用和地位。清真餐饮的范围远远超越穆斯林的生活领域，全省各地清真饭馆无处不在，其中兰州牛肉面、东乡手抓羊肉、河州羊肉面片，更是久负盛名。遍布各地的千万个大小清真饭店的牛肉面等清真食品，把伊斯兰饮食文化每日每时传播到各族各界，使全社会都受到伊斯兰文化的濡染。

藏传佛教于 11 世纪初传入青海、四川、甘肃、内蒙古、云南等地，13 世纪后开始传入元、明、清宫廷，对中央政府的治藏政策和宗教政策产生了重大影响。1247 年，蒙古皇子阔端与西藏地方萨迦派法主萨迦班智达在甘肃武威举行会谈（即凉州会谈），通过这次会谈，产生了具有重大历史意义的《萨迦班智达致蕃人书》，为西藏纳入元代中央政府行政管辖之下奠定了基础。从凉州走出的清代国师章嘉·若贝多吉等，为藏传佛教的传播、维护祖国统一做出了重要贡献。

藏传佛教及其所带来的藏文化对甘肃社会历史影响很深。甘肃境内至今大量存在的藏文地名，不仅是重要的非物质文化遗产之一，更是藏文化在甘肃社会历史中留下的宝贵印迹，这些地名在今洮河、白龙江和大夏河流域、河西的广大地区尤其普遍，如炳灵（万佛）、八松（三顶帐房）、官鹅（沟口）等。在这一区域内，藏语对汉语方言的影响也是很大的，有些方言直接引用了藏语词汇。

藏族文学、建筑、雕塑、绘画、音乐、舞蹈等在甘肃社会生活中均有举足轻重的地位和作用。世界著名史诗《格萨尔王传》的发源地之一即在甘南的玛曲县境内。藏语称“拉夏”的格言，是藏文化中独具特色的文学艺术形式，具有很高的思想价值和审美价值。拉卜楞寺贡唐仓三世所著的《水树格言》《世故老人之劝世箴言》等闻名中外，脍炙人口。在甘肃、西北乃至全国具有广泛和深远影响，至今在西北社会精神文化生活中占有不可替代地位的“花儿”，即由藏族民歌“拉伊”发展演变而来。

作为藏族绘画艺术主要流派之一“热贡”艺术主要流行区的甘肃藏区的雕塑绘画艺术，是中国传统艺术园地中的一枝奇葩，受到国内外艺术界的关注。

藏族音乐以其深沉而优美动人的旋律深入人心，无论是其宫廷音乐、民间音乐还是佛殿音乐，都受到各民族群众的喜爱，“藏歌热”经久不衰。藏族舞蹈种类繁多，如锅庄舞、弦子舞、踢踏舞、热巴舞及宗教舞蹈“羌姆”等，对各地群众文化生活都产生了重要的影响。藏族说唱艺术也是民族艺术宝库中的瑰宝，深受群众欢迎。藏戏特别是安多地区藏戏“南木特”，综合藏戏、羌姆（拉卜楞宗教法舞）、京剧、民间歌舞等艺术形式，得到广大僧俗群众的赞誉，每逢演出，观众数万，影响甚大。

甘肃以拉卜楞寺为中心的众多寺院，珍藏了卷帙浩繁的各类典籍，除宗教、哲学外，还包括文化艺术、天文历算、工艺技术及医药等各个方面，仅拉卜楞寺即珍藏有 10 余万部。这是中华民族文化的重要组成部分，是极为珍贵的民族文化遗产。

藏医药和中医药一样，历史悠久，博大精深，是藏族人民在长期生产和生活过程中，通过自我医疗经验的积累并且博采中医、印度医学、尼泊尔和阿拉伯医学之长的基础上形成的，熔藏族古代哲学、天文历算学、生物学、化学于一炉，并同藏传佛教紧密结合，是祖国传统医药学宝库中的重要组成部分。

在藏药中，共有 2 000 多种植物、159 种动物和 80 余种矿物可以入药，这是世界上许多民族的医药都难以比拟的。藏医不仅为藏文化系统内多民族的医疗保健发挥决定性作用，也为汉族和其他民族所接受。早在元明清时期，上至朝廷皇族，下至平民百姓，都有大量利用藏医藏药的事例。明代李时珍所编的《本草纲目》

中，就载入藏药多种。在甘肃各地，民间医药实际上是汉族中医与藏医的融合。目前，200 多种藏药已经被列入国家药典，336 种藏药被载入国家卫生部颁部标准。36 种藏药已被 300 多家中西医著名医院采用。40 多种藏药制剂已有了批准文号，14 个藏药品种被列入国家传统医药保护品种。

总之，从历史到现实，甘肃社会生活的许多方面都深深地打上了藏文化的烙印。作为藏文化的传播中心，遍布各地的佛教寺院正是藏文化在甘肃地域文化和历史文化中地位和影响的标志。

天主教自元代传入甘肃，在《马可·波罗游记》中曾记载，萨逊（今敦煌附近）、肃州（今酒泉）、甘州（今张掖）、额尔顷（今永昌、武威一带）有景教基督徒，并有“甘州城建有三座华丽的大教堂”的记述。明崇祯十一年（1638 年）前后，耶稣会士金弥阁，意大利人杜奥定、高一志，葡萄牙人郭纳爵在甘肃武威等地传教，并初步建立简易教堂。

从清顺治年代开始，天主教以河西凉州为中心进行传教活动，鸦片战争后，由于不平等条约的签订，清政府被迫取消教禁，天主教在甘肃有了进一步的发展，天主教各教派传教人士纷至沓来，广建教堂，传教区域也从凉州向全省各地城乡延伸，信教人数逐渐增多，特别是随着南方、西南起义不断，为躲避战乱，许多教民陆续从陕西、湖北、四川、河北、山东、山西等地迁入甘肃的河西、陇南、陇东等地，为天主教在甘肃的传播奠定了基础。清朝末年，天主教会为了不断扩大影响，发展势力，开始兴办宗教学校，以培养中国籍的神职人员。

多元荟萃的宗教文化同汉文化体系共同组成了源远流长、博大精深、灿烂辉煌的陇文化，成为中华民族传统文化的重要组成部分。多元文化交融下孕育了甘肃人“艰苦奋斗、崇尚实干、坚忍不拔、顽强拼搏、锲而不舍、奋发有为，以及诚实守信、重义尚武、不畏强暴、勤俭淳朴、宽厚和善”的精神，是甘肃地域文化精神特质的具体表现。

民国时期

1. 动荡岁月

辛亥革命推翻了封建专制，给远在西北的甘肃也带来了或多或少的影响。纵观民国时期的甘肃历史，有这样的几个特点：

首先，政局动乱，战乱不息，甘肃人民一直生活在不安与困苦之中。北洋政府统治甘肃的13年中，甘肃一度出现“八镇割据”的局面。1925年，国民政府统一甘肃，起初在树立社会新风尚、惩治贪污腐败、维护国家主权、加强民族团结等方面也做出了不错的成绩。随之而来的就是接连不断的战事，1928年的马仲英事变，历时6年，给人们的生产生活带来了极大危害。1936年红军西路军浴血河西，马蹄声碎，上演了红军史上最为悲壮的一幕。抗日战争期间，日本侵略军对甘肃出动飞机千余架次，狂轰滥炸，给国人的生命财产造成了很大破坏。期间还有蒋介石集团对甘肃大小军阀收编的战事以及甘南等地爆发人民反抗暴政的斗争等。甘肃各族人民流离失所，社会极度贫弱。

其次，自然灾害接踵而至，民不聊生。1920年，海原、固原、静宁、会宁、通渭等地发生8.5级的强烈地震；1927年，古浪发生8级的强烈地震；1932年，昌马堡发生7.6级的强烈地震。三次地震都被列入20世纪中国十大地震之列，死亡人数总计达到30多万。另外，1926~1932年，甘肃各地的干旱、瘟疫等灾害此起彼伏。其中1930年的旱灾、瘟疫导致赤地千里，饿殍遍野，甚至出现了人吃人的现象。自然灾害对甘肃社会的破坏是致命的，致使人口锐减，社会破败。

当然，作为封建社会解体的时期，民国时期的甘肃也有着缓慢的变革。抗日战争时期，随着西北的开发，一批工厂西迁，甘肃的工业、交通相对来说获得了较快的发展，近代工业随之出现；教育文化方面，普通教育主要在城镇开展，师范教育、职业教育相继出现，高等教育也开始创办。学术著述、图书馆等方面有所突破，规模小的医院和研究机构也开始建立。这些变化虽然与东部地区有很大的差距，但对甘肃社会却产生了深刻的影响。

尤其值得一提的是，陇东地区是陕甘宁革命根据地的重要组成部分，是新生革命政权发展壮大的基地。中国共产党从这里发动群众，开展土地革命，并最终走向全国，夺取了革命胜利。

2. 古道探幽

1914 年，法国地质学家、生物学家、考古学家桑志华博士以法国天主教耶稣会神甫的身份来到中国，进行田野考察和科学调查工作。在甘肃庆阳一带考察古生物遗址时，发现了三件人工石制品，这是第一次在中国土地上发现了旧石器，这个重大发现具有划时代的意义，为“亚洲是人类演化的巨大舞台”这种科学预见提供了重要物证，中国史前考古学的大幕也从此拉开了。

这一年的春天，瑞典著名地质学家、考古学家和探险家安特生教授以“中国北洋政府农商部矿政司顾问”的身份，踏上了梦寐以求的中国之旅。从踏入这片神奇土地的那一刻起，安特生便真真切切地领略到了西部山川大漠的瑰丽壮美与奇风异彩，他第一次感受到了中国古文明的伟大。正如他后来所记述的那样：“忘记了多少次为这具有悠远历史和迷人故事的神奇土地的赞叹喝彩。”

1923 年 6 月 21 日，安特生的考察团到达兰州。之后在临洮县洮阳镇马家窑村和村西的瓦家坪，发现了大量完整无损的彩陶，根据考古发掘，他撰写成《马家窑文化》一书，并把这种彩陶文化类型命名为马家窑文化。1924 年五六月间，安特生的考察团对辛店遗址开始发掘，同时发现半山地区的遗址，以及齐家坪遗址和寺洼山遗址……没有安特生，仰韶文化也许至今还是一个深埋地下的谜团。安特生也因此被称为“仰韶文化之父”。

20 世纪中国档案界有轰动世界的“四大发现”：北京故宫内阁大库档案、河南安阳甲骨档案、敦煌莫高窟藏经洞经卷档案和居延汉简。后两件都与甘肃密切相关，其中敦煌藏经洞的破封却成为中国文化史上永远的伤痛。

光绪二十六年（1900 年）5 月 26 日，敦煌莫高窟 17 窟，一个偶然的机缘，尘封千载的大量经卷文书呈现在世人的面前。于是，世界各地的探险家纷至沓来。英国人斯坦因、法国人伯希和、俄国人奥登堡、日本人吉川小一郎、美国人华尔纳等先后以探险和考察的名义来到敦煌莫高窟，从此，大量的敦煌藏经洞文献经卷、彩塑壁画散落海外。

敦煌遗书和文物的散失对中国文化造成了难以估量的损失，但客观上却推动了东西方学者从不同角度对它们进行整理和研究，并在 20 世纪 30 年代形成了一门新的学科——敦煌学。1988 年，敦煌莫高窟被联合国教科文组织列入“世界文化遗产名录”。敦煌，这个世界三大文明唯一的交汇点，正以别样的方式展现其往日的神秘与辉煌。

国人的甘肃考察活动比西方探险家要晚，是从1925年开始的。当时有一个美国哈佛大学的旅行团到敦煌考古，北京大学国学研究所便派陈万里先生同往调查，此次考察以河西汉、明长城为重点考查对象。其后陈万里将历时六个月的途中所见整理成册，结集为《西行日记》出版，其中也收录了300余幅石窟佛像的照片，这是中国人自己第一次进行西北实地调查的成果，深得学术界嘉许。胡适先生以岑参诗句“万里向西行”题于卷首，沈兼士、马衡、顾颉刚作序，称赞陈先生“爱护国宝，维持校誉，孤诣苦心，尚有为楮墨所不暇及者”。陈万里先生也因此成为中国近代从书斋走向田野的著名考古学家。

1927年，“中瑞西北科学考察团”到内蒙古、甘肃、新疆、宁夏等地进行综合考察，在居延边塞发现了众多的亭燧障塞，于是进行挖掘，获得上万枚简牍，后来把它叫作“居延汉简”。内容涉及汉代的政治、军事、经济、科技、文化、法律、民族、宗教以及社会生活等，为研究汉代的社会历史提供了原始材料。

由顾颉刚先生率领的中英庚子赔款董事会对甘肃教育的考察也很有影响。1937年9月到1938年9月，顾颉刚先生率西北教育考察团一行10余人，到甘肃、青海等地考察文化教育。考察团一行历经19个县市，详细考察了各地的教育事业、民俗风情、民族宗教，尤其是对少数民族教育十分关注，提出了一些可贵的建议。考察团所到之处，在考察间隙，举办各类学术教育宣讲活动，印发小册子，宣传抗战，培训教师。顾颉刚先生每到一地，都记日记，途中累计成册，后来整理成了《西北考察日记》一书，该书收录了《北草地旅行记》《游陇丛记》《河西见闻录》《西北考察日记》四部作品，成为了解和研究西北历史不可或缺的重要史料。

抗日战争时期，国内学者和新闻记者到甘肃的考察采访活动也络绎不绝，其中影响最大的是著名记者范长江在西北的考察活动。1935年，年仅25岁的范长江以《大公报》特约通讯员的身份只身从上海出发，到西北内陆考察，他西至敦煌，北到包头，行程2 000余千米，历时10个月，足迹遍及四川、陕西、甘肃、青海、内蒙古等地。他以记者敏锐的视角，以关怀民生的善良愿望，全面了解和考察了西北的政治、教育、社会、经济等状况，收集了大量的第一手资料。回到上海后，将考察游记陆续发表在《大公报》上，结集出版，名为《中国的西北角》，初版告罄，不得不再版九次，发行十几万册，脍炙人口，风行全国，被誉为和斯诺的《西行漫记》一样，“是一部震撼全国的杰作”。游记“从成都而兰州而西安，从繁华的都市到偏僻的山野，从古老的废墟到景色如画的贺兰山旁”，一路走来，处处给读者以“新鲜活泼的刺激”和“深思猛省的机会”。

1944 年，民国时期的“中央研究院”和北京大学文科研究所联合组织了西北科学考察团，赴敦煌进行考察。考古学家夏鼐作为成员之一，借此机会在甘肃进行了科学考察活动，他在兰州西果园、曹家嘴等地，发掘出史前新石器时代遗址，内有灰层、灰坑、窑址、墓葬，出土石器、陶器、骨器等遗物，它属于震惊中外的马家窑文化的一部分。

3. 医学机构及医学教育

中国具有新式意义的医疗卫生机构最初是通过外国传教士的慈善救助活动创办的。基督教传入中国后，在传教方面往往通过采取办教会与办学校、办医院相结合的方式来扩大影响。

清光绪年间，基督教内地会在兰州首建了一所综合性的西医医护所。1919 年，又在黄河北岸白塔公园东边购得荒山一处，建成一所西医医院——博德恩医院，又称为河北福音医院，这是甘肃最早的西医医院，新中国成立后改名为兰州市人民医院。

公立性的医疗机构出现得较晚。1928 年，兰州中山医院在南关街成立，有医护人员 30 余人，病床 50 张。1934 年，又成立了西北防疫处。此后，甘肃省立医院、兰州中央医院、省立天水医院等纷纷成立，但医疗机构和设施多集中在省城，区县城镇只有天水设立了西医机构，其他区县几乎没有西医机构。

1939 年，经过国民政府行政院核准，成立甘肃省卫生处，甘肃的医疗行政机构正式建立。1941 年，按照国民政府行政院颁布的《省卫生处组织大纲》，卫生处为省政府直属机构。

受西医医疗机构的影响，中医也迈出了向社会化方向转变的重要步伐。1931

年，甘肃近代史上著名的教育家、实业家牛载坤向北京四大名医施今墨请教中医，不久在兰州筹办了“甘肃国医分馆”，自任院长，邀请柯与参、权爱棠、牛孝威等中医师，开展医疗活动和医务人员培训。

1932年，甘肃大学改为甘肃学院后，设文、法两科，次年，加设医科，从此，甘肃有了培养专业医学人才的学府。

新中国成立之前，甘肃的中医教育事业除传统的“师带徒”以外，只有零星的几所民办中医教育机构。

（1）天水县普济中医学校。学校成立于1924年2月，由天水中医刘述斋捐资主办，并呼吁天水县中医界捐款资助。学校设董事会，刘述斋任董事长，同时兼任教导及教员，另有校长兼教员唐文轩、内科教员蒲虎臣、外科教员辛禹生等。1927年招收的第一期学生于1930年毕业。学校并附设中医助产学校，单招收女生20余人，上课一年后，因天水县城被乱匪攻陷，遂自动弃学。

（2）兰州积善针灸馆针灸传习班。针灸馆于1938年成立后，1939年开始共办针灸传习班两班，每班40人，免费入学，学期半年。课程主要是讲授承淡安著的《中国针灸治疗学》。

（3）兰州光华国医社。成立于1943年10月，社长姜集云，副社长于有五。学制一年，属业余性质，每晚上课两小时，共毕业两期，学员40人左右。课程设置主要有外科、药物、处方学、脉学、伤寒论。

（4）兰州中山夜校。成立于1948年9月，校长王仲英、副校长于有五、教务主任李子质、教员刘星元。课程设置主要有伤寒论、针灸、外科、药物、诊断、脉学。每晚学习三小时，前后共办三班，每班50人。1951年合并于甘肃省兰州卫生学校。

历史人物

千古医宗话岐伯

岐伯，甘肃庆阳人，是我国传说中远古时代最著名的医生，生卒年月不详。

1. 关于岐伯的历史记载

岐伯之名始见于《史记》，《汉书·艺文志·方技》在列数古代著名医家时记载到："太古有岐伯、俞拊，中世有扁鹊、秦和。"可见，岐伯是与黄帝同时代的人物。

关于他的籍贯，清乾隆年间《庆阳县志·人物》记载："岐伯，北地人，生而精明，精医术脉理，黄帝以师事之，著《内经》行于世，为医书之祖。"

关于他的职官，《史记·孝武本纪》和《史记·封禅书》皆云："公玉带曰：黄帝时虽封泰山，然风后、封钜、岐伯令黄帝封东泰山。"《史记正义》注："岐伯，黄帝太医。"《汉书·音义》载："尚，主也。岐伯，黄帝太医，属使主方药。"韦昭注《汉书·郊祀志》曰："风后、封钜、岐伯皆黄帝臣也。"晋代皇甫谧《针灸甲乙经·序》云："夫医道所兴，其来久矣。上古神农始尝草木而知百药；黄帝咨访岐伯、伯高、少俞之徒，内考五脏六腑，外综经络、血气、色候，参之天地，验之人物，本性命，穷神极变而针道生焉。"其《帝王世纪》亦云："（黄帝）又使岐伯尝味百草，典医疗疾，今经方、本草之书咸出焉。"

《黄帝内经》既是先秦医学思想与临床经验的一次总结，也是中国现存最早、最完备的中医学奠基之作，其主要内容是以黄帝、岐伯问答的体裁论医，并涉及天文、历法、气象、地理、生物、农艺、哲学、音乐等方面的知识。作为中医药学的第一部经典，它构建了中医药学的理论体系和基本框架，全面系统地介绍了养生保健知识，既是医家临证之书，更是古代的百科全书与中华传统文化的瑰宝。因此《黄帝内经》被尊称为“医家之宗”。从此中国传统的医药学和医术，又称为“岐黄之术”。

《淮南子·修务训》说：“世俗之人，多尊古而贱今，故为道者必托之于神农、黄帝而后能入说。”而黄帝为五帝之一，声高位显，岐伯为黄帝之臣，后世称“岐黄之术”，将岐伯名列黄帝之前，显然于礼不符。此理推之，则《黄帝内经》（简称《内经》）所托名者，乃黄帝也，岐伯才是《内经》基本理论和思想方法的最初构建者。故《难经注疏》《皇汉医学》均言，《内经》乃“昔者岐伯以授黄帝”，中医学之创立，岐伯功高千古。

2. 岐伯贡献

（1）上知天文，下晓地理。林亿（北宋）等在《重广补注黄帝内经素问·序》中说：“岐伯，上穷天纪，下极地理，远取诸物，近取诸身，更相问难，垂法以福万世。”关于岐伯博学的记载，主要是说他如何勤奋学习和艰苦努力，在名师僦贷季的循循善诱下，通过他本人的大胆实践和不断积累总结，终成一代伟大的博学者。

（2）音乐兵器，科研俱通。刘昭（梁）《后汉书·礼仪志》中注蔡邕（东汉）《礼乐志》曰：“汉乐四品，其四曰短箫铙歌，军乐也，其传曰‘黄帝、岐伯所作，以建威扬德，讽敌劝士也。’”由此可知岐伯曾为古代军乐做过一定的贡献。他懂得音乐，也会制作乐器和兵器，而且在天文科研方面做了不少工作，比如测量日影等观测事宜。就像司马光在《资治通鉴》中讲到：“黄帝命岐伯作镯铙、鼓角、灵鞸、神钲，以扬德而建武。”并在同书附录中说：“鼓吹，军乐也，黄帝岐伯所作。以扬德建武，劝士讽敌也，后世谓之短箫铙歌。”

（3）勇于实践，不断创新。《素问·移精变气论》载：“岐伯曰：‘色脉者，上帝之所贵，先师之所传也。’”岐伯除勤奋学习、善于从事撰辑整理古代医疗经验的理论工作之外，还十分重视临床实践，调查研究。《灵枢·经水》又载：“岐伯曰：‘其死可解剖而视之。’”岐伯为了获得医学上的真知，他给人们找到了求得生理知识的科学手段和途径，强调尸体解剖。亦如《晋书·皇甫谧传》中说：“岐伯剖腹以蠲肠，扁鹊过虢而尸起。”

（4）明察哲理，上医医国。由于岐伯的才智过人，他精辟地回答了黄帝提出的1 080个问题，著成《黄帝内经》，故“黄帝以师事之。”他明察哲理，通过分析诊断疾病，阐述治国为政的道理，辅助黄帝消灭蚩尤、打败炎帝、定居中原，成为华夏族的主干。常言道：上医医国，中医医人，下医医病。《汉书·艺文志·方技略》说到“方技者，皆生生之具，王官之一守也。太古有岐伯、俞拊，中世有扁鹊、秦和，盖论病以及国，原诊以知政”。这就更明确说明岐伯等名医，根据观察分析病情，可以推论到国情政事。

（5）医书之祖，医学之父。罗泌（宋）《路史·疏仡·记黄帝》载：“黄帝命俞拊、岐伯、雷公、巫彭、桐君处方。”岐伯是中医学的奠基者，著述颇丰。他除以著《黄帝内经》行于世之外，据有关史志书目记载，岐伯的其他著作还有10种，全都已丢失，仅存书目，因此只能从书名知道这些著作与岐伯有关，内容主要是针灸，还有按摩、藏象等。后世还有以岐伯命名的其他书目，如《中医文献辞典》中载有佚名氏所辑的中医丛书《轩岐之术》；日本丹波元胤《中国医籍考》则载有《广陵县志》中佚名氏所辑的《岐黄奥旨》，《建德县志》中宋贤所著的《岐黄奥旨》等。此外，清代医家陈士铎之《外经微言》，原题“岐伯天师传”，疑伪，待考。

（6）岐伯与《黄帝内经》。《黄帝内经》是以黄帝与岐伯君臣问答的形式写成的。虽然不是黄帝和岐伯亲手写成，但是他们的思想肯定有所传授，这是众所周知的，因为口传心授是早期医学的主要形式。从现知的情况来看，我国已有文字的历史在7 000年以上，到5 000年前时已有结构严谨的文字。它的名也是最早见于《汉书·艺文志·方技略》，但其祖述蓝本当属岐伯所撰，虽经后世多次整理，其旨意亦为祖述岐黄遗意而作毫无疑问。《黄帝内经》书名冠以黄帝，显然是崇古依托，当时世俗崇拜古人，如果不托名神农、黄帝，所说的话即不能使人相信。因此，西汉刘向在汇集编校医籍的时候，取名《黄帝内经》。正本溯源，作为《黄帝内经》这样一部浩瀚的中医学巨著，虽成编于西汉，在此之前定有其祖述蓝本，而这个祖述蓝本，当为岐伯所撰无疑。所以说，著名医学家岐伯汇集的《内经》祖述蓝本，形成了汉代成编《黄帝内经》的骨架，也是今天《黄帝内经》的基础。

3. 岐伯与庆阳

岐伯是生活于人文初祖黄帝时代的北地安化（今庆城县）人。

岐伯受到历代庆阳人民的尊崇，修祠建庙，祭祀不辍。明清《庆阳府志》载“岐伯庙在今南原”，即安化塬，今庆阳市董志塬；《庆阳县志》记述“岐伯庙存县城南嘉会门外”。2003 年庆城县在周祖陵森林公园东山复建岐伯庙，每年三月初五举办的岐伯庙会，就是为了拜祭和纪念出生在这块厚土上的远古圣贤岐伯而举行的。从古以来就有，源远流长。

据说岐伯少而神灵，长而博识，厚道谦恭，睿智超群。成人后，立志悬壶济世，解救民间疾苦。他长途跋涉，先后跟随广成子、赤松子、中南子等仙人学习医术。他白天识药、尝药性，晚间学习养生之道，掌握阴阳四时运气之理、经络医术疗疾之法。数年之后，岐伯的医学理论和临症技术精湛，治病无不奇验。后来黄帝在崆峒山问道于广成子时，广成子向黄帝推举了岐伯。黄帝亲自考查，论医问政，见岐伯聪颖惠敏，学识渊博，便拜岐伯为师。

因此，岐伯在庆阳的传说很多，如“孙思邈北地朝拜医祖”“历代邑人名医拜医宗”“岐伯七世孙传方给周祖”“灵芝草远走高飞”等。

药膳之祖说封衡

封衡，字君达，东汉初豲道东乡（今甘肃天水武山县）人，生于约116年，卒于220年。

封衡自幼学道，入渭源县鸟鼠山采药炼丹多年，精研医术。

1. “青牛道士”传千古

据史料记载，封衡得知长乐道人鲁女生曾经在嵩山得玉女所授《五岳真形图》及修炼的要诀。便往寻访，请求鲁女生收己为徒，鲁女生感到其诚心而来，便授予《五岳图》及修炼之诀，其后封衡便隐居于鸟鼠山修行，服黄精50余年。他经常入山采药，炼制丸药，施舍世人。常骑一青牛，腰挂竹管，内装丹药，云游四方。遇有病者，不论认识与否，均送药服治，应者皆愈。因为他不以姓字告人，故被称为“青牛道士”。

东汉建安二十一年（216年），魏王曹操招引四方术士，封衡与华佗、左慈等16人应召，曹操见封衡长寿不老，问其养生之道，封衡答曰：“减思虑，省肥浓，节嗜欲而已；体欲常劳、食欲常少，劳勿过极，少勿过虚。去肥浓，节酸咸，减思虑，损喜怒，除驰逐，慎房事，春夏养阳，秋冬养阴，以顺其根，以契造化之妙。”

曹操照着封衡讲述的养生之道和气功术去实行，颇见功效。于是想将封衡留在身边，封衡谢绝了曹操对他的挽留，更坚辞不受曹操赏赐他的财物，继续云游四方，过着济人为乐的生活。

据说封衡曾经见到过陇上另一医学名家皇甫谧，二人一见如故，谈笑甚欢。他向皇甫谧讲述了曹操召见他和华佗、左慈等人的情景，还真诚地表露了他淡于名利的襟怀。

封衡精老庄之学，善医药、针灸。著有《容成养气术》十二卷（散佚）、《灵宝卫生经》一卷（散佚）、《墨隐形法》一篇（散佚）。为祖国养生学的发展做出了重要贡献。300多年后，隋炀帝西巡河西，路过渭源南谷山时，曾留有“长林啸百兽，云经想青牛”的诗句，表达了历代帝王对这位陇上名医的仰慕之情。

2. 播撒药草福陇西

传说东汉年间，陇中瘟疫流行，民不聊生，封衡不忍百姓疾苦，便在屋后南山上撒播药种，数日后即有百种草药遍及山野，封衡按诊开具药方，叫患者自去山上按方采药，受益者不计其数。封衡撒药的那座山后来人称为药圃山，在陇西县菜子和昌谷两乡境内。陇西人于是有了以中药材为主的“财源”。其中以当归、黄芪最为驰名，《名医别录》记载：“当归生在陇西川谷”。南朝陶弘景（500年左右）《神农本草经集注》曰：“今陇西四阳黑水当归多肉，少枝气香，名马尾当归，稍难得。”《本草纲目》又说：“当归调血，为女人要药，有思夫之意，故有当归之名。”陇西药乡得名以来，京、浙、晋、陕等各地药商纷纷在陇西设立字号，大量收购炮制加工中草药发往各地，至新中国成立时尚有合顺堂、复盛永、福盛昌、裕厚森、春益堂、蔚泰堂等数家大型国药店及40余家药栈。陇西野生中草药主要品种有黄芪、红芪、党参、当归、柴胡、黄芩、地骨皮、秦艽、甘草等60余种。以后又逐年引进桔梗、贝母、生地黄、杜仲等10多个品种，形成了以黄芪、红芪、党参、当归、大黄等为主的种植系列，有“黄芪之乡”“当归之乡”“大黄之乡”的美名。陇西人认为这是封衡老神仙留下的“财源”。

3. 养生思想泽后世

对药膳文化的影响。封衡自幼在鸟鼠山修道研医，“自服黄精五十年，入山采药百余载，体健长寿，百岁如稚童”，不愧为药膳先驱。现代医学认为，黄精具有降血压，降血糖，降血脂，防止动脉粥样硬化、延缓衰老和抗菌等作用，所含黄精多糖具有免疫激活作用。《本草便读》云：“此药味甘如饴，性平质润，为补养脾阴之正品。”因此，黄精对肺肾阴虚的劳嗽久咳、腰膝酸软、须发早白等效果很好。

省肥浓、节咸酸是封衡饮食养生文化的重要观点，也是封衡健康长寿的原因所在。《素问·经脉别论篇》云：“饮入于胃，游移精气，上输于脾，脾气散精。”《金匮要略》对不同季节禁食的动物内脏做了具体要求。谓“春不食肝，夏不食心，秋不食肺，冬不食肾，四季不食脾”。其依据是春季属肝，春食肝则春气旺；夏季属心，夏季食心，则心气旺；秋季属肺，秋食肺则肺气旺；冬季属肾，冬食肾则肾气旺。上述情况均可造成内脏功能失去平衡而导致疾病发生。《素问·上古天真论篇》云：“其知道者，法于阴阳，和于术数，食饮有节，起居有常，不忘劳作，故能形与神俱。”孙思邈等医家对此均有明确论述，如《千金要方·消渴》云：“饮噉无度，咀嚼醋浆，不择酸咸，积年长夜，酣兴不懈，遂使三焦猛热，五脏干燥。”又如《丹溪心法·消渴》云：“酒面无节，酷嗜炙燔糟藏（脏，不干净之意），酸酢甘肥腥膻之属，复以丹砂玉石济其私，于是炎火上熏，府脏生热，燥炽盛，津液干。”甘肃渭源至陕西以西地区素有吃浆水、酸菜以及酗酒习惯，人们由于不良生活习惯而引发消渴、各种内脏病等慢性疾病而使寿命过短。封氏强调在饮食中宜“省肥浓、节咸酸”，是非常符合现代医学观点的，尤其适用于糖尿病防治。

封氏养生文化的另一个重要观点，是对运动的重视。即“体欲常劳，劳无过虚，除驰逐”。主张身体要长期锻炼，但不能过度劳累而使体能消耗太甚致使体虚。如后世《千金翼方》专列两章，提出“生活有常，无作博戏，强用气力；无举重，无疾行……调身按摩，摇动肢节，导引行气，常欲小劳”，取其“流水不腐，户枢不蠹”，生命在于运动之意。

封氏“慎房事”观点，是《黄帝内经》思想的延续和升华，他主张保护精气，增强体质，顺应自然，抑情节欲。

中医养生学的一大特色是，“天人相应，顺应自然”。要求养生者，要顺应四时阴阳变化，提出“春夏养阳，秋冬养阴”的理论。春夏两季，天气由寒变暖，由暖转暑，是人体阳气生发之时，故应调养阳气为主；秋冬两季，气候变凉，人体阳气收敛，阴精潜藏于内，应以保养阴精为主。封氏正是根据《黄帝内经》观点，提出“春夏施泻、秋冬闭藏”的养生观。他认为人要健康长寿，必须顺应四时，在生活起居方面，春要养生，夏要养长，秋要养收，冬要养藏。注意人与自然的和谐统一，不妄劳作，不违四时，情志、房事、饮食、居处皆有节制。人要健康长寿必须学会“顺四时变更之道”，即春生夏长，秋收冬藏的变化规律，“逆之则灾害生，顺之则苛疾不起”。冬季是岁末，也是一年最冷的季节，万物生机闭藏，阳气潜伏，阴气盛极，草木凋零，昆虫蛰伏，大地冰封，自然界生物处于冬眠状态，养精蓄锐，以适应来年春天的生机，人体的新陈代谢也处于相对缓慢的水平。故冬季进补能使营养物质转化的能量充分吸收。贮存于体内，来滋养五脏，养精蓄锐，以待来年。民间素有“冬补三九”的说法，中医从“冬至一阳生”观点出发，认为冬至阳气渐升，阴气始退，此时进补最为适宜。古人云：“早睡晚起，必待阳光”，此之谓“卧藏”。俗语说：“秋冬进补，开春打虎”，正是封衡“春夏施泻，秋冬闭藏”养生思想的写照，显示了古代劳动人民顺应自然、依靠自然，主动施泻进补的积极方面。封氏正是根据长期民间诊疗和生活实践中的总结，才提出“春夏施泻，秋冬闭藏”的养生观点，对后世养生学影响极大。

针灸鼻祖皇甫谧

皇甫谧，幼名静，字士安，自号玄晏先生，安定朝那人。是中国历史上的著名学者，在医学、文学、史学诸方面都颇有建树。生于东汉建安二十年（215 年），卒于西晋太康三年（282 年）。

1. 皇甫氏家族

复姓“皇甫”出自商汤子姓后裔，初字“皇父”。后因讳“皇帝之父”而改复姓“皇父”为“皇甫”，其中一支迁居于安定朝那。至东汉皇甫棱时，因讨伐匈奴、西羌有功，累升官至度辽将军。长子皇甫节，官至雁门（今山西代县西北）太守。皇甫谧为皇甫节之五世孙。

2. 从浪荡公子到文、史、医学家

皇甫谧约六七岁时，父亲病逝，由母亲任氏扶养，无钱供他读书，就和同龄的贫穷农家子弟游玩度日，无所作为。皇甫谧十几岁时，生活无着的母亲带他改嫁于小商人，称继父为“叔父”或“后叔父”。没过多久，他和母亲任氏随叔父离开朝那，“徙居新安”（今浙江淳安县西）。叔父回到家乡后，以务农为生，加之有点积蓄，又娇惯皇甫谧，所以对皇甫谧不喜欢读书和务农，也听之任之，遂养成其“浪荡公子”的坏习气。有记载皇甫谧“年二十，不好学，游荡无度，或以为痴”。

（1）听从母亲教诲发奋读书。皇甫谧随母亲居于叔父家后，改从他姓，虽然游手好闲，但与同辈交往很讲义气，不惹事。对后叔父、母亲很孝顺，常带瓜果一类食物回家给父母吃。有一天，他又带回瓜果孝敬母亲，任氏让他坐在身边，痛心地教诲道：《孝经·纪孝行章第十》记载，孔子曰："孝子之事亲也，居则致其敬，养则致其乐，病则致其忧，丧则致其哀，祭则致其严。王者备矣，然后能事亲。事亲者，居上不骄，为下不乱，在丑不争。居上而骄则亡，为下而乱则刑，在丑而争则兵，三者不除，虽日用三牲之养，尤为不孝也。"任氏讲了孔子的训导后，语重心长地说："汝今年余二十，目不存教，心不入道，无以慰我。"接着"因叹曰：'昔孟母三徙以成仁，曾父烹豕以存教，岂我居不卜邻，教有所阙，何尔鲁钝之甚也！修身笃学，自汝得之，于我何有！因对之流涕。"皇甫谧听了母亲的教诲和自责，难过地掉下了眼泪，跪泣叩首，表示从此痛改前非，发奋读书，勤快务农，供养二老。

（2）隐居不仕而专力于经史。皇甫谧对上五代叔伯祖父皇甫规非常崇敬，祖父坚寿的隐居不仕，对其影响也很深。他说到做到，对母亲的教诲非常感激，"就乡人席坦受书，勤力不怠。居贫，躬自稼穑，带经而农，遂博综典籍百家之言。沉静寡欲，始有高尚之志，能著述为务，自号玄晏先生。著《礼乐》《圣真》之论。后得风痹疾，犹手不辍卷"。他在 24 岁左右成家，叔父与其生母所生的儿子时才两岁。谧成家生子后，生活困难，乡亲中的好心人劝他广交名士及官员，取得一官半职，改变困境。他理解好心人的建议，笑着说："非圣人孰能兼存出处，居田里之中亦可以乐尧舜之道，何必崇接世利，事官鞅掌，然后为名乎？"又作《玄守论》，以问答形式表明心迹。有人问谧说：宝贵者人人敬重，贫贱者人人厌恶，何故守穷不求富贵？穷死于沟壑，谁能知你尊名？谧答曰：人生最宝贵的是生命，威胁生命者是疾病。为官食俸禄，就要担忧操心，稍有不慎，遭人陷害，就有生命危险，富贵又有何益？贫穷者若能守道，人格高尚，照样能受到世人敬重。有病可医治，残疾者亦可守道补之。

（3）离开新安返回朝那。皇甫谧 40 岁时，同母异父弟已 18 岁，母亲任氏不幸病逝。于是，谧在安葬母亲后，告别叔父和弟弟，携妻子及两个儿子北返朝那家乡，一边种地，一边著书立说，一边学医，为自己和乡里人治病，名望进一步提高。城阳郡（治所在今山东莒县）太守梁柳，是谧叔伯姑之子（应为谧之表弟），初上任前，有人劝其为表弟设家宴饯行。谧曰："柳为布衣时过吾，吾送迎不出门，食不过盐菜，贫者不以酒肉为礼。今作郡而送之，是贵城阳太守而贱梁柳，岂中古人之道，是非吾心所安也。"其耿直之风可见一斑。时魏郡（治所在今河北临漳西南邺镇）召上计掾，举孝廉，谧辞谢。（曹）魏元帝曹奂景元元年(260年)，相国聘谧入洛阳做朝官，又辞而不受。乡里父老劝其应离家做官，改变贫困生活，光宗耀祖。他泰然自若，撰《释劝论》以明心迹。言自从魏相国司马炎召我等37人入朝为官，至晋泰始元年（265年）相国登基，称晋武帝，同奉诏书的另36人，皆拜骑都尉，或赐爵关内侯，进奉朝请，礼如侍臣。唯我疾困，不得帝宠，仍穷困潦倒。皇帝圣明，我一病人，怎能站朝班，读书著书，意已足也。有人又以古代贤士辅佐天子的故事劝谧出仕，为朝廷效力。谧上谈天文，下谈地理，述历代贤士、隐士故事，称赞名医治病救人，不图地位、名誉和回报，表明自己愿作清流士，养病不累国家。

（4）晋武帝赐书一车。皇甫谧身体多病，一家人生活困难，叔父对其多有照顾。晋武帝赏识谧的才干和威望，频频下诏书使其入洛阳做官，许以要职。谧上疏谢帝，自称"草莽臣"说：吾以病躯处在穷乡僻壤，蒙陛下不忘，本应为皇上效力，只是心有余而力不足，不宜站立朝班，请皇上垂怜，不责臣不奉诏。武帝阅章，理解谧的陈词和心意。一年后，"又举贤良方正，并不起。自表就帝借书，帝送一车书与之。谧虽羸疾，而披阅不怠"。济阴（治所在今山东定陶北）太守文立向武帝上书，请求废止聘贤士的礼金，帝允。谧闻而叹曰：礼金虽是小事，但从此政将失贤才，对国无益也。晋咸宁元年（275年），晋武帝又下诏书曰："男子皇甫谧沉静履素，守学好古，与流俗异趣，其以谧为太子中庶子。"皇甫谧复"固辞笃疾。帝初虽不夺其志，寻复发诏征为议郎，又召补著作郎。司隶校尉刘毅请为功曹，并不应"。他又作《笃终》以明心迹：人的寿命由天定，富与贫是常事，丧葬应节俭，厚葬对己对国均无益。吾一生读书著书，死而无憾。他著诗赋诔颂论甚多，又撰《帝王世纪》《年历》《高士》《逸士》《烈女》《玄晏春秋》等，成为晋代著名的文学家和史学家。

（5）立志学医治病救人。皇甫谧约在 42 岁后不幸身患风痹病，半身麻木，疼痛不已，右足又不幸萎缩，行动不便。接着他又不幸患耳聋病，与人交谈困难，一生淡泊的他便决心不再入朝做官。至 54 岁时，他又误服寒食散，患下严重疾病：严冬中浑身热得冒火，不能穿衣盖被，裸身喝冰水度日；盛夏时更是热得无法存身，咳嗽不止，全身浮肿，痛苦不堪。有时无法忍受，几次持刀欲自杀，幸被家人发觉，才得以保住性命。后经不少良医诊治，才治好这个顽症。从此，他下决心学医，济世救人，感叹地说：夫受先人之体，有八尺之躯而不知医事，此所谓游魂耳。若不精通医道，虽有忠孝之心，仁慈之性，君父危困，赤子涂地，无以济之。从此，他便专心致志于医学，对仕途更加淡泊。他的名声益高，劝他做官的人越多，他却平淡地说：我在田园乡里依然可以行尧舜之道，为什么非得要去孜孜追求世上的名利，在官场中随波逐流而玷污我的一生呢？后来，郡县不少人士多次劝他应入朝做官，为民办事，他写了《释劝论》表明心迹："夫才不周用，众所斥也；寝疾弥年，朝所弃也。是以胥克之废，丘明列焉；伯牛有疾，孔子斯叹。若黄帝创制九经，岐伯剖腹以蠲肠，扁鹊造虢而尸起，文挚询命于齐王，医和显术于秦晋，仓公发秘于汉皇，华佗存精于独识，仲景垂妙于定方。徒恨生不逢乎若人，故乞命诉乎明王，求绝编于天录，亮我躬之辛苦，冀微诚之降霜。"他立志兼学医术。

（6）攻读医药书而成就卓著。中医的针灸疗法，历史悠久，从周代至秦汉已普遍应用，成为治病的主要方法之一，受到患者欢迎。扁鹊指导弟子"子阳"使用"厉针砥石"救活了虢国太子。仓公、华佗、张仲景都擅长针药并用，以解除患者的疾苦。历三国战乱，针灸书与其他书籍一样，遗失较多，且存下来的书有的残缺不全，有的编次凌乱，内容重复或错误较多。皇甫谧在搜求、阅读医书中，感到对针灸学的承继、发展、传播十分不利。如他发现《黄帝内经》共 18 卷，与存世的《针经》《素问》都深奥难懂；记载黄帝与岐伯讨论医学的《明堂孔穴针灸治要》又似乎与前二者内容重复。三种书的来源，好像是同一书，使学医者很难辨别和读懂。于是皇甫谧立志综合、排比、分析流传的针灸书，删去重复部分，将诸书的相同内容予以归类，结合自己的实践，对精要内容详加论述，于晋武帝太康三年（282 年）完成《针灸甲乙经》。该书共 12 卷 128 篇，7 至 12 卷有 70 篇专论经穴。确定了 654 个穴位的正确部位，并对人体穴位按头、面、四肢、胸背等解剖部位进行了分类。同时，他还确定了 80 多个“会穴”“五输穴”。他在纠正以往穴位错误的基础上，详细记载了各个穴位的别名、所在部位、取穴方法、主治病症、针灸方法、针刺深度、留针时间、针灸禁忌等，形成完整、系统的经穴学，为学习医学者提供了读本和临床依据。前 6 卷则是针灸学的基本理论部分，至今还为学医者所重视。《针灸甲乙经》的另一贡献，就是列出了千余条内、外、妇、儿等科疾病的原因、症状和病机，分类编辑。其中内科 43 篇，外科 3 篇，妇科和儿科各 1 篇，继承和发展了张仲景的《伤寒杂病论》。《针灸甲乙经》在针灸学、临床医学和古医著的整理等方面都具有极高的学术价值，在中医学发展史上具有承前启后、继往开来的重要意义。

皇甫谧在弟子的参与下完成不朽的《针灸甲乙经》后，在故乡病逝，享年 68 岁。他临终遗嘱说：“吾欲朝死夕葬，夕死朝葬，不设棺椁，不加缠敛，不修沐浴，不造新服，殡含之物，一皆绝之。气绝之后，便即时服，幅巾故衣，以籧篨裹尸，麻约二头，置尸床上。择不毛之地，穿坑深十尺，长一丈五尺，广六尺，坑讫，举床就坑，去床下尸。平生之物，皆无自随，唯赍《孝经》一卷，示不忘教道。籧篨之外，便以亲土。土与地平，还其故草，使生其上，无种树木、削除，使生迹无处，自求不知。”他还嘱咐家人，在家中行祭礼百日后，一切停止，不扰世人。因此，谧之墓究竟在何处，至今难以确定。现在我们看到的甘肃灵台张敖坡的皇甫谧墓，很可能是后人修筑的纪念性陵墓。

3. 学术著作

皇甫谧不恋仕途，尽心于学术研究，“耽玩典籍，忘寝与食”，以致被人称为“书淫”。他“博综典籍百家之言”，“唯以著述为务”，就是在身染风痹疾后，“犹手不辍卷”。从而给后人留下了大量的著述，尽管今已十不存一二，但有篇目可考的还有十二种。其中包括史学五种（《帝王世纪》十卷、《高士传》六卷、《逸士传》一卷、《烈女传》六卷及《郡国志》）、文集二种（《皇甫谧集》二卷、《玄晏春秋》三卷）、注述一种（《鬼谷子注》）、历法一种（《年历》六卷）、医学三种

(《针灸甲乙经》十卷、《依诸方撰》一卷、《论寒食散方》)。

其中《针灸甲乙经》代表了皇甫谧在医学上的主要成就。因其取材于《素问》《灵枢》《明堂孔穴针灸治要》三书，故又名《针灸甲乙经》。全书内容涉及内、外、妇、儿各科，包括生理、病理、诊断、治疗以及针灸操作、禁忌、注意事项等，是一部价值很高的医学著作，隋唐时列为太医院教材，对后世针灸学产生了重要的影响。唐代医学家孙思邈的《千金要方》及《千金翼方》、王焘的《外台秘要》、宋代医学家王执中的《针灸资生经》、明代医学家高武的《针灸聚英》、杨继洲的《针灸大成》等著作都大量引用了《针灸甲乙经》的内容。7世纪后，《针灸甲乙经》传入朝鲜、日本，也成了两国医学院的教材，被列为从医者的必读书。明清以后，《针灸甲乙经》又传入欧洲和美洲，成为世界针灸医典。

平凉髯张名好问

张好问，字希敬，祖籍高邮人。生卒年月不详。

好问从医活动时间是在明弘治元年（1488 年）至嘉靖十四年（1535 年），其祖父张仁为韩王侍医，遂定居甘肃平凉。好问继承了祖业医术，悉心钻研，技术日益精湛。他常不拘泥于古方，着重探求病因，注重辨证施治。

有人夏天得了伤寒病，症状似疟疾，医生大多给予清暑之剂治疗，无效。好问前往诊治时指出："南方湿热，应以清解为是。平凉地气寒凉而干燥，经过一冬，人常有积寒潜伏于体内，一遇夏季便发作。"所以他投以附子理中汤，疾病马上痊愈。有总兵赵文，突然剧烈咯血兼鼻衄，好问以黄葵根为药引子，以犀角、地黄、大小蓟、藕根煎汤，服后血立止。有一参将患牙疳，致使大腿青肿，众医束手无策。好问说："此病乃青股牙疳。"饮以芜青（菁）根，并用药敷，十来天就痊愈了。嘉靖七年（1528 年）冬，当时的刑部主事赵时春，从京城护送其父赵玉返平凉。到家后，时春病重畏寒。很多医生主张用附子理中汤治疗，并用艾灸。好问诊断后认为是衣服穿少了而受的寒，所以发汗可以痊愈，无须用药。时春遵照好问的嘱咐果然痊愈了。

好问博览医书，精研医理。他结合临床经验，参考诸书的精华，分类集成为《张氏医精》。还有《太素集》《时巢鉴》等著作，可惜已亡佚。

因为张好问蓄长胡须，人称"髯张"。他还喜饮烈酒，韩昭王有病，就请好问去诊查。当时好问身体状况已经不好，王府家人为了感谢他，用餐时以烧酒劝饮，致使好问酩酊大醉，没想到好问走到王府端礼门时竟猝然过世，享年 70 多岁。

凉州卫医蔡嘉善

蔡嘉善是明代名医。字建阳，武威市城关镇人，生卒年不详。

曾有记载他“精通方脉，详辨阴阳，曾从戎扒沙全活征兵甚众，后题请授凉州卫医官”。因“世传医业，纯以济世为心，活人甚众”，死后，人立祠于三皇庙侧以祀之（祠堂毁于1927年大地震）。蔡嘉善的子孙都继承了他的医术，为人治病，一代代传下来从未断绝。儿子蔡芩，明末清初名医，医术高明，“定人生死穷通毫无差谬，人称其神”。孙子蔡元勋（生年不详），清代名医，凉州卫医官，特别精通伤寒，用药立竿见影，使很多人起死回生，在河西一代非常有名。

蔡氏三代为医，治病无数，医名远扬，至今民间还传颂着他们的功德，现据老中医邱膺卿回忆口述整理出其中三则如下。

1. 见棺血施针术，死者复苏

有一年夏天，蔡嘉善应乡下人邀请，骑着毛驴出了西城门为人看病，行走不远，看到前面一伙人抬着棺材疾步走来，一个年轻小伙子扛着仙鹤引魂幡恸哭着走在前面，嘉善忙下驴背避让路边。

凑巧，几滴殷红的鲜血从棺底缝里淌了出来，嘉善一见心中诧异，忙问那小伙子：“棺内何人？”

小伙子道：“吾妻”。

“患何病，何时而死？”

“横生难产，晨鸡鸣时而死。”

“为何速埋？”

“天热怕腐。”

嘉善喝道：“且住，停下，揭开棺盖我看看。”

那小伙子急忙揭开棺盖，只见嘉善悬腕按了“死者”的脉，又用手掌扪在“死者”的鼻孔探了探，连声说道：“有救，有救，我有办法。”

霎时大伙儿都愣住了。嘉善则从容不迫地从衣袋里掏出银针在死者的百会、人中、合谷、三阴交等穴位扎上了针，旋捻提插行了手法。不一会儿那“死人”的喉咙里呼噜呼噜地有了声息。

说也怪，那女子居然从昏死中醒过来了，睁开双眼东张西望，顿时众人由悲转喜。嘉善徐徐拔了针催说道：“母子平安，快抬回家去吧！”

妇人回到家里，果然顺利地生了一个男孩，全家人高兴至极，计议着如何备礼重谢神医。有人说：“久闻嘉善言，为医不贪财，贪财不为医。嘉善乃苍生大医，具有恻隐之心，焉爱区区小利？”

于是，小伙子请了一位有名望的读书人写了一块金字大匾，上面书着“扁鹊复生”四个耀眼大字，送来悬挂在嘉善庭堂。小伙子叩头说道：“感谢神医起死回生大恩”。嘉善笑道：“非也，非也，医非神仙，焉能起死回生，她自当生耳，我不过使之起也，何言其神？”并且解释道：“人生血鲜，人死血暗。那日我见棺血殷红，故知未死。开棺按脉，虽隐而有形，扪鼻察息，虽微而尚存，方知有救。针百会，刺人中，醒神回厥也；补合谷，泻阴交转为顺也；旋捻提插，调理阴阳也，阴阳和，气血顺，神回则苏故顺生也，此医道常理，神何由来？”在场的人无不折服。

2. 二小子故做戏，立判生死

蔡嘉善救产妇起死回生一事不胫而走。

时隔不久，有些人就想试一试嘉善的本领真的是不是这样高超。有一天晚饭后，嘉善在街上散步，经一家店铺门前，被两个小伙计看见了。一个名叫元旦娃，一个名叫新庄娃，两人正在吃饭。元旦娃对新庄娃说：“咱俩跟蔡医官开个玩笑，就说咱俩有病，请他诊治，看他神不神？”说着他狼吞虎咽地把个大馒头填进了肚子里，一抹嘴就转身从柜上一跃跳到门外，高声道：“蔡医官且住，这里有患者”。

嘉善一听患者二字，立即转身走了过来，元旦娃开口道：“我俩有病，烦劳医官诊治。”嘉善先诊过新庄娃的脉摇摇头笑了笑。又切元旦娃的脉，只见他聚精会神地切了又切，表情异常仔细地端详着元旦娃的神色，诊毕道：“娃子你脉象有怪，似有大病，邪在肠胃，要赶快医治，不可儿戏。”说着开了方子交给元旦娃就踱出店门走了。

两小子只以为骗过了医官非常得意，捧着肚子笑得合不住嘴。不料到掌灯时分，元旦娃腹疼大作，疼得额汗直流，抱着肚子满坑乱滚，紧治慢治，折腾了一阵就气绝身亡了。

事后有人问蔡医官缘由，他感叹地说：“食无求饱。谓食物无务于多，贵在能节，所以保冲和而顺颐养也。若贪生务绝，淤塞难消，徒积暗伤，以招疾患。”又说：“饭后肠满，活动不可剧烈，剧者肠胃不堪其苦，必致肠裂。元旦娃即属此列。青年人恃强好胜，不药而死，实在可惜！若此不惜其命，应以为戒！”

3. 金城府巧诊脉，璋瓦俱弄

相传在明朝末年，金城（指兰州）某督有一女，感染疾病呕吐不止，小腹渐渐大了起来，怎么治都没有效果，府督久闻凉州名医蔡嘉善脉理精微，医术精湛，遂派人来凉邀蔡嘉善前往为女儿诊治。

嘉善应邀至金城府，督某亲自陪嘉善到卧室，只见从床帏中伸出一双玉腕来。嘉善不解其是妻是妾，即聚精会神地切起脉来。他反复切了又切，诊得寸部脉象跳动比较明显，往来流利，如盘中走珠；关部脉象和缓从容不迫；尺部脉象应指鼓动有力。根据这样的脉理推论属身孕之征无疑了。

诊毕，即起身拱手作揖向府督连声道：“恭喜大人！贺喜大人！”府督突然失色，忙问道：“弄璋乎？弄瓦乎？”嘉善道：“璋瓦俱弄耳（龙凤胎）。”

于是府督让嘉善至客舍休息，自己却在府中坐立不安地踌躇、诧异。心中暗想，若是女儿真的与人有所私通，既败坏门庭声誉，又损伤府雅尊颜，是大不体面的丑事，会落得世人耻笑，倒不如横下心来剖腹验视看个究竟，再作计议。倘若蔡嘉善诊断无误便则罢了，否则可割下他的头来示众挽回声誉是了。当即命差役押解女儿到后园中剖腹验视。

这时有个好心肠的内侍将情况急告嘉善，嘉善闻之大惊，吓得一时没有了主意。暗想自己诊断无误，但会伤了三条人命，此人心难忍，天理不容。又疑倘若有误，恐将自己的老命难保了，会落得个异乡冤鬼。真是“人怕出名猪怕壮”，“树大招风”，悔不该当初邀之即来，倒惹不下这个大祸。想来想去，怎么办？“三十六计，走为上计”。他悄悄地出了舍门，风餐露宿，翻山越岭，趺趺撞撞地向西而行，经七八天的艰辛跋涉才回到了凉州。

那府督剖开女儿腹一看，果真是个双胞胎，怀着一男一女！心中暗自佩服，凉州名医蔡嘉善真是名不虚传。

然而，嘉善却因此事受了惊吓，加之一路风霜露宿，回到家中也就卧病不起了。由于惊则气乱，恐则气下，致其大便失禁，不多日就驾鹤西去了。

金城府督得知蔡嘉善已死，心中很不平静，辗转反侧，夜不成寐。他悔恨莫及，恨的是女儿不顾体面落得世人耻笑，悔的是自己不该草率行事殒了骨肉三条命，又使名医丧了生。

事到如此，再悔恨也无济于事了，只好亲笔挥书“世代名医”金字大匾一块，送凉州高悬于蔡嘉善庭堂，以示怀念！

※　知识链接

古人家中生下男孩子时会把璋给男孩子玩，璋是指一种玉器，希望儿子将来有玉一样的品德，后人因此称生男孩为“弄璋”。后来就把生下男孩子称为“弄璋之喜”，而把生下女孩子称为“弄瓦之喜”。

高台世医属石坚

石坚，字碧天，号太朴，张掖高台县人。出生年不详，卒于1743年。

石家世代行医，清初有中医石国章，在县城开办鸿宝堂药铺，康熙年间有石生芜，幼承家学，医术精良，撰有《名医选要》一书，对脏腑辨证有较深研究，理法方药俱备，为后之学者所崇尚。

石坚幼承家传，医术精良，善治各种杂症。尤其医德高尚，凡上门求医者，不论贫富贵贱，风雨无阻。有时为穷人治病，不收分文，为乡亲感戴。

一天，石坚应求出诊，骑驴行至县城西郊的月牙湖旁，见路边直挺挺地躺着一个人，奄奄待毙。他下驴检查，按摩抢救，但因其已断气，救而无果。恰在这时，县署捕役路过，看到这个情景，便诬陷石坚致死人命，不由分说，便强行捕拿到县衙。开堂审案时，昏庸的县官不容分辩，刑吓兼施，强判石坚为杀人犯，押解到省属皋兰县狱中，听候复审。石坚蒙受奇冤，自知性命难保，只好听天由命。一次，他在牢里听门外的狱卒闲谈陕甘总督的公子得了一种怪病：病发作时，红红的舌头伸到嘴外收不进去，像个吊死鬼。总督令各县县令，每天骑马到各地广访良医，都毫无结果。此时，石坚问狱卒："如若真的那样，我有办法把他治好。"狱卒听此"狂言"，大声呵斥："名医都无法，你一个囚犯还能治好？"石坚自信地说："请转告县尊，治好这点小病，易如反掌。"狱卒还是不相信，经石坚再三解释催促，狱卒看其真诚老实，才禀报县令，遂引见于总督。总督问石坚要用何术治疗？石坚说，很简单，找两条垢多而重的脏被子即可。总督让其部属按要求找来被子交给石坚，请来公子。石坚让公子睡在热炕上，脱掉衣服，用被子紧裹全身，迫其发汗湿透。经用针刺喉间后，奇迹出现了：公子久伸嘴外的长舌头，开始蠕动，徐徐地缩进嘴里。接着又连服两剂中药，病即痊愈。

总督目睹此景，非常惊喜，问是何原因身陷囹圄？石坚哭诉被冤经过，并说："如果那人真的是我致死，伤在哪里？如果是我毒死，药在哪里？"总督恍然大悟，令吏调来全套案卷，经审阅材料、派人检验，毫无证据，纯系冤案，遂放其出狱。

从此，石坚在皋兰县城名声大震，求医者络绎不绝，盈门塞巷，朝夕无暇。为了不让石坚离开皋兰，让他居城医病，出诊治病时都有侦探监守，数载不能回家。后经化装绕道，才返回故里高台。

石坚晚年医术益精，凡上门的危症难病都能药到病除，救人无数。著有《鸿宝堂医案》一书，集纳验方，行于高邑，为医家之宝。清乾隆八年（1743年），以疾卒于家。分守陕甘道秦公赠"函关紫气"匾额存于家。

龙门道医刘一明

清代中期，适逢康乾盛世，道法昌盛，甘肃地区也多兴建道观，道教全真龙门派的第十一代传人刘一明长期在兰州附近的兴隆山居住，发展了儒、道、释三教合一的思想。刘一明广采博集，将道教养生思想与中医学相结合，济世救民，是甘肃省唯一列入《宗教辞典》和《辞海》中的道教人物。

刘一明，号悟元子（亦称悟元老人），又号素朴子（亦称素朴散人）、披褐子（披褐散人）、南台子，祖籍山西省曲沃县。生于1734年，卒于1821年。

刘一明出身于“家累万金”的富商之家，其父早年在甘肃陇西做生意。他自幼喜欢道学，曾拜龛谷老人、仙留丈人为师，并得其真诀。关于其生平，刘一明在他所著的《会心集》中自述道：年17，身患重病，百药不效。次年赴甘肃南安养病，愈医愈重，幸遇真人赐方，沉疴尽除。19岁外游访道。22岁在榆中（今属甘肃）遇龛谷老人授以内丹秘诀，遂师之。此后，为求参证，居京师4年，河南2年，尧都1年，西秦（今甘肃靖远县）3年，来往不定者4年。14年间，三教经书，无不细玩。然于疑难处，总未释然。乾隆三十七年（1772年），复游汉上，又遇仙留丈人，经其指点，14年疑团涣然冰释云云。

1765年，刘一明结庐于甘肃榆中的栖云山。当时榆中兴隆山经明末战乱，庙宇建筑破败不堪，所剩无几。他遍历兰州、临洮等地，广为募化，同时行医治病。在榆中把总林启明的支持下，筹集资财，于乾隆四十四年（1779年）组织人力修建，历经十余载，次第建成错落有致的殿、阁、楼、亭 62 座；又将募化资金购置田地出租，以供寺观修缮之费用。从此隐居寺观，潜心研究医学、易学和道家经典。一面为人诊治疾病，一面著书立说。其著作除医书外，还有《三易注略》《道德经要义》《修真九要》《参同契直指》《阴符经注》《金刚经解目》《栖云笔记》和《会心集》等 20 余部道家著述。此外，他还创办了栖云山刻坊进行刻版印刷，成为甘肃刊刻古籍最多的刻坊之一。他通玄教、精易理、擅养生、长医术，常假金天观道场阐讲《周易》太极图。深究《周易》，“参同、悟真之理”，“尤好易，时人多以问易”。

刘一明在总结前人“阴阳”思想的基础上，结合当时的社会历史条件，形成了独特的内丹“阴阳”养生理论，着重诠释了“阴阳”思想，刘一明的“阴阳”思想具有时代特色。

“阴阳”交感而生万事万物。因此，弄懂“阴阳”的类别和含义对修道者来说非常重要。刘一明在《无根树解》中说：“修真之道，须要阴阳得类，方能成全一个真灵之宝。若有阴无阳，有阳无阴，是谓花孤无类，真灵不成。”

刘一明指出金丹之道就是“阴阳”之道，警示人们注意“阴阳”的重要性。以“太极”为标准，把“太极”中包含的“阴阳”称为“先天阴阳”，把“太极”中产生的“阴阳”称为“后天阴阳”，把“太极”中运用的“阴阳”称为“真阴阳”，把人身中储藏的阴阳称为“假阴阳”。为了避免混淆，他详细地阐释了内外阴阳。内阴阳是人道，人道的是假阴阳；外阴阳是仙道，仙道的是真阴阳。从生成关系看，内阴阳其实就是后天阴阳，即假阴阳；外阴阳其实就是先天阴阳，即真阴阳。因此，刘一明理清了“阴阳”内部错综复杂的关系，并给出了详细的判断标准。他的“阴阳”思想，在语言修辞方面，言简意赅、通俗易懂；在思想认识方面，不仅关注天道的运行，而且更加注重人世的变化。

刘一明对“阴阳”和“道”的关系也有独到见解，他认为“道”是阴阳二气的统一体，是阴阳二气的表征之物；对“阴阳”和“太极”的关系，他认为“阴阳”是“太极”分化出来的，“太极”中包含着“阴阳”，“阴阳”和“太极”是“一而二，二而一”的关系；对“太极”和“道”的关系，认为“太极”和“道”

在本质上是一致的，只是不同宗教派别的称谓不同罢了。

刘一明对丹道养生的贡献突出表现在以下几点：其一，他建立了一个以二重(先天、后天)，双面（性命）为一体的宇宙论和生命观为基础、并以修道论为中心的逻辑较为严密、有理有据、前后连贯的修道思想体系。刘一明的论述较为清晰，体系较为严谨，以“顺则生人，逆则成仙”的修道原则为指导，其生命观与修道养生论浑然一体，很有说服力，并以出生和二八之际为关节点，逆着生命观中人从受孕前到胎儿，到婴孩，再到成人的成长发育过程，他认为儒释道三家都以修身养性为内涵，以精气神为养生本体，三教实质一样，同根同源，都讲修身养性，引人入善。

刘一明在修道价值和养性功夫上多借用释家学说，在讲“先穷性命之理，后了性命之功”的养生原则及以德为先时多引儒家伦常，但都以炼养成仙为中心，合理地构成其修道养生思想的有机组成部分。

刘一明通过“先天真一之气”一定程度上化解了道教内丹炼养中两套宇宙论的矛盾，弥补了道教仅从宇宙发生学角度论述本源而缺乏本体论、心性论的不足，并以此融摄各家各派心性本真、本体本源的学说，实现天人合一、主客融合的修炼境界。

刘一明的丹道养生同一般道家一样，都是以精气神为原料，以人身的特定部位丹田为鼎炉进行炼养的，不过他强调的是修炼并返归到元精元气元神，而不是后天色身的精气神。他说：“人身之元精、元气、元神，即性命之源也。……形全命坚性明，则万物不能移，造化不能移，性命由我不由天。”内丹养生功法都以精气神为养生药物，正如《玉皇心印妙经》所说：“上药三品，神与气精。”而在这三者之中，神是主宰，气为动力，精为生命基础。三者相辅相成，共同维系生命的健康协调。

刘一明一生清贫，长期布衣素食，深居西峰石窟“学道修行，著书立说”，著有《眼科启蒙》《痧胀全书》《经验奇方》《经验杂方》《周易阐真》《会心集》《修真九要》《参同契直指》《阴符经注》《嵌金刚经解目》《栖云笔记》等多达25种，160余卷，均有刻本、印本流行于世。其中《眼科启蒙》《痧胀全书》等，至今医学界认为其仍有重要借鉴价值。

刘氏以精通眼科而著称。他的著作《眼科启蒙》是在明代眼科专著《审视瑶函》的基础上，按照“删繁为简，集乱为整，可录者录之，不可录者去之”的原则整理而成，共分4卷。在该书卷首序中，刘氏首先强调了眼为人身之至宝，他指出：“人身五脏六腑之精英，上升而聚于目之五轮，人之有眼目犹天之有日月，故眼目神光，远观万象，细察毫末，无处不照，无物不见，为人身之至宝。倘目一伤，寸步难行，如在黑暗阴司，岂不可畏可惧？”接着他对眼病治疗原则及《审视瑶函》的优缺点进行了辨析，指出：“眼有疾病，若偏于补反助火力；若偏于大泻而用寒凉之药，伤其气血又凝滞不散；二者俱偏，以是而施治，未有不伤其目者。”对《审视瑶函》一书，刘氏认为：“其中议论症势、用药立方极其精微，古今眼科之家无出其右者。但其太繁太冗，有重复而言者，有采载不经怪诞者，虽云一百八症，未曾分畔，混杂不整，未免后学阅读眩目惑心，不能了然。”有鉴于此，刘氏便依据《审视瑶函》整理编撰成《眼科启蒙》一书，其目的是“使后之有心者一见了然，不怨难心。或丸或散或点或针，因病用药，随方施治，可无错谬误人之失矣。”

《眼科启蒙》首卷“目为至宝”“眼病速医”“五轮定位”“八廓所属”“十二经络”“五运六气”“诊脉大略”“识病辨症”“治目要诀”及“原机症治十八条”诸篇中，从不同角度阐述了眼的重要性及眼部定位、眼病特点、证治规律等，尤其在“辨症金玉赋”篇中作者详尽地论述了各种眼病的名称、病因病机、症状特点及类似病症的鉴别要点。全文以歌赋形式写出，不仅易于记诵，并且妙趣横生，更能激发初学者对眼科学习的兴趣。在第二、三、四卷中，刘氏深刻而简明地阐述了眼病外障72症及内障36症的名称、症状、病因病机及治疗方药，许多医方至今仍运用于眼科。此外，他还介绍了钩割胬肉、蚬肉的手法，金针拨内障法及眼科针灸要穴，这对于我们研究古代眼病手术方法及针刺疗法均有重要的意义。综观全书，内容丰富，条理清楚，查找方便，论治严谨，颇切合临床实用，堪称佳作。

《经验奇方》是一部内、外、妇、儿科的综合性专著，在每一疾病门类之后，首先以概述的形式介绍该病的主要特点及病因病机，其次论述治疗该病的主要方药。这种病症与方药相结合的论述方法具有条理分明、纲举目张的特点。如咳嗽门中云："咳嗽之症不一，有受风而咳嗽者，有受热而咳嗽者，有积痰而咳嗽者，有伤劳而咳嗽者，有痨瘵而咳嗽者，有吼喘而咳嗽者。其病多皆系肺经受伤而然，当因其所受而治之。"扼要地将咳嗽的病因、病位描述得清清楚楚。且在治疗上用方精当，辨证得体，加减灵活，随证施治。如治疗气逆咳嗽，口干舌燥之清顺饮(天冬、麦冬、知母、贝母、党参、归身、枯芩、山栀、元参、桔梗、花粉、半夏、薄荷、紫苏、生草、枳实、干葛、陈皮)，功能滋阴润燥、清热化痰、宣肺降逆，刘氏随症用药，对此方之化裁亦非常灵活多变。其云："感冒肺热咳嗽加杏仁、桑皮、黄芩、乌梅，胸膈痰多加瓜蒌仁，气促、喘嗽倍二母，肺寒加五味、干姜，心下烦热闷嘈或停酒加黄连、枳实，鼻血加乌梅、白茅根，心发热加柴胡、黄芩，头痛加川芎、细辛，吐血加升麻、丹皮、生地，久热咳嗽倍二母、麦冬，见血加阿胶、生地、乌梅、赤芍、丹皮，咳痰带血，四物汤加五味子、杏仁。"由此可见，刘氏用药不但精细，而且丝丝入扣。总之，在刘氏形式多样的方药中，既有前代著名医家之名方，又有刘氏自制之验方，对于不同病症，出现相同病机时，则治法相同；而同一病症，病机不同，则治法各异，充分反映了刘氏对中医学中异病同治、同病异治运用的灵活性。

《经验杂方》是刘氏在治疗疾病过程中对前代名医医方的具体应用与创新，这些医方大都具有简、便、验、廉的特点，至今仍有重要的应用价值。如用治寒中阴经，手足冷，小腹胀，脉沉迟的姜附汤，仅用炮姜1钱，熟附子2钱，生姜3片，大枣1枚，以温中散寒、回阳救逆。又如专治虫心痛、唇上有白点的三妙散，只用雄黄5钱，雷丸1两，槟榔5钱，面糊为丸，每服1钱5分，以解毒杀虫、消积止痛。当然，刘氏用方除一些小方外，针对一些复杂的疾病，常用一些药味较多的医方，并且根据病情灵活加减。如治疗月经不调，久不受孕之调经种子汤(当归、川芎、白芍、熟地、陈皮、白术、香附、条芩、砂仁、炙草)，功能养血调经、理气健脾，在临床运用时，对月经先期来者，加酒炒黄连，倍黄芩，后期来者，加黄芪，倍芎、归，腹痛有块加元胡、丹皮，发热加柴胡、地骨皮，赤白带加柴胡、升麻、半夏、云苓、苍术、黄柏、知母、干姜，肥人痰脂满子宫加制南星、半夏、苍术、云苓，瘦人血少倍芎、归，经血过多加炮姜、荆芥穗、地榆，经闭不行加桃仁、红花、莪术等。后世有用此方化裁治疗不育不孕症的报道，可见刘氏所集验方，临床疗效确切，颇值得推广应用。

伤寒名家杨维仁

杨维仁，字伯廉，皋兰县人，为县医学训科[注]。

根据《皋兰县志》记载：“维仁孙发甲，为同治间人，想资深必为嘉、道时人矣”。其生卒年不详，但可以推测当为清代嘉庆至道光年间。

杨维仁自幼喜欢医术，20 岁就南游江浙，遍访名师，得到了吴江著名医家徐大椿的《医书》六种而归。之后师从于古浪李资深，还得到了钱塘张志聪所注的《素问》《灵枢》《伤寒论》及《本草崇原》等书。

他潜心研究，以致废寝忘食，正因如此，他诊病的时候就能洞见疾病的本原，所以无不应期奏效。

他生平著述丰富，且颇具新意，能够提出前代医家未曾提出的见解。晚年尤其喜欢研究《周易》，著有《周易汇参》《伤寒体注》《医学阶梯》等书。

秦维严在《伤寒体注》在序中写道：概夫医经之误于注释也。始也，以辞害志，置前人立论之原而不知；继也，承误踵讹，遂陷入于迷途而不觉。于此，需先觉之改正为亟亟耳。吾乡有伯廉先生者，幼而聪敏，长而慈惠。独抱愿于济人利物之间，因寄情于《灵枢》《素问》之内，生长西陲，遨游南邦。凡遇医经，靡不潜心探索。细意推求，惟于仲圣《伤寒论》一书，终恨诸家之议论歧出，而指归不能画一也。心中耿耿，不能自释者有年，嗣得隐菴《伤寒集注》，冥心孤诣，朝夕思维，不数年而毕揭此中之精蕴，而真谛得矣。不禁恍然悟，而慨然自任曰：

书可不有集注乎？不有集注，则余贸贸者如故也！今不体集注之意而详明之，安知后人贸贸，不更甚于余乎？此体注一书所由作也。其书分论注、体注。论注系隐菴张子辨析群伪，以《内经》解论之作也，是为下截；其上截伯廉《体注》发论之作也。其总旨自文按驳，亦如儒者《四书体注》之式也。余本不晓医经，然观是书，远探立论之原，近遵传注之确。每篇总旨，发尽全篇关键；每章章旨，发明通章枢纽；每节节旨，括尽书节中要谛。发明语言文字之内，又发明语言文字之外。则仲圣做论之原委，了若指掌，伯廉真为善体注而发其未发者也。且经文有言类、义异处，复条畅发明之。诸家有纯粹、驳杂处，又引证剖辨之。总之，使伪注不能乱真，伯廉之心也。由此而后，天下容有不知《集注》之人，绝未有既见《集注》，而犹不得其指归者；容有不知《体注》之书，绝未有既见《体注》，而尤为诸家所惑者。展此卷也，节次分明、真伪两判、发纾奥妙、钩纂元微。探诸子之精义，为前人之辅翼，合众途于一轨，会万理于一本。焕然既备，昭然若明镜。俾学者各得指归之所在，而不惑于他歧，家轩歧而户二张，必获真医之用矣，则隐菴之幸，即仲圣、轩歧之幸，即天下后世之幸也。

《医学阶梯》十二卷。其自序云：《医学阶梯》者，余小子自课之集也。自课而云阶梯者，以明由是而学步也。盖余自拜师授业后，尝恨少未读书，兼之资性极拙，每苦读经论，而不能记解。欲强记解之法，凡有所疑，必求至于不疑，不疑必求至于疑，年来手抄笔录，略有几卷。今欲缮存，恍然悟曰，医非得经论真传，不可以为之学；既得，不熟读讲解，不可以为之学；既讲解，不虚心揣摩，不可以为之学；既心领，不能辨别群讹，不可以为之学；既辨别，不温故知新，不可以为之学。惜余悟之迟，以致蹉跎日月。余老矣，徒悔无补，焉知后学或不能无余之悔也。于是不揣鄙陋，备集余之学步。虽取笑于大方，然于引蒙，不无小补。阅者如或谓言不诬，即早从《灵枢》《素问》《金匮》《伤寒》等经，循序用功。将来之升堂入室，更胜余之学步矣。

注

训科：明代各府、州、县各设一专司医学的官员，府称正科，官为从九品；州称典科，县称训科，均有官职无俸禄。

一代才人秦霖熙

秦霖熙，字瑞泉，号春帆。生卒年不详。

1. 医术成就

秦霖熙为光绪丁丑年（1877 年）进士。光绪甲申年（1884 年）入京为官。任户部主事，后改任广西恭城知县。

霖熙善岐黄医术，精于分辨。在京城的 20 多年当中，利用公务闲暇的时候行医治病，每年夏季医治的患者不下五六百。尤其擅长治疗小儿惊风，当时就有“若要小儿惊风安，城南快请秦春帆”之语。由于他医术高明，而且医德高尚。无论贫富老幼，都能做到一视同仁。慕名而来的患者络绎不绝，所以仁声名扬千里。

他的著作有《外感辨证录》二卷。《外感辨证录》综风、寒、湿、热，而究其原，分门别类，将伤风、伤寒各证，分为 10 门，并脉诀、伤寒六经歌，风寒内外各证辨，略加注解，名曰《外感辨证录》。文义浅显，方法无多，取其易知易从，人见则晓。还有《小儿惊风治验录》一卷。该书分为总论、续论诸章，剖析分明，言简意赅。自谓：在京 20 余年，公余常为人诊病。每见小儿患此证者，非内伤、即外感。分门施治，无不愈者。

2. 与状元失之交臂

左宗棠担任陕甘总督期间，看到当时陕甘合闱而试，由于路途遥远，甘肃学生考试非常不便，就在萃英门内修建了甘肃举院，奏准朝廷陕甘分试。秦霖熙就是在甘肃举院中考中的举人。后来他到北京参加会试，以出众的才学，考上了进士，又参加了太和殿的殿试。当时主考官知道秦霖熙才华出众，加之左宗棠主持陕甘政局，甘肃举院又是左宗棠所修。朝廷试图让甘肃人考中状元，为左宗棠培育人才增辉，当时就叮嘱秦霖熙最后一位交卷。

由于太和殿内光线不好，秦霖熙点燃随身所带的蜡烛，阅读试卷。结果蜡烛倒了，污染了试卷，犯了科场规矩。最后只好拿着卷子退了出来，甘肃也就失去了一个能够考中状元的机会。后来秦霖熙一直研究医学，走上了“不为良相愿为良医”的人生道路。

爱憎分明李膺基

李膺基，字云卿，号山樵，武威市二坝乡人。生于1854年，卒于1927年。其学识渊博，医术精湛，善书法，是清末民初武威的著名中医，声誉遍及陇右。

李膺基少年中秀才，光绪戊寅年（1878年）拔贡。他秉性耿直，刚正不阿，光明磊落，不畏强暴。对权贵豪门则鄙视远之。他青年时涉足科场，但在八股文风弥漫、科场弊端盛行的清代，认识到科举制度对人才的压抑和桎梏，勇敢地冲破了读书致仕的旧观念，毅然弃举子业。转而立“不为良相，便为良医”之志，专心攻读医籍，历数十年遍读医家经典，始升堂入室。他对《内经》《难经》《伤寒杂病论》《本草纲目》《针灸大成》等医著无不谙熟于心。他行医十分重视医德，以“救死扶伤”为宗旨，以“恤贫济困”为夙愿。为人诊治，不辞艰辛，求诊者常接踵其门，患者莫不应手而瘥。当地士人百姓无不交口称赞，至今在民间还流传着他的许多轶事佳话。

1. 刚直不阿骨气铮，傲视权贵鄙豪门

民国初年，武威镇守使马廷勷和洪道台，大权在握，狼狈为奸，鱼肉百姓，作威作福，不可一世。李膺基目睹这伙豪强的所作所为，甚为愤恨，亦疾恶如仇，鄙视远之，所以这伙权势者每请他看病，非重金不肯至。因此被这伙权势者号称“李大架子”。

一次洪道台的内人患病，百医不效，欲请李膺基诊治。洪道台早就知道李膺基不是省油的灯，不敢怠慢，只好亲驾去求。这天正值李膺基在家设宴会友，正谈天论地开怀畅饮着。满座人一见洪道台威风凛凛的光临，无不起身恭迎敬候。唯李膺基毫不在乎，屁股沉得像千斤石一样，动也不动。洪道台表明来意后，他才勉强地欠了一下身子，拱手道："非我不尊大命，实在是应酬在身，尊夫人之疾改日再看吧。"洪道台求医心切，故作为难地央求道："不知先生今日会友，多有打扰，只是内人患病多日，疼痛难忍，烦劳先生大驾，务必辛苦一趟吧。"膺基再三推辞不过，便道："无马无轿。何以代步？"洪道台闻言便道："轿在门外，听先生使用。"李膺基面带愠色出门上轿，洪道台也随轿而回。至道衙，洪道台恭恭敬敬陪着膺基到内人卧室诊视，膺基切脉后开了一张方子搁下，一语不发地转身就走。临上轿时只有一句道："诊金给我送来。"洪道台连声应道："一定，一定。"洪夫人服药后，果然起效，病辄愈。

时隔不久，武威镇守使马廷勷的爱子患伤寒病，甚危。便差人来请李膺基去诊治，时李膺基午休，家人不予通报。差人无奈，只好去秉主子马廷勷。马闻言，气得脸都发了青。由于爱子病危，只好强压心头恶气，亲驾去求。时值膺基还在酣睡，马廷勷令公差请其醒，膺基微张眼皮挥手道："去！去！去！没看见我身体不舒服吗？岂有此理！"随转身又酣然入睡了。马廷勷眼看无可奈何，而又求医心切，只得厚着脸皮亲至床前请起。马廷勷掀起膺基的被子一角，拍拍膺基的肩膀道："李贡生，真乃好福气，红日当午，尚酣睡不起。"李膺基才慢慢睁开眼睛遂转动身子道："不知大驾光临，有何贵干？"马廷勷道："吾子染疾甚危，烦劳先生前往诊治。"膺基才慢慢起来，然后整衣束冠乘轿而往。轿到大衙，欲边门而入，膺基连声喝道："住轿！住轿！"马廷勷不解其意，忙问道："李贡生这是为何？"膺基正色道："论职我乃堂堂贡生，论礼我乃大人请来的上客，论事我乃凉州名医。如何入边门？岂有此理！"言毕，喝轿夫掉转轿头送他回家。马廷勷急了，忙赔礼道："求先生勿怒，怪我不是，怪我不是！"于是怒斥衙役道："奴才，快开中门迎李贡生进府。"中门开了，李膺基大摇大摆地进去了。

2. 道台府吟对联，讥讽七品知县

据说有个姓张的人，原是在甘州城内开中药铺，靠卖假药坑害患者起家的一个暴发户。俗话说：有钱能使鬼推磨。这人银子一多，就想做官，他花了一万多两银子，上下串通，内外勾结，买到了一顶乌纱帽，要到山西上任做县令。在途经武威时，藉拜会洪道台之机，想在凉州城内抖抖威风，显赫名声。他招摇过市，十分骄横。有一天，洪道台为了张罗张县令一番，便在道街设宴与其接风。李膺基也被强邀了去。席间宾客饮酒赋诗、作画。那张县令胸无半点墨，却偏要附庸风雅，自命不凡，摇头晃脑地坐在上席，实属目中无人。李膺基早就听人说他是个黑了心肝，全身皆臭的滚粪虫。今天看到他这副德行，心中很是不悦。喝酒之间，张县令执杯站起，斜着眼睛向李膺基嘲弄道："听洪大人言，人称先生为大架子，不知先生架大而空呢还是架大而实呢?"膺基毫不在乎，悠然自若地端起酒杯一饮而尽，反唇相讥道："不敢！不敢！像我等之辈就是喝上半斤巴豆，倒吊起来，料也倒不出几两黄货来。"张县令是个蠢货，听不出一丝弦外之音，反觉得意。暗自思忖，洪道台也太窝囊了，连这么个老草包也斗不过，看我戏弄他一番。于是向着李膺基的面道："席间有酒无诗，有欠风雅，我你可吟诗作对，以助酒兴。还得有个条件，若吟对不上者，自当承认是个草包。尊意如何?"李膺基早就料到他是个盛秽物的马桶，就是倒出来点也没有好闻的气味。当即言道："不妨请便吧。"张县令挖空心思地想出了上句道："十年寒窗熬，熬得七品乌纱帽。"膺基一听，暗暗骂道，你熬个屁，谁不知道你伤天害理，卖假药，坑群众，溜尻子，拍马屁，花钱买了个官。当即对出下句道："五日尿盆煎，煎就一张狗皮膏。"话音刚落，满座人捧腹大笑了起来，笑得张县令满面羞惭，恨不得寻个窟窿钻了去。

这天夜里，张县令心中又悔、又恨、又扫兴，辗转不能合眼。加之吃了荤腥，又着了点凉，成了"伤寒挟食证"，恶寒发热，呕吐，腹胀，呻吟不休。洪道台得知后，埋怨地说："老兄也太狂了点，实是自讨没趣。看来你的病还得求大架子医治。你好歹还得亲自去求。"次日早起，张县令厚着脸皮去求李膺基医治。他故作镇静，佯装笑颜，向李膺基作揖道："昨日饮酒过量，出言多有不逊，请先生多谅。"膺基毫不在乎，也不让坐，暗自好笑。只道："不巧，我要赴会去，你跟我来，路过有药铺，顺便抓服药就是了。"

膺基出门上轿，张县令踉踉跄跄地跟在轿后，脸上一阵红，一阵白，像个马戏团的小丑。街上的人说三道四地议论着他，看着他的“西洋景”。臊得他不敢抬头。到了东街一家药铺门前，正逢一位农民牵着一头毛驴站着，李膺基叫姓张的过来站在驴旁，置手于驴背上，膺基切了他的脉，顺便就开了一服表里双解的防风通圣散方，让他去抓。不料药铺伙计不在意，只当是灌驴的药，来了个一把抓，药量重了些。张县令服后，既出汗，又拉稀，虽然药到病除，但却折腾了大半夜。未到次日天明，张县令就悄悄出了凉州城，溜之大吉了。

3. 恤贫济困悯患者，医德高尚人称颂

虽说李膺基对权贵豪门傲视嘲弄，疾恶如仇，但他对劳苦大众却至诚至亲，犹如亲人，格外关心体贴。老百姓患病则有求必应，有钱也看，无钱也看，莫不一视同仁。有一次李膺基从5千米外的乡下出诊回来，已是精疲力竭了。可是只见一个青年搀扶着一位脸色苍白、形体消瘦的大娘候在门口，那青年含着泪向膺基道：“我娘病了好久，诸药不效，今日病疼难忍，请先生救救吧。”膺基二话没说，忙将母子二人让进屋里，扶大娘上床，端茶倒水。并说：“你们先暖暖身子，缓缓气。你妈的病我包治了。”边说边看病，开了药方。可是方子开好后，那大娘却不让儿子去抓药，膺基不解其意，忙问原因。那青年含泪道：“为娘治病，汤药之资罄尽了仅有的一点家产，眼下连糊口都为难。”话音未落。膺基即解囊，慷慨拿出铜钱几串给了他。那青年感激地扑通跪在地上，连连叩头说：“感谢李先生大恩。”膺基忙拉青年站起道：“不要这样，治病救人是我医家本分。抓药要紧，快去吧。”那母子二人怀着敬佩、感激之心千恩万谢地走了。

又有一年冬天夜里，北风呼啸，寒风刺骨，鹅毛大雪铺天盖地，李膺基正在熟睡。突然间急迫的敲门声惊醒了他，他急起身开了门。只见几个庄稼汉抬着一个患者在门口。膺基一瞧，患者已昏迷不省，就立即放在自己床上，扎针，喂药，整整忙了一个通宵，患者才苏醒过来。然后询问其因，才知道患者是东门外王财主家的长工。由于患者体质虚弱，王财主强使他往地里灌冬水，劳累了几天几夜，终于气力难支昏迷过去了。膺基闻言，气涌心头。骂道：“狗财主，如此为富不仁，实在可恶至极。”知道患者一贫如洗，即解囊相助，拿出钱给了患者令其买药。临走时再三嘱咐：“药后安卧休息，慎避风寒，倘若病情有变，速来找我，不可延误。”患者得救了，天也亮了，膺基累得像散了架子似的。还风趣地对老伴说：“我李大架子，全靠这付架子撑着，这架子是散不得的哟。”

又有一次，山西会馆的一位富商来看病，李膺基要了他一大笔钱。正巧，邻居王小三的孩子得了重病，王小三靠打短工度日，吃穿难济，小两口苦锁眉头没钱给孩子看病，急得团团转。膺基得知后就把这笔钱给了他。孩子得救了，小两口感激得不知说什么好。每逢过年过节他俩就去庙里烧香叩头，祈求神佛保佑李先生长命百岁。

4. 信义写在银梳上

原来李膺基有个专梳胡子用的银梳子，他与药铺立下规矩，若遇患者看病无钱买药，他就将银梳交给患者为凭。药铺掌柜、伙计知道李膺基的用意，一见银梳，不论药价多少即给抓药，记上账，到时李先生总付，分文不少。一天有两个人同来药铺抓药。一个是乡下人拿着银梳子，一个是道台府的府差，拿着洪道台写的便条。药铺伙计一看，二话没说，接过乡下人的方子抓上药，连同梳子交给了乡下人，还说：“代问先生好。”道台府差坐了半天冷板凳，候得不耐烦了，气急败坏地说：“你小子胆子不小，难道洪道台的手谕还抵不上李大架子的一把破梳子吗？”药铺伙计冷笑道：“李先生的梳子凉州人都信得过，洪道台也不过是个混道台嘛。”气得府差瞪着眼走了。

1926年前后，李膺基已进入垂暮之年，出城还乡休养去了。一次，有个远道慕名而来的巨商，患肩凝症，百药不效，专访李膺基诊治。经膺基精心治疗，他的病不几天就好了。那位商人为了表达他的感激之情，就从凉州城里请了一帮大戏，在膺基家门口演唱了三天三夜，以示酬谢。

有诗赞曰：

刚直不阿骨气铮，爱憎分明人称颂。
术精岐黄效扁鹊，恤贫济困树高风。
救死扶伤为夙愿，妙手笔下可回春。
芳名留得青史在，佳话千秋启后生。

名门儒医吕郁哉

吕郁哉，原籍浙江省绍兴市。生于1890年，卒于1985年。

吕郁哉从医70余年，青年时期从事文史教育工作，1914年弃儒从医，先后拜上海名医陆渊雷等学习中医，攻读《内经》《伤寒论》等著作，出师后在上海、甘肃等地行医。在酒泉医院工作的同时，曾在酒泉师范学校兼职教文史，多次赴河西走廊巡回医疗，为广大患者治病，受到群众好评。他擅长诊治杂病，在长期医疗实践中积累了丰富的临床经验。1956年10月被调往兰州，任甘肃省中医学校《内经》《伤寒论》教员，著有《中医诊断纲要》《凭脉辨证凭证用药》。晚年在家行医，几乎把一生的心血都倾注在患者身上，是甘肃省德高望重的老中医。

1. 深究脉症，熟谙病机

“凭脉辨证，凭证用药”是他临床实践活动的总结，他把理法方药综合成整套的临证活动，继承了“同病异治”“异病同治”的理论，认为只有掌握了它，治病才能得心应手，否则就会药证不符导致逆症坏病。他常教导说，治病不难，难在辨证，更难在辨脉，因为舌象相对地比脉象容易掌握。他认为掌握了脉象，处方用药自然水到渠成；如果对脉象模糊，只凭症下药就感觉心中无数，疗效不著。所以一着手先要把脉象弄清楚，再用八纲辨别虚实，他经常强调脉症药是互相联系的整体，在临床上是一竿子插到底的治病方法。医生的良庸之分，就在是否懂得这一点，若要懂得并深刻地了解到这一点，必须临床多年，心领神会，才能信之坚，守之固。张仲景在《伤寒·六经篇》就写“脉症并治”四字，并不厌其烦地在每篇上重复地写了又写，无非为引起后学者的注意。防止把脉、症、药三者单列起来，个别对待的毛病。

首先从浮、沉、迟、数、有力、无力六个脉象上体会，其余的脉象学起来就比较容易些。“三迟六数平四五，有力无力分虚实，轻举易得是表证，病若在里沉中寻”。以脉的有力无力来把握虚实。因二十八脉中洪、滑、大等都可以包括在实脉中，细、小、微、涩等都可以包括在虚脉中。“有力为实为阳，无力为虚为阴”，再把有力无力贯串在浮、沉、迟、数四脉中，“浮主在表，浮而有力为表实，浮而无力为表虚。沉主在里，沉而有力为里实，沉而无力为里虚。迟则为寒，迟而有力为积为滞，迟而无力为虚为寒。数则为热，数而有力为实热，数而无力为虚热”。切脉已达到思维阶段，它是以理性而整理了感性的一切材料，由此做出对疾病斗争的策略，是接近于正确的。如果只照罗列的许多感性材料就来处理疾病，就会犯《内经》所说的“虚虚实实”的毛病，这说明脉在四诊中的重要性。至于舍脉从证在临床上比重不大，凭脉辨证是正常的，舍脉从证是例外。认为症必须与患者具体条件结合来认识八纲，在临床上大胆地把虚实两纲贯穿在其余的六纲中，凭脉象的有力无力分析疾病的盛衰、进退、缓急作为处方用药的标准。本来表、实、热三个为阳，里、虚、寒三个为阴，在患者的正气与邪气斗争胜败对比上，就常出现表实、表虚、里实、里虚、虚寒、实寒、虚热、实热，不应教条地来认识病症，而应以患者正气的表现来掌握具体病情。离开了脉而言症，则症每多假象，而凭脉以认症才能得其实际。如热者寒之，大黄、黄芩、黄连、黄柏都是凉药，如用于脉数无力、便溏盗汗的虚热症，不但不能愈病，反因苦寒化燥引起食物不纳，喘咳胸痛痰黏鼻衄一系列坏症，本来这病应该用生地、麦冬、阿胶、龟板、龙骨一类的滋阴潜阳药，才是药症相投。先脉症相投，后药症相投，弃症谈药，则药的升降浮沉落不到实际。总之，从整体上看，脉症药的联系，不外阴阳、表里、气血、水火八字，应正确掌握这八个字，恰如其分地处理疾病。

2. 心系庶民，解忧排难

在繁忙的临床、教学之余，吕郁哉还牵挂着广大民众，正如他在《活人金丹选集》中谈到的“鉴于乡村延医困难，买药不便，遂于各科中插入单方若干，大半系姜、葱、醋、花木果实日常习用之物，只要按症查方，自己也会治好病。因此把它编辑一起，献给广大民众以完成宏愿，这是选集的要义”。如桃树叶除通大便外还能打蛔虫，又如川芎茶叶治多年头痛，效果与川芎茶调散相等，这是把复方简化成单方，发挥多快好省的治病精神。中医讲究辨证论治，灵活性很强，使用单方的特点不背歌诀，不看脉象，不讲地区和气候条件，只要症状相投均可使用，在正规学习上如能开辟一个学单方的途径，挖掘中医潜在力量，以适应社会需要这是选集的又一意图。

3. 辛勤耕耘，桃李满园

吕郁哉常告诫后辈，对古人的经验，当法而不可尽法，凡看书，须活看，不可受书之圈囿，故不论哪科疾病，都随证因人遣方，较少套用古方。临证尤注重辨证立法，细心谨慎，反复辨析，着重推求病机，一理贯通气血邪正盛衰。选方用药多平淡温和，学术上唯善是从，立论平正，无流派之分，无门户之见，不薄古，不非今，既不拒西学，亦不卑土法，对民间治法经常注意采集，并注重灵活应用，临证既遵经方古法，又重民间经验。潜心学习《内经》《伤寒论》《易经》等著作，认为阴阳五行是中医理论核心之一，不读阴阳五行，不识阴阳五行离合变化，便不是好中医，遣方用药一定要注意阴阳依存转变的关系，病不辨无以治，治不辨无以愈。强调学习中医基础一定要扎实，有了良好的基础，学术上才会有更深的造诣。认为中医的经典著作，都是中医学的基础，必须首先学好。强调药为治病之器，可以除疾，亦可以伤人，若知之不详，用之不当，小错则贻误治疗，大谬则关乎性命。法虽为制方基础，但仅有法，未必能准确拟方，医者唯多读方书、方论，熟记名方，始能汲取营养，方法融为一体，运用自如，不少医家一生的经验往往就体现在一两张方剂上，如魏玉璜的一贯煎等。

吕郁哉亦医亦儒，给我们留下的财富值得后人永远地继承下去。

铁肩道义李仰白

李仰白，字子高，甘肃省天水市秦州区人，生于1893年，卒于1980年。

李仰白早年受业于世传名医雷海峰门下，潜心苦志，勤奋好学，精心攻读《内经》《伤寒论》《金匮要略》等经典著作，学成后设门诊于天水秦城，由于疗效卓著，医名蜚声陇原。他临床经验丰富，善用“水火法”，擅长内科；对伤寒、肝病更为见长。从20世纪40年代开始，就成为陇上著名中医之一，享誉甚高。

1. 妙手回春泽后世

李仰白谦虚谨慎，虚心好学，富于钻研精神，从不满足于书本上得来的知识，强烈的求知欲，常使他废寝忘食。他常强调：“学医以谙熟医理为首务”，主张勤学多问，精细思考，认真摘记，精益求精，对经典著作，深得奥旨。金、元、明、清诸家学说，亦兼收并蓄，融会贯通，造诣精深。他爱才如渴，待徒如子，既授以理，又亲自指点，呕心沥血，言传身教，孜孜不倦，负笈求教者，接踵而至，授业成才者颇多，其中饮誉医林者十余人。

仰白医理渊博，造诣精深，经验丰富，临证通达善变，立方严谨，用药轻灵，尤能辄出奇法，疗效颇著。他的学术思想，约言之，有以下特点：

(1) 师古不泥，善于创新。他广涉医籍，精研经典，师古而不泥古，积极进取，善于创新，既秉前贤之精华，又能发挥古人之未备，经多年的临床经验，针对伤寒、时疫在某些病理阶段的不同证候，精心创立大、小水火法，均有独到之处，投之无不应验。如以补阴化气散托里透邪，名曰大水火法，归芎透邪煎理阴透邪，名小水火法，合称大小水火法。每当临证，则告诫后学“病邪入阴，虽有表证，切不可单用解表之法，而重在养阴扶正，保存卫气，少加清透之品，而用药剂量，应视其阴液耗伤及表邪轻重，灵活变通，权衡用之”。他使用大、小水火法，其所以得心应手，而贵在把握病机，有斯证当即施其法。倘若过早，则欲速不达；用之过迟，犹如杯水车薪，坐失良机。凡此种种，其精奥之处，非精研者不能知。

（2）擅鉴标本，重视扶正。仰白治病，标本缓急，步步是法。他强调“凡治病用法，或针对标，或针对本，或标本兼顾，莫不守规矩以成方圆”。他更重视人体正气在发病过程中的主导作用，以及根据正与邪，拮抗消长以判断疾病轻重安危。确立全面兼顾，内外并重的治疗原则，构成他的临证思路特点，故始终重视扶助正气，调动机体内在因素，激发机体自卫机制，增强机体自稳状态，提高抵御和祛除病邪的能力，从而达到治疗、康复的目的。

（3）注重脾胃，匠心独运。仰白在学术思想上亦注重调理脾胃，认为脾胃为后天之本，气血生化之源，同居中州，乃气机升降出入之枢。五脏六腑，四肢百骸，皆禀气于脾胃，故临床治疗中，处处刻意调理脾胃，兼顾五脏，以疗沉疴杂病。如治肝，而重在调理脾胃，遵《内经》“胃者，五脏之本也”的论据和《金匮要略》肝病治脾的防治思想，依张仲景“四季脾旺不受邪”，李东垣“湿困脾胃为主论”，以叶天士“养胃阴”等学说汲取众家之长，融会贯通，自成一家之说，并灵活运用于临床，抓住脾胃这一轴心，把一些矛盾交错、症情险杂的病例，处理得井井有条。比如汪某患中风病，口眼㖞斜、半身不遂，众医皆以除风化痰之法治之，半年余皆不效。仰白则用调理脾胃之剂，少佐活血化瘀之品，三次告愈。兰州铁路局吴某，患慢肝合并心衰三年余，治疗日久，迁延不愈。李老以和中健胃为主，配以平肝解郁之剂治之，如桴鼓相应，诸症皆息，其精微奥妙之处，实难揣测。

（4）用药精当，效专力宏。仰白在医疗实践中，积累了丰富的用药经验，尝谓：“用药如用兵，药不在多而在精。”他主张在辨证准确的情况下，用药务求精练，故多以平正轻灵之方，应手而效，形成了轻剂治重症，小方疗大病，药味少，剂量轻，价格廉，效果好的用药特点，深受医界推崇，患者称道。如在伤寒、时感治疗后期，鉴于正气已衰，不妄克伐，故方中柴胡、僵蚕仅用 7 分至钱半（2~4.5 克），枸杞、油桂亦不过钱（不超过 3 克），治疗肝病，方中花椒、木香只用 7 分（2.1 克），以“四两拨千斤”之法竟获小方愈大疾之效。

仰白用药，亦结合天时、地域和人的体质，灵活辨证并不拘于一格。他谆谆告诫学生：“天水地处陇东之南，气候湿润，患者易感湿邪，湿困脾胃之证较多，而当地之人，体质多属阴虚，但养阴慎用滋腻之品，须防助湿，以碍脾胃；祛湿慎用辛燥，以免耗气伤阴。”他又能因地制宜，随俗为变，如对兰州、甘南等高寒地区及当地高山区患者，处方用药，则剂量偏大，而药性较烈。

2. 铁肩担道挽中医

1929 年 3 月，当时的中央卫生委员会通过了余云岫提案，提出了一系列消灭中医的具体措施。同年 3 月 17 日，天水地区和全国一样，掀起了抗议国民党当局消灭中医反动政策的高潮。面临中医药命运存亡之际，李仰白身先士卒，积极联合天水中医药界同仁，张贴标语，散发传单，强烈抗议，要求废除这一提案，并以“三·一七”为纪念日，每年如期开展纪念活动，致使国民党当局企图消灭中医的种种手段逐步有所收敛。但歧视、限制、排斥中医的行为，依然日趋严峻。1936 年 3 月，国民党当局明令限制、排斥中医，原天水县政府警察局及胡宗南第一师特党部以“考核”“考试”为名，行取缔消灭之实，对所谓“落榜者”不许行医。时值民生凋敝、百业萧条之际，病者无钱就医，医者无病可诊，李仰白义愤填膺，挺身而出，联合唐文轩、张西室、闫毅斋、蒲仁山等名医发动中医界同仁及中药行业职工（店员），罢工罢市，波及邻县，迫使国民党当局收回成命。

悬壶济世权爱棠

权爱棠，字国仁，武威人。生于1889年，卒于1965年。是甘肃省久负盛望、誉满陇右的知名老中医。

1. 生平轶事

爱棠幼年就读私塾，15岁随父宦游，教读经史，并学习岐黄之术。其父尚忠，是清末进士，兄弟国敬熟读史书并擅长医术，以治内伤脾胃病见长。

爱棠出身于儒门世家，自幼就奠定了医文并茂的坚实基础，一直喜欢易理，精书法善国画，其功力可与医术相媲美。

20岁时他毕业于甘肃省旧政法专门学校，早年曾任武威中学教师，后应聘任绥远省实业厅咨议。1942年被吉鸿昌将军委任为绥远省警察厅医官。委状题有《都统训言》，其中说道："清，冰洁玉温悬镜临民，流泉止水不着一尘；慎，眼到口到手到心到，渊渊夜思详人所略；勤，运璧惜阴一刻千金，坚苦卓绝日新又新；廉，取与辞受一介弗荀，耿耿孤忠有为有守；明，眉睫千里烛照靡遗，英气内敛才大心细。"十句格言以清、慎、勤、廉、明五字概之，以资勉励爱棠立身拯民，济世活人为立本。

爱棠幼承庭训铭记先公"为医济人"的遗训，所以并未在仕途上发展。他于1929年返乡在武威行医，没多久他的医名就传了出去，饮誉陇右。抗日战争前夕，金城著名医家柯与参先生慕名邀他到兰州任国医分馆主任，创办医刊，培育杏林人才。在该馆任职期间，伪中央政府有取缔省中医的意图，妄图一举消灭中医。消息传开，群情激愤，举国哗然。爱棠耳闻目睹伪国民政府扼杀中医之举，深感愤慨，偕同柯老等同道联名上书请愿，据理抗争。在海内中医界的抗议和全国人民的声援和支持下，伪政府不得不取消前议。1938 年受柯与参先生的委托，携眷返乡筹建武威国医支馆，支馆初筹的时候又遭到地方政府和反动军阀的横加干涉，逼迫停办。爱棠志欲承继先贤，启迪后学的志向未实现，但并未因此气馁，更以坚强的毅力，悬铜牌于市，以济世活人，教书育人为己任，扶危救厄，带徒授业。

新中国成立后，他随 80 岁高龄的中医妇科名家刘慎诸一起，扶杖步行城郊农村普种牛痘，预防天花，深受广大群众的欢迎。

2. 德才兼备誉满陇右

权爱棠德高望重，为人正直，诊病省疾不分贫富贵贱，一视同仁，并常向贫苦就诊者馈赠药品，20 世纪 30 年代他从京城带回许多珍贵药品，不到 10 年在济困扶厄中馈赠一空。他一直说：“古之为医者每常自己制药，则近可视亲，远可济众。”并告诫门人“为医者首在立品，况其性命在我掌握中，此岂同儿戏，若一涉利心，则贫富攻视，致人之生死于不顾，非良医之所为也。”

他治学严谨，诲人不倦，曾传授多人医术，是一位受人敬重的严师。晚年虽卧病简出，仍教子女于床前继承家业。一生忙于诊务。求诊者接踵其门，无暇著述问世，晚年写成《续名医类案》《傅青主先生女科歌诀》，稿成未能发行。他一生深研中医经典，旁及诸子百家，撷取众长，不拘一格，兼容并蓄，勤于实践，诊病问疾无不成竹在胸。对同道不论是中医还是西医，却非常谦虚，他常言道“医学浩如烟海，经验各有所长，为医者既不可偏执己见，亦不当轻讥同业，取人之所长，补己之所短，相资并用，庶多一点经验则少一点谬误”。20 世纪 40 年代，爱棠曾治一高热患儿，用清平消导之剂而无效，后延某医投调胃承气汤一剂而热退，爱棠得知而索要其方看后说：“此彼之所长，吾所不及也。”

权爱棠一生为继承发扬祖国医学这份宝贵遗产，培育人才，在扶厄救伤中奋斗了一生，不幸因患肝癌于 1965 年逝世，终年 76 岁。平生潜心医学而殚精竭虑，其中有折戏名叫“冯衍探监。”堪称一代名医！

“送子娘娘”甘惠廷

甘惠廷，原名甘维哲，学名甘希先，字惠廷，甘肃皋兰县人，世医出身。生于1900年，卒于1979年。

甘惠廷出身于中医世家，从小体弱多病，在20岁那年，考入了甘肃省甲种工业学校。毕业后，仍然痴迷于医学。27岁那年，参加中医师考试，且考试合格，可以在兰州行医了。他拜兰州名医关自廉先生为师，又精读了《内经》《难经》《神农本草经》《伤寒论》《金匮要略》等重要医籍。对成无己、李东垣、叶天士、徐灵胎、陈修园、黄元御、喻嘉言和王清任等医家也多有涉猎，并随老师侍诊抄方，学业大进，后在兰州行医，声名鹊起。

惠廷时刻牢记着祖辈及关老师的医训：“治病救人，济世活人。”他收取诊费不乘人之危，更不索取重谢，不论地位高低，不论贵富贫贱，他都一视同仁。尤对贫苦患者，更为热情，悉心诊治，其诊费量力而行，甚至在有些情况下分文不取，深得百姓称颂。中年时的他，已有了一个被老百姓馈赠的美称——“平民医生”。七七卢沟桥事变后，甘惠廷毅然决然地协同兰州另两位名医叶筱泉、牛孝威等一起组建救济队，凭着医生本能的职业道德，凭着自己满腔的爱国热忱，凭着救民于水火的重大责任感，为逃难的同胞义务诊治。

甘惠廷认为人之体质，各自有异，不能一律对待。故在临证时，视患者之老幼男妇、体质之强壮羸弱、病情之轻重久暂，处方用药，主次分明，重点突出，疗效显著。

首先，甘惠廷重视防病为主。他极为推崇和赞赏《内经》所云“是故圣人不治已病，治未病，不治已乱，治未乱”的观点。尤为重视调心神，认为外感六淫之病，虽重难治，六欲七情之病，虽轻未疗。思虑伤心，忧郁伤肺，忿郁伤肝，饥饱伤脾，淫欲伤肾，此五脏之害，皆由心主所致。“心病要用心药治”。对患者诊病详细问诊，了解家庭环境、工作情况、思想情绪等，嘱咐其注意保养。

其次，重视祛除外邪。他认为“风为百病之长”，“善治者治皮毛”，疾病中外感病居多，即使内伤杂病，亦多由外感诱发而增重，如不先治外感，其内伤亦难起效。治病必须详查其患病过程，首先辨别外感之有无，处方时重视表药之适当选用，则祛邪愈病，易如反掌。

另外，强调顾护胃气。认为脾为后天之本，气血生发以及四肢百骸，皆赖以养。在临证处方之际，时时照顾胃气，力求避免伤脾碍胃。

甘惠廷坚持中西医结合的道路，认为中医和西医虽是两种不同的理论体系，但都是研究防病治病的科学。二者之间各有所长，也各有所短，应互相学习、取长补短。因此，甘惠廷生前常与西医刘毅民、李炳麟、丁俊、仓传甲等专家交流，进行学术讨论。遇有特殊患者，常借西医物理化验检查，以助辨证，治愈了许多疑难杂症。除专长于外感杂病外，甘惠廷尤精通妇科病的治疗。在治疗方面，以理冲任、调气血、健脾胃、疏肝气、补肾气等方法为主，获得很好的治疗效果，有“送子娘娘”的雅号。

以医济世周子颿

周汝辑，字子颿（帆）或子帆，天水市秦州区人。生于 1900 年，卒于 1970 年。

周子颿世居秦州区古风巷，1914~1920 年在天水名医刘述斋门下学习中医，出师后又投师名医吴鉴三处深造，1924 年独立开业行医，同年由当时政府卫生部门考核，授予“鉴定国医”之资格。

新中国成立后，先生于 1950 年参加天水市医学研究会，并被选为天水市中医学会委员。1952 年参加了中医进修班。1953 年他联合刘霭堂、刘友洵、蒲成林、周子元一道组建了天水市第一个联合诊所——建设路联合诊所，子颿任所长。1954 年到兰州参与筹备甘肃中医代表会议，并代表天水地区参加了会议。会后留在甘肃省中医门诊部（甘肃省中医院前身）工作，不久被任命为甘肃省中医院门诊部主任。1965 年 7 月，经上级部门审查批准，他与张汉祥、张涛清、窦伯清一起，获得中医主任医师职称，成为甘肃省第一批四名中医主任医师之一。

周子颿的启蒙之师是出身名医世家的刘述斋。述斋幼承家教，攻读经史，精研古典医籍，并粗识西医知识，自编有《生理学》《传染病学》教材，主张以中医为本，西医为辅，不墨守故法，不拘泥古方，具有改革的思想。在 20 世纪初，周子颿能遇到这样一位启蒙之师实在有幸。从此，他夜点明灯，一头钻进祖国浩瀚的医学典籍中，抄写背诵，思索领悟医理。他虚心求教，质疑问难，在博览医林名著、全面掌握中医基本理论的基础上，又精读了《黄帝内经》《伤寒杂病论》《金匮要略方论》《神农本草经》等经典著作。7 年的勤奋学习，奠定了扎实的中医理论功底。从 1921 年起，周子飒又投师名医吴鉴三门下深造三年。吴鉴三学识渊博，医术高明，临床疗效显著，在天水很有名望。1924 年，周子飒走向社会，独立行医。

新中国成立前，周子飒先生在天水已是名播城乡、享有盛誉的中医大夫。他不仅医术高超，而且医德好，医风正。私人行医时，无论是社会上层人士，还是贫苦百姓，他都一视同仁，绝不厚此薄彼。他待人豁达厚道，从不计较诊费，贫困农民慕名前来就诊，他常常不收诊费，不以自己的医术谋取私利，所以行医一生而家道清贫。患者送旗送匾，他都谢绝。政府奖励和少数好友所赠予之旗、状，他都收藏起来，不愿张扬。

他在甘肃省中医院工作时，每天都精心诊治患者百余，认真负责，始终如一，常常不能按时吃饭和休息。有患者寻到他家里求治，周子飒一样认真接待。他最后一年重病住院期间，仍有许多人赶到病房找他治病，或有疑难疾病求于先生，他从不拒绝。他去世前三天，还给护士范秀英诊治妇科疾病，这是他一生中的最后一个患者。直至去世，他的病床前没有断过求医治病的人。

周子飒一生把大部分精力放在为民治病上，未曾着力于论著，又因受“文化大革命”影响，过早去世，遗著不多，只有《周子飒中医妇科》一本。甘肃省《中医医案医话集锦》一书，选录了他的多例医案。所遗大量经验方单，尚待整理。他的名字和主要事例选入《中医人物辞典》之中。他的部分医疗经验，被甘肃省中医学院和中医学校采用为教材，亦有被后人整理发表于医刊者。他晚年积极带徒，培养中青年医师多人。

周子飒中医理论全面而扎实，经验丰富，特点突出，尤其擅长仲景伤寒和中医妇科。处方特点是药味精练，量少价低而有奇效，许多医案被传为佳话。如 20 世纪 60 年代初，甘肃省某新闻单位幼儿园猩红热传播，多方医治无效，后请他诊治，每患儿只服几分钱的中药均得痊愈。又如天水市雕漆厂技师巨某，1948 年患肺脓肿，呼吸困难，体质虚弱，病情危重。1951 年请周子飒诊治，疗程两个月，患者病愈，再未发作，直到1985年终老去世，享年80岁。

在繁忙的医疗实践中，周子飘看到了现代医学的长处，认识到祖国医学在客观检查、急诊抢救等方面的不足，为了提高自身的诊疗水平，他总是不断努力地学习，孜孜不倦，到了忘我的程度。他经常利用一切可以利用的机会，向西医同道们请教、学习，点点滴滴，从不间断。他认为，作为一名中医工作者，在掌握好中医理论的同时，多掌握一些现代医学的诊疗知识，就等于用两条腿走路，就会有多一种征服疾病的方法，从而扬长避短，大幅度地提高诊疗水平。

从天水到兰州，周子飘先生闻名遐迩。他一生为中医事业，为人民的健康鞠躬尽瘁的精神，堪为后人之楷模。

正骨神手郭均甫

郭均甫，河南洛阳平乐镇人，是甘肃省近代中医伤科史上著名代表人物之一。生于1901年，卒于1977年。

1. 生平传略

洛阳平乐镇是蜚声国内外的正骨医术之乡，自清初以来的300年间医术日臻成熟，在中医骨伤流派中独树一帜。郭均甫少年时期即拜郭鸣岗、王宏基两位名家为师，学习内科、外科、针灸、正骨等专业，奠定了扎实的医学基础。后又拜郭耀唐先生为师专攻正骨学。郭耀唐是平乐郭氏正骨术的集大成者，在广大群众中享有很高威望。经过多年刻苦学习和医疗实践，郭均甫掌握了郭氏正骨术的真谛。

1920年，河南“霍乱”流行，疮痍满目，饿殍遍野，广大农村缺医少药，农民贫病交迫，目睹这种惨状，郭均甫从此遍走四乡为人治病。先后行医于开封、郑州、洛阳、西安、宝鸡等。

抗日战争爆发后中原地区相继沦陷，均甫于1944年携家旅居西北后定居兰州。不久即受兰州民间慈善组织万字会会长魏绍武先生的邀请，每天在该会义务施诊半日，免费为劳苦群众治病，以实际行动实践自己的诺言，得到社会舆论和报界的公开推崇。经过长期的临床实践，他对中医骨伤治疗逐日精深，自成一家，从此成为甘肃省医学界的中坚人物。

2. 成就骨伤传奇

郭均甫承其家学而勇于开拓，衷中参西而博采众长，善于学习和掌握新知识、新技术，使郭氏正骨不断发扬光大，因其独特的医疗风格和学术思想而自成一家。

郭均甫重视中医学整体观在骨伤科的指导作用。骨伤科疾病虽然是局部病变，也要确立整体观念，而不能只是头痛医头，脚痛医脚，要根据伤情区分是伤气血、伤筋骨、伤经络、伤脏腑等而采取不同的治疗措施。或局部，或全身，或局部与全身同时给予治疗，正是基于这种认识，郭氏在多年临床实践中继承和发展了中医骨伤科的治疗原则，改进了一些骨固定方法，提高了整复手法的科学性和技巧性，制定了新的药物配方，提高了疗效。

郭氏非常明确骨伤科学的治疗原则。他坚持辨证施治，重视内治与外治并重，局部与全局兼顾，静养与活动互补、手法与药物并用，辅之以器械，以达到治疗的目的。实践证明，这是治疗骨伤科疾病必须遵循的原则，这也是在祖国医学理论指导下，经过历代骨伤科名家的努力，逐步形成并趋于完善的。他通过数十年临床实践和经验总结不断使之条理化。

他早在20世纪40年代针对治疗骨折中包括上下关节的绝对制动方法及由此引起的并发症，提出了整复、固定和活动在治疗中的相互关系，认为筋骨主要作用是活动，一旦骨折，原有的活动功能丧失。治疗中用手法使骨折复位，夹板使骨折维持整复位置，包扎要松紧适度，关节早期活动要轻、慢、少，避免使骨折再错位，之后再逐步加强，这样骨折愈合快，功能恢复早，这个观点和治疗原则在当时是很可贵的。

对于骨伤科的内症——“内伤证”的治疗，临床上分伤气、伤血以及气血两伤，或根据伤势的深浅，分为伤腠理、伤经络、伤筋骨、伤脏腑等，由于气血循行于经络且相互依存，不能截然分开，临床上单纯的伤气或伤血，是较少见的，而气血均伤者居多。因此，在治疗中气血兼治而各有侧重，由于“气为血帅，血为气母”的相互依存关系，即使单纯的伤气或伤血，在用药中也应二者同时兼顾。局部受伤，由于经络内联脏腑、外络支节，气血营卫通路受阻，所谓“肢体损伤于外而气血伤于内”则“营卫有所不贯，脏腑由之不和”，故局部施以外治法涂药、包扎、固定、按摩、熏洗等，还要根据部位受伤时间、经络循行及脏腑证候，给予必要的内治从而达到预期的目的。例如就伤血来讲，有失血与瘀血之分，失血属虚宜补，瘀血属实宜破，同样是失血，由于损伤的部位、时间长短、失血的多寡、身体强弱及脏腑虚实的差异可出现不同的证候。同样，瘀血也有一系列的证候表现。对于这些不同情况，郭均甫在临床上不断总结，反复摸索，提出了一整套完整的治疗方法，经多年实践，疗效显著。

用药方面，在继承传统古方、验方的基础上均甫还加以改进和创新。如“损伤散”“扑伤安胎饮”“流产饮”“健瘩汤”“人参归鹿九”等。“消定散”“亡血三方”等都是郭均甫常用的经验方。其中“人参归鹿丸”对老年体弱者促进骨折愈合，恢复身体健康，效果良好。以上诸方以及均甫制成的“二乌散”“二消散”“加味金黄散”都已成为协定成方在甘肃及邻近几省多家医院批量制作，用于临床很受患者欢迎。

手法是诊断治疗骨伤科疾患极为重要的手段，手法的优劣直接关系伤症的预后。均甫结合家传所学，总结前人经验，学习现代医学技术，根据患者的伤因、伤史、症状、畸形等，设计手法程序，使每一手法操作更为准确，更有目的性。他常说“手法，简言之，拔伸捺正，离而复合而已”。对各种骨折，根据部位、移位情况，肿胀程度、肌肉损伤和损伤部位肌肉起止点等情况，施行手法，不能墨守一法一式，而要结合具体伤情，灵活应用。均甫总结手法是摸、离、推、按、端、托六法。如离法，他写道“骨折后断端重叠、旋转、成角，先使两端分离，才能再复其位”，也就是对拔伸捺正的简要说明。对于肿胀问题，他说“肿胀绝不是复位的禁忌证，只要早期正确复位，就可以避免严重的继发性出血和减轻、消除肿胀”。

手法与固定，是不可分割的，有了良好的手法复位，没有有效的牢固固定，骨折仍可再移位，故在不影响气血流通的前提下，固定要坚固牢靠，在不影响断端稳定的情况下，固定物尽可能要小。如骨干骨折，尽量不固定上下关节。在不影响骨折愈合的基础上，固定时间要短，固定器材可因地制宜，如竹片、木板等。均甫在一些骨折治疗中对手法和固定方法都做过一些改进。如锁骨骨折，他的固定方法是采用一长方形纸压垫，置于锁骨内侧断端下，另用一宽约 10 厘米的布带，由患肩上经过纸压垫，向下分别经过两侧腋下，在背侧与经过压垫的另端结扎。同时患侧腋下放置一腋枕，也用一布带穿过其中心而结扎于对侧肩上。这样既矫正了内侧断端因胸锁乳突肌的作用而向上向后移位，同时又通过腋枕、肩臂重力，使外侧端向外牵引，从而纠正缩短畸形，较好地达到了复位目的。又如肱骨伸直型髁上骨折，先在对抗牵引下纠正侧方移位，再屈曲肘关节，推顶端后侧向前，旋前前臂，使外侧断端能有效嵌插，然后固定。这种方法较好地预防了肘内翻的出现。在固定方面，为了防止骨折的向后侧方再移位，同时为了缓解固定时处于属肘位及压迫状态下关节内外侧肌群的膨隆及伤后肿胀。均甫较早就采用了超关节固定法，所设计的超关节夹板的内外侧板，在近肘部挖成半月形，这样既避免了对肿胀的压迫，又使得固定更加牢固，其他如对踝关节骨折、股骨下 1/3 骨折、髌骨骨折以及肱骨髁间骨折等整复手法及固定方法都有所改进。这些都使郭氏正骨医术得到新的发展。

郭均甫先生用他毕生的精力为弘扬祖国传统医学做出了不懈的努力和应有的贡献。

博采众长柯与参

柯与参，宁县九岘乡岳木川姜家台人，生于1903年，卒于1978年。

柯与参少时不幸，7岁丧父，15岁亡母，家境贫苦，以打柴售卖度日。他聪慧好学，酷爱读书，因无力上学，每日卖完柴后就去私塾窗外听课，被塾师发觉，当面测试，发现其学业竟优于所授学生，所以感到惊讶，遂破例免费入学。与参进校后，对知识如饥似渴，刻苦攻读，成为学生中的佼佼者。他17岁时以优异成绩考入甘肃省立第一师范学校，校长杨汉公因为欣赏他德才兼备，便以女相许。与参毕业后留校担任国文教员，后任兰州陇右学校校长。1926年与杨女结婚，夫妻恩爱，不料婚后第二年爱妻病亡，与参悲痛之余，夜夜青灯，发愤学医，矢志为穷苦人医治病痛，并先后去南京、苏州、上海、北京等地游学，向章太炎、恽铁樵、陆渊雷、施今墨等名医大家请教，奠定了深厚的中医理论功底。

1. 勤求古训，博采众方

立志学医后，他一边教学，一边自修，一边行医。为使自己成才，他将每月所得的微薄薪水，除去衣食所需外，几乎全部用来购买医药学书籍。举凡《黄帝内经》等各种医药学典籍，都无不购求，逐册苦读，累月积年，终成为甘肃屈指可数的中医藏书家之一。在医学知识的海洋中，他时而“如入金谷之园”，博采众家之英萃；时而“如登龙君之宫”，尽得百代之宝藏。他把有限的生命，大都用在学习上，很少看戏和电影，娱乐活动便是打太极拳、养花、逗猫。如今翻开其阅过的书，便能从字里行间看出他花费的心血。他从25岁就开始了行医生涯，他白天行医，夜晚苦读，或请教于前辈，或求知于书本，逐步积累了临床经验，提高了理论水平，渐渐成长为一个有真才实学的中医。

柯与参不仅“勤求古训”，向前人学习，而且“博采众方”，向今人学习，并且广泛搜集民间单方、验方。他年近七旬之时，在随甘肃省卫生局西医离职学习中医班学员到徽县深山老林里采药时，还指导学员搜集民间土单验方。

他不抱残守缺，亦无门户之见，所以既不属于“经方派”，又不同于“温病派”或“时方派”，而是熔各家学说于一炉，自成一家。故当有人问他属于中医哪一派时，他笑着回答：“为何非要属于某一派不可呢？时代在发展，科学在进步，历史上的学术派别，都有它的局限性，我们应当师其所当师，不应该盲目崇拜。《吕氏春秋·察今》说得好：‘譬之若良医，病万变，药亦万变。病变而药不变，向之寿民，今为殇子矣。’学习中医还要有虎穴探子的精神，穷原究委，知常达变，才可领悟其中之奥妙于万一。”正因为这样，他在祖国医学上才取得了精湛的造诣，尤长于妇科、儿科及消化系统疾病。兰州著名的儿科良药“健儿素”的处方，就出于他手。晚年，他又在钻研中医命门学说、气功疗法诸方面，取得了不少独到的见解。《柯与参医疗经验荟萃》一书，就是他一生含辛茹苦、呕心沥血的结晶。

2. 救死扶伤，解人之危

柯与参在向古人学习的时候，很重视学习古代医家的医德，张仲景、孙思邈、李时珍诸先辈的医德深深地影响了他。在他青年丧妻立志学医的时候，就下定决心“一旦学到技术，一定要为掏不起诊费的患者看病”。

他30多岁任甘肃省国医馆馆长时，在国医馆特意附设了一个诊所，给掏不起诊费的穷苦大众免费诊病，有时他还要倒贴药钱。在他行医的一生中，患者求诊，在力所能及的情况下，他总是满腔热情地有求必应，一些危重病证，病家半夜敲门请诊，他也毫无怨言。新中国成立后，他担任过甘肃省卫生厅副厅长等职务，尽管地位发生了很大变化，但他仍然坚持接待患者，他常说“救死扶伤，解人之危，是医生的天职”。

有一年夏天，他随同甘肃省歌剧团去陇南山区慰问野外工作人员。晚上，剧团一位女演员右腹部突然剧痛，拒按，右腿不伸，呕吐数次，呻吟不已。按原定计划次日就要演出，患者又是主演之一，病情如此严重，演职人员十分焦急。同行的西医人员，检查诊断为急性阑尾炎，建议连夜送往县医院做外科手术，然而山高路远，交通不便，夜行困难更大。此刻，与参当机立断，主张立即服中药治疗。当时有人持怀疑态度，要他为患者安全负全部责任。治病救人，迫在眉睫，与参顾不得其他，立即以清热解毒、活血通便之剂给予治疗。幸好山村小药店药物齐全，不时即买来煎好，亲眼看服，每三四小时服一次。一剂后，患者便下咖啡色絮状物许多，腹痛大减。第二天中午，服完第二剂，腹痛消失，行走如前，食米粥一碗。下午就能登台演出，和平常无异，众人无不折服。

这一妙手回春、化险为夷的生动事例，生动地展现了柯与参高尚的医德与过硬的医术。

寒门医子张之亮

张之亮，字维熙，秦安县人。生于1904年，卒于1989年。

张之亮出生在一个贫农家里，父亲是农村小手工业者，母亲是农家妇女。兄弟姐妹共六人，生活主要靠父亲修眼镜、配钥匙维持。

他天资聪颖，10岁时入本村私塾学习。历经五年寒窗，不但将四书五经读完，且能背诵如流，并练就一笔好字。但因家境所迫，不得不中途辍学，到邻县一个杂货铺去当学徒。几年的学徒生涯，除了“填饱肚子”外，什么东西也没有学到，于是决定回到本村学做裱糊工匠，这项营生比以前当学徒好，能挣几个钱帮助养家。

1929年春，甘肃遭大饥荒，穷人纷纷外出逃荒。张之亮也随之流向西安，在一个磨坊当小工，总算找到一口饭吃。然而最悲惨的是家中大哥饿死，父亲病死，他们一家老小的生存状况更是雪上加霜。

1930年，这场可怕的灾荒总算过去了。张之亮因为一次偶然的机会，进入了一位老中医的书房。原来，在磨坊的院子里，住着一位名叫蒋成邹的中医，蒋老先生就在家里为人治病。张之亮出于好奇，常偷闲去看老先生诊病开处方，老先生慢慢地也注意他了。一次，老先生有意地问了他家中情况，在听了他详细诉说后，才知道这个正在难中的青年还念过五年私塾，曾经是高才生。老先生深受感动，毅然提出要收他为徒。从此，他就在蒋老先生身边学医。不久，老先生的诊所经过民政厅备案，改为光华私立国医学校，张之亮既当学徒，又当学生，在这所学校里学习达五年之久。

四年中，张之亮替老先生写处方，跟随老先生出诊，从实践到理论都得到很好的磨炼。患者也逐渐熟悉这位小先生了。每逢老先生身体不适，患者就请他代师出诊，小先生从此也就小有名气了。

后来，年事已高的蒋老先生思乡心切，决定回四川老家，张之亮也不愿久留他乡，决定返回秦安故里。师徒分手，自有一番说不尽的依依惜别之情。

1935 年冬，张之亮从家乡来兰州。在兰州经过医务考试，取得行医开业执照，于是这位从农村来的乡下医生，就这样在兰州站住了脚。

他开始在城外同乡家的一间破房里坐诊。起初来光顾的患者，寥寥无几。后来日子长了，人们感到这个医生为人朴实，心地善良，对穷人有一种特殊感情。看病认真，见效快，收费低廉，对特别穷困者还分文不收。这样，登门求医的人越来越多。

不几年工夫，张之亮已是兰州屈指可数的名医了。但他并没有因此而飘飘然，不谄富骄贫，不媚上傲下，始终保持着自己的本色。登门求他诊治的大多是些社会底层，张之亮诊金比别人低，还在处方纸上公开印上“穷人免费”“赤贫赠药”等字样，说到做到，绝不食言。工作上他认真负责，一丝不苟。并谦虚谨慎，不摆架子，患者请出诊，不论白天黑夜，严冬酷暑，总是随叫随到。由于以上原因，穷人们把他当作自己人，自己的好医生。

然而张之亮并不为此而满足，一种迫切需要充实自己的强烈愿望使他下定决心努力上大学。他请来在中学任教的陈季渠老师为他补习文化。他白天行医，晚上学习，用七年时间学完了中学全部课程。机会终于来了。1943 年，当时的教育部门决定对边远地区学生进行优待，他随即向上级申请，由甘肃省教育厅保送到西北大学学习。四年的大学生活，他不但在学习上付出了极大精力，而且在生活上又一次饱受贫困的煎熬。当时，正逢抗战时期，物价飞涨，货币贬值，他准备好四年用的生活费，到校不到半年就已花完，以后的生活，就只好靠那点少得可怜的助学金勉强维持了。为了省下伙食费买学习用品，他有时不得不到学校食堂去“打游击”，搜集饭桌上的残汤剩饭借以充饥。

1947 年，他终于以优异的成绩从西北大学毕业了，应聘到兰州工业学校担任史地教员兼校医。1952 年，又被调任至兰州女师任教仍兼校医。

新中国成立不久，政府制定了中医政策，要振兴中医事业，在全国大办中医院校，培养大批合格的中医药人才。甘肃亦成立了中医进修学校，甘肃省卫生厅任命他在该校任教，他深知这项工作意义重大，欣然听从安排，把自己的后半生奉献给中医教育事业，直到生命的最后。

甘肃的中医事业能有今日之景象，甘肃省中医学校培养出的一大批得力的中医人员功不可没。张之亮是该校尽职尽责的好园丁。

张之亮退休后，仍勤奋工作，他与李子质老师合作摘编中医临床参考资料近百万言，先后发表《对无黄疸型传染性肝炎的认识和治疗》《慢性咳嗽治疗点滴谈》等论文，还编著出版了《金匮要略浅释》一书，给我们留下了宝贵财富。

张之亮不仅是一位著名医家和医学教育家，而且是一位颇负盛名的书法家，留给后人不少珍贵墨宝。在他几十年从医、从教的同时，还潜心研究书法，造诣很深。所书正草隶篆，秀美隽永，晚年作品，苍劲老辣，深受社会名流所钦羡，经常登门切磋求教，并邀其参加各种书法展览，深受书法界人士的好评。

张之亮先生于 1989 年 6 月 30 日与世长辞，享年 85 岁。

春风化雨王仲英

王仲英，名士杰，甘肃省兰州市人，生于1907年，卒于1986年。

其父王海舟精于中医内、妇、儿诸科，幼承家训，立志学医，在兰州国文专修馆（相当于高级中学）毕业后，于1933年考入北平华北国医学院深造，承蒙中医大师施今墨教诲指点，至1937年7月毕业返回兰州，除悬壶应诊外，受聘任中央国医馆甘肃省分馆副馆长。曾任兰州市中医师公会、甘肃省中医师公会理事长，兰山中医学校、兰山中学、兰州市总工会劳工子弟学校校长等职。1950年被推选为甘肃省中医代表，偕同甘肃省卫生厅厅长刘允中参加了国家召开的全国第一届卫生工作会议，受到了毛主席和周总理的接见。历任兰州市中医院医师、白银市人民医院主任中医师、兰州市政协委员、甘肃中医学院学术委员、兰州中医药学会名誉会长、甘肃省名老中医诊疗服务部主任医师等职。

他为人正直，胸怀坦荡，洁身自好，不谋私利，把父亲行医的积蓄和自己的收入，献给治病施药和兴办学校培育人才的事业，受到人们的尊敬。

他热爱中医工作，为发展中医事业，披荆斩棘，克服重重困难，于1938年春在兰州市东大街会馆巷（现张掖路东段）因陋就简，创办了“兰州国医院”，邀约于有五、李子质、苏抱诚、刘星元等中医师参加应诊。并组织同道进行中医学术研究。虽限于条件未设住院部，但对患者也提供了便利和有效医治。

为了中医团结，交流学术经验，提高医疗水平，他于1937年下半年带头发起组织学术性的“兰州市中医师公会”，在兰州工作的中医均可申请参加为会员。1939 年下半年，又筹办召开甘肃省中医师代表大会暨学术会议，成立了“甘肃省中医师公会”，公推王仲英任理事长。

鉴于祖国医学的发展缓慢，他认为仅靠老中医带徒传授，远远不能适应人民的需求。因此，为了多培养中医人才，冲破很多阻力，于 1946 年八九月，自筹经费，创办了西北唯一的一所中医学校，初名“兰山中医夜校”，校址在兰州市原上东关白衣寺院内（现庆阳路），至 1949 年改为全日制学校，校名改为“兰山中医学校”。至 1952 年由甘肃省卫生厅接办，合并于新成立的甘肃省兰州卫生学校。该校虽建校时间不长，毕业学生不多，但在社会上影响很大，起到促进中医事业发展的作用。

1982 年 9 月，他不顾年迈体弱，接受甘肃省政协委托，同裴慎之等同道亲赴临夏、临洮等州县考察农村中医药状况，为政协提供了有价值的资料。

为了早日恢复“十年动乱”中被撤销的兰州市中医院，他与王致廉等同道写书面材料，不辞劳苦，向省、市党政领导及报社呼吁，请求恢复兰州市中医院，其对中医事业的热爱，虽老不衰。

他不但忠诚于中医事业，而且一贯热心教育。1942 年他捐资为本市正德小学修建教室；1943 年他捐法币两万给皋兰县中学；同年又自筹资金创办了“私立兰山中学”，亲任校长；1945 年与兰州市总工会协力创办了兰州市总工会劳工子弟学校，担任该校校长，谢绝报酬，义务任教。又西北师范学院迁至兰州后，感慨图书资料不足，曾向社会人士征集，他慨然将家藏和新购图书五百部捐赠。此外，他还对无力上大学的贫寒学生资助学费和路费，如获得他资助考入北平师大等校的有任贵、吴国桢、杨炳泉、金葛英、王锡太、蒋朝华等 10 余人，资助毕业于中学的有刘振江、周学义、杨重义、罗学清等人，他对教育事业与人才的培养，社会人士称颂不已。

他医德高尚，作风正派，对待患者如亲人，“见彼苦恼，若已有之”，对求医诊病者，不论贫富，一视同仁，细心诊治，热情解答，诊费量力而行，不作硬性规定，贫苦患者免费施诊，遇有无钱买药者，还付给药费。慕名求治者，络绎不绝。每年冬、夏两季，为了防治群众的感冒咳嗽和痢疾，大量自费购药配制保肺丸和痢疾丸，公开施舍，分文不收。这种义举乡里有口皆碑，称为救苦救难的好医生。

他善与人交往，从不议论他人是非，更不炫耀自己。他虽慷慨捐助教育和社会事业，但自奉节俭，住房还是租赁的，不屑于经营个人的安乐窝。他一生勤恳，晚年欣逢盛世，感到为人民服务时短，唯愿抓紧时间多做工作。他做的好事，不是体现在一时一事，而是贯穿于一生，是极其难得的。

他的学术思想，约言之，有下列几点：

重视中医理论，强调必须学懂弄通《内经》《难经》《伤寒论》《金匮要略》等经典医籍。因为，医者皆知，《内经》《难经》是集医学理论之大成，对人体脏腑、经络、气血、病因病机、诊法、治则等，都做了详尽的论述，是祖国医学的基础。《伤寒论》《金匮要略》奠定了辨病、辨证论治的理论基础。正确的诊断和准确的辨证，从来是通过基础理论与临床各科理论的综合应用和正确分析才做出的。如果不学好这些典籍，正确的临床辨证与诊断无从说起，治疗也必偏离正法而带盲目性。

在医学理论和临证实践中，他强调应高标准要求自己，二者不可偏废。也就是说，绝不能某一方面稍有所得，就浅尝辄止，自以为已步入医学堂室，而应该既注意学术上的探讨，又致力于实践中的研究。不断总结提高，有所创新，此即唐代医家孙思邈所说的“博极医源，精勤不倦”之意，使自己成为在医学上永远进取的人。

提倡中西医结合，他认为中医与西医是在各自不同的历史条件和社会环境中，形成发展起来的两种不同理论体系的医学，但服务的对象是一致的，为人民防治疾病，都能奏效，如能互相学习，取长补短，必能提高诊治功效。因此，他强调要在学好中医学的基础上，积极学习西医学，做到精通中医，又通晓西医，首先他自己带头学习西医，中西结合，用以辨病、辨证，以求诊断更准确有效。

伤寒与温病学派的争论，他认为都存在门户偏见，殊不知《伤寒论》与《温病学》均源于《内经》，两者是一脉相承的，都是医学成就的总结，只不过是历史年代的不同。《伤寒论》是温病学理论和经验的延伸和发展，温病学补充了《伤寒论》之不足，只有两者融为一体，才能完整地说明外感温热的转变规律，也才能准确地采用辨证论治的有效措施。当然百家争鸣是能促进学术交流和医学发展的，但若囿于偏见，不从历史发展看问题，不从临床实际出发，争论也是没有意义的。

医教并重刘星元

刘星元，河北省迁安市人。生于1907年，卒于1986年。

1. 巧遇贤达　献身杏林

刘星元幼年家境贫寒，因父辈兄弟三人，只有他一个男孩，决定合力供他上学。中学毕业后，为了求学，当时条件只能报考不收学费而且供应伙食的师范学校。

还是在他初小时，有位老校长吴廷贵先生是位兼擅内科和针灸的中医。吴校长看中刘星元读书努力，就想把自己的技术传授下去，经常告诫他"做人必须学些实用的本领"，"看病是利人利己的好事情"等，并督促他背诵《医学三字经》《三指禅》《药性赋》等中医启蒙的医书。在他逝世前，又把全套的《景岳全书》等中医书籍留给刘星元，鼓励他好好学习。因此，在学生时期，他就同时开始了学习中医的道路。

在师范读书时，刘星元已能给患者开处方了，还常常利用假期到药铺帮忙，熟悉药物，熟悉患者。在他毕业后的11年当中，除了先后担任小学、中学的国文教师外，同时也兼任了学校的校医。当时他一边学习，一边行医，期间函授读完了华北国医砥柱总社全部的课程，和北京名医范更生老师有了数年间的书信来往。诊治的范围也不断扩大，有一次，一个患者，先是高热，后来大便溏泄不止，其祖母把旧鞋底在炕中烧热，从肛门处多次热熨，致使患者神志昏迷，不言语，不饮食，狂躁不安已达月余，家人两次准备后事。刘星元接诊时，诊断此病正是

《伤寒论》所说的“蓄血如狂证”，遂果断以桃仁承气汤治疗，一剂药后患者便神志清楚，后用异功散等调理而愈。此后医名大振。刘星元遂决定考取中医师后再正式行医开业。

不久，借一次教师进修的机会，刘星元去了北京，拜见了书信联系多年、向往已久的范更生老师。范老师见面后的第一句话就是“师访徒三年，徒访师三年，一直在等着你来呢”。从此正式建立了师徒关系。随后他也就住在范老师家中向其学习，并协助诊务。

1940 年他第一次参加了中医师考试，但未通过。

为了在国学方面进一步深造，在范老师的资助下，1941 年初他考入了华北国学书院。这个书院按照过去书院和大学研究院结合的办法办学，教授大都是当时在京的国学界名流，有马宗英、柯昌泗、姜忠奎、周怀迦、孙海波、孙念希、黄公诸、罗贞堪、黄宾虹等。在经史子集四大功课中，刘星元则偏重经史方面的学习。每日白天记笔记，早晚背书，十分紧张，但这也给刘星元以后中医方面的提高打下了良好的基础。因只有成绩优秀者才能得到奖学金，而对于刘星元这类穷困的学生也只有努力才有希望。

1942 年他再次参加中医师考试，被取为甲等第十二名，其中口试由萧龙友先生面试，曾当场给予鼓励，使他一生中都引以为荣。

2. 时局动荡，辗转异乡

中医师虽然考中，范老师和他的意见仍是先完成学业，然后行医不迟。但是 1942 年后，日寇在沦陷区的统治日益残酷，他的一位同乡同学，在北师大附中教书，无辜被日伪抓走，吃尽苦头，各方取保，才免一死。见面之后，一致认为北京不可久留，必须离开，于是他放弃了在北京开业行医的机会，结束了三年多国学书院的生活，自动辍学，悄悄逃离了北京，辗转来到兰州后开业行医了，但生活一直较为窘迫。

随着业务的开展，他诊务之余，还在《医谭》《现代医学杂志》等刊物上多次发表中医论文，并被上海中医药情报社、《西安平民医药周报》《上海现代医药》杂志社等聘为特约作者。这期间，他以滋阴潜阳法治愈上虚下厥案，用独活汤治愈小儿痉症、舌卷囊缩案，用遂豆丸治愈腹胀及气臌案，用独参汤治愈绝谷濒死案等都反映了他当时的治疗水平。由于亡国离家和对于国民党腐败统治的不满，这期间他结识了国民党元老包道平先生和进步学者李化方教授（新中国成立后任西北师院副校长），互相引为知己。他们对刘星元政治上的成熟给了很大的影响。包道平后因不满国民党统治，用自杀以示抗议，临死时写下了“鬼世界不能活”等愤恨的话。李教授临解放时也险遭国民党特务毒手，曾计划躲在刘星元家中，已准备了床铺，但因刘星元家中来往患者较多，最后只好躲在了别处。对国民党粉饰门面的国医馆，他也是采取不理睬的态度，不去参加其任何活动，只是治病应世而已。

3. 柳暗花明，医教并重

1949年新中国成立后，中医也得到了新生，刘星元在新中国焕发了青春。解放初他参加组织了兰州中医学校和上海国医研究社，招收培养了一批中医人员，并著成《中国药物学》上下册教授学员。1951年他被聘为全国卫生科学研究委员会中医专门委员会委员。1952年参加联合诊所。1954年加入甘肃省中医门诊部，后又受聘于兰州大学医学院。从这以后他便把全部的精力转入了中医教学工作，在1971年以前的时间里一直担任兰州医学院祖国医学教研组主任，兼附属医院中医科主任的职务。

高等院校的中医教学，虽然是白手起家，但刘星元从教材的编写到教学的组织，焚膏继晷，竭尽全力，还多次把在外校的全部代课费交给教研组购买教学实验仪器。在他和全教研组同志的共同努力下，到“文化大革命”前，教研组已发展到拥有中医、中药、针灸等各科实验室，拥有中药苗圃及两个附院作为中医科实习基地，这些在全国西医院校中也是发展较好较快的。

在教学和治学中，刘星元写出了数十万字的论文和教材，并参加了《中国膏药学》的主编工作。由于“文化大革命”的缘故，刘星元1971年调天水地区专心于中医临床治疗。“四人帮”被打倒后他重新振作，努力整理医案、医论。在老伴病逝的打击下，仍完成了《刘星元临证集》一书，在一心想做出新成绩的时候，却被病魔所袭倒，不能继续工作，只得与病榻为伍，于1986年走完了他不平凡的一生。

桃李成蹊李子质

李子质，1907年生，卒年不详。甘肃省宁县嘴子李村人。

他8岁入私塾，读四书五经。16岁就读于早胜镇小学，因品学兼优而考入省城兰州第一师范读书。毕业后立志行医，于1933年考入北平华北国医学院，于1937年7月毕业。

毕业之际，恰逢七七事变，北平沦陷，遂仓促离京，长途跋涉，辗转流离，数月后回到兰州。不久西去酒泉师范学校任校医，并坐堂行医。1942年，复返兰州第一师范学校任校医兼卫生教师，直至新中国成立。

20世纪40年代，中医事业备受摧残打击，在这种逆境中，他与同学王仲英、于有五、刘星元等人发出“中医自救，唯在办学”的号召，冲破重重阻力，毅然于1946年下半年自筹经费，创办了“兰山中医学校”，为兰州培养了一批理论与临床相结合的中医人才。

1951年，他被选调为甘肃省卫生厅中医科员，统管全省中医工作，组织成立各专区、县、市中医联合诊所及中医进修班，为壮大全省中医队伍，提高中医人员的水平，创造了良好的条件。

1953年，为发展中医事业，他奉命赴北京、武汉、长沙等地考察学习，返兰州后，于秋天创建甘肃省中医进修学校，卫生厅厅长吴忠兼校长，他任教务主任，全权管理学校一切事宜。为后继有人，不失时机，培养新一代青年中医人才，他提请上级，并经批准，从1957年开始招收应届中学毕业生，1961年正式改为“甘肃省中医学校”，担任教务主任至60年代末。在此期间，学校先后培养中医药人才（含进修生）近200人，学生中一部分早已成为专家教授；一部分已作为学术带头人辛勤劳作在中医战线上，真可谓“桃李满天下”。

他一生从事教育，认为办学最主要的是教师和教材。20世纪60年代前，国家尚未有统一教材，他亲自主持编写中医教材10余种，有效地解决了当时办学的困难。为补充师资力量的不足，他不惜代价聘请省著名中医和著名学者为学生上课。如聘尚坦之、杨作梓、魏继祖、韩定山等先生长期教课，这为众多学生的成才奠定了良好的基础。

李子质执教《内经》等多门课程。因学识渊博，被同道誉为“活字典”。他治学严谨，一丝不苟。讲课开宗明义，深入浅出，通俗易懂。他注意启发学生思考问题，理论联系实际，理论联系临床。在讲授经典原文时，首先强调讲透文义，文字懂了，医理便容易懂，这样可使学生文医兼修。

李子质青年时聪慧苦读，打下了坚实雄厚的医学基础，加之60余年的临床实践和近50年的教学实践，积累了丰富的经验。在几十年的艰苦耕耘中，逐步形成了自己的教学风格和学术思想。李子质对《内经》《难经》和张仲景学说，精读细研，深入探索。他认为：祖国医学的理论精华，全载于《内经》之中，为历代医家奉为圭臬，用以指导临床实践。经过反复验证，证明其非常正确精当，许多论述与现代医学相符合。所以他告诫后学者，要成为一个高明的中医，必须掌握好中医基本理论。这样才能在大症、难症面前，左右逢源，处理得当，达到升堂入室的境界。

他对《内经》七篇大论的学习十分重视，而七篇大论所论述的运气学说，正是祖国医学遗产中最灿烂的篇章。他认为中医理论的核心就是阴阳五行，天人合一。而运气学说就是在阴阳五行、生克制化的基础上反映了自然变化的规律与人体生理、病理变化这一整体恒动的内涵，知其然不行，必须要知其所以然。为此1982年李子质虽入迟暮之年，但仍精神矍铄，专为学校师生举办了长达半年的“五运六气”学讲座。运气不难学，他鼓励大家说，古人有道“锲而不舍，金石可镂”，只要坚持不懈地刻镂，就一定会啃下来。不言而喻，这对挖掘祖国医学遗产，使之发扬光大有着极深远的意义。

李子质根据《素问·四气调神篇》“春夏养阳，秋冬养阴”悟出，此为前人养生之要术，亦是“圣人不治已病治未病”的预防方法，使人“法于阴阳，和于术数”，达到健康长寿，以终其天年的目的。之所以阳盛养阳，阴盛养阴者，乃未雨绸缪，积极预防之意。他指出病之所由主要来自生活起居和情志失调方面。若人能在生活起居和情志等方面顺应四时气候的变化，善于调养，使体内阴阳平衡，情志自得，自能经脉流通，筋骨强劲，虽遭苛风暴雨，严寒酷暑，邪亦弗能为之害，这就是养生的最好方法。所以他主张对疾病要防重于治。他常告诉患者，治病不如防病。在临证时常遇到小儿消化不良症，其原因皆由父母之爱，对小儿强食所造成者，于是常向家长提出警告：“若要小儿安，必须三分饥与寒，若喂养得法，不治自愈。”凡遵此告诫者，往往收到良好的效果。

他主张临证时必须依据病情，辨证论治，必求于本，绝不能头疼医头，脚疼医脚，敷衍塞责，马虎从事。如小儿流涎一病，用丁香米酒调治疗。本病属下元虚寒所致，因下元虚寒，不能收受其下输之津液，致水道不能通调，津液不能下达，故从口腔溢出。丁香温中降逆，暖肾助阳，酒调敷脐，则下元寒去，水道通调，津液下达，涎流自止。他临证选方用药，配伍分明。如咳嗽一证，为临床最常见之病。尤以冬季外感咳嗽，其病程长，咳嗽剧，缠绵不愈，日夜不宁。他通过长期观察，认为冬天寒冷，阳气内收，而感冒以风寒居多，咳嗽亦多以风寒为因。又因患者体质差异，证情表现有别。若患者先有痰湿，外感凉燥，证见咳剧痰多，头痛，恶寒无汗，脉浮或弦，方用杏苏散；如外感咳嗽诸症，日久不愈，或愈而复作，先有喉痒，继而作咳，方用止嗽散；若外感风寒，证见咳喘气逆，痰涎不利，嘶嘶有声，方用华盖散。三方用药，习惯酌加知母、贝母者，因西北冬多干燥少雪，加之久咳伤津，津伤则燥，故用以润肺止咳，增其治嗽之功。治秋冬咳嗽，得心应手，常投一剂而愈者，举不胜举。

李子质一生以人忧为己忧，以人乐为己乐。他用大量的时间为同道和学生改书稿、修论文，何止十册百篇！他甘为人梯。他还编了《甘肃中医论文医案选》

《中医医论医案医话选》等书籍。撰写有《论春夏养阳，秋冬养阴》《心肾相交，水火既济》以及用日语译有《血痹与黄芪桂枝五物汤》等多篇论文。

由于他对甘肃中医教育事业和中医药的发展所做出的贡献，他被编入《甘肃教育名人录》一书。1990年冬被国家中医药管理局认定为国家级500名师带徒中医专家，1993年被甘肃省卫生厅授予“甘肃省皇甫谧中医药学基金奖”。他还历任甘肃省中医学会副理事长、顾问，甘肃中医学院学术委员等职。他一生恬静，淡于名利，勤于治学，每日经卷不释手，歌诀不离口，带徒诊病，三四小时，毫无倦意。因其道德高尚，学问精湛，为人谦虚而磊落，中医界中无人不尊其为导师。

真气运行李少波

李少波，河北省安平县人。生于1910年，卒于2011年。真气运行学创始人。

1. 生平及学术

李少波所创编的真气运行五步实践，以及以该实践方法为核心而构建的真气运行学术理论，在国内外已广为人知。代表作有《真气运行法》《真气运行论》等。他以近百岁高龄，还奔走于国内和东南亚一些国家，传播学术，培养学术接班人，更是引起了人们的敬佩和好奇。

李少波近百岁高龄时仍鹤发童颜，精神矍铄，思维敏捷，语言清晰，眼不花，耳不聋，说起话来底气十足。对学术上的事，他总能侃侃而谈，从上古“三圣”到诸子百家，从《黄帝内经》到《道德经》，从中医预防医学到真气运行学说，可谓如数家珍。

然而说来也奇，出生于1910年的李少波在幼年时体质却很羸弱，他曾患有肺结核、神经衰弱、胃肠功能紊乱等多种疾病，因治疗无效，祖父就向他传授了行气导引术，并赠其《黄帝内经》《勿药元诠》等医书，令其探索祛病养生之道。从此，李少波数十年如一日，不断实践探索，终于治愈了自己的顽症，并走上了由病而医，由医悟道的道路。

20世纪50年代，李少波先后在卓尼县医院、临潭县医院工作。期间，他把自己潜心钻研出的真气运行法首次用于临床，取得了满意效果。1961年，甘肃省卫生厅将他调往甘肃省中医院，并专设“真气运行法室”。1962年，李少波根据研究和临床所得，撰写了标题为《意守丹田及其他》的署名文章。在此基础上，他撰写了《真气运行法》专著。1978年，真气运行法作为甘肃省科研项目上马，经过近5年的临床研究和科学实验，证明真气运行对已观察到的80多种慢性疑难病症有显效。1986年，李少波对《真气运行法》进行了补充完善，题名《增订真气运行法》。1995年，他在原著的基础上，增补了素日所撰写的论文，定名为《真气运行论》。此后又经补充完善，撰写了《真气运行学》，于2000年在国内和海外同时出版发行，从而形成了完整的真气运行学术体系。

在济世救人的同时，李少波面向世人，毫无保留地传播真气运行法。20世纪80年代以来，他应邀赴全国20多个省、市传授真气运行法，还在国内多个高等学校进行中医理论与实践指导。他还远赴新加坡、马来西亚、印度尼西亚等国家，举办真气运行培训班，扩大了真气运行学术影响。2005年，被马来西亚真气运行学会聘为永久性学术顾问。

2. 养生秘诀

其实，练“吐纳导引”就是练真气，使真气运行通畅。想通了这层道理，李少波继续钻研《黄帝内经》“全真导气”理论，细读古代各家行气养生要旨，同时，结合自身实践，创编了一套自练自养的医疗保健养生方法，命名为“真气运行法”。其核心是用五步方法，让人们集中思想，调整呼吸，培养真气，贯通经络，挖掘人体内部的固有潜能，发挥自我调节、自我修复、自我治疗、自我重建等一系列功能，达到防病治病的效果。他的养生秘诀归纳起来有以下几个方面：

首先，恬淡无为，随遇而安。他始终遵循《道德经》“见素抱朴，少思寡欲”之训，对物欲看得非常平淡。不管是青年时期的漂泊生活，还是新中国成立初期在环境艰苦的藏区工作，以及后来相对比较优裕的生活条件，他都是随遇而安。老先生认为，一个人来到这个世界，一定要为社会民众做出自己的贡献，成为一个对社会有用的人；如果一味追求个人享受，就会丧失自己的志向；淡泊方能明志，对身外的一切不要有什么奢望；认准自己所干的事业，刻苦钻研，专心致志，终究会有成就的。正因为有这样一种思想，所以他一直以来不为任何琐事所累，总是以同样的心态工作和学习。在工作单位，从来不去考虑报酬的高低、职称的晋升、住房的大小。甚至不清楚自己每月的工资是多少；直到90高龄，他才搬进了单位修建的面积稍大一点的宿舍楼，之前很多年一直住在一套不足70平方米的房屋里。

再次，起居有常，养生有道。晚年，人们在谈到他何以健康长寿的话题时，老先生说，其实，只要遵守《黄帝内经》“法于阴阳，和于术数”的原则，人人都可以健康长寿。《素问·上古天真论》就说过“恬淡虚无，真气从之，精神内守，病安从来”。指出了一个明白的道理：人在清静无为的状态下，体内的真气便从之而生，并旺盛地运行；集中思想，神不外驰，则正气存内，邪不可干，疾病就无从生起。《黄帝内经》以人体为中心，突出论述了“真气运行”对防病治病、健康长寿的重要作用，揭示了返璞归真、虚无生气的要诀。李老说：“我并没有什么秘诀，只不过是按照《黄帝内经》的精神去实践而已。”解读老先生的谈话，再研究老人的平时修为，可以看出，他的养生观体现了遵循自然规律和人体生理规律的哲学思想，反映了人与自然同一性的世界观。他说：“人应顺应自然，对应自然，达到人天合一，阴平阳秘，百病不生；偶染微恙或身体失衡包括心理失衡，自身与自然失衡，就要调整，使各个系统保持平衡。”他自己平时就是这样去做的。比如，他的起居很有规律，在天气温暖的季节，早睡早起；在天气寒冷的季节，早睡晚起。这也是符合《黄帝内经》的思想和自然规律的。早中晚都要有一次静坐，习练他创编的真气运行五步实践养生方法，以培养自身的真气。晚上子时，他从不间断“河车搬运”法锻炼，以使自己体内真气旺盛而又有规律地运行，增强生命活力。有时也练习他所创的“捻指通经法”，据讲这种方法通过拇指分别和其他手指的捻摹，可以疏通脏腑经络。老人对大自然更是情有独钟，早年他晨起总要到树木茂密的地方习武练拳术，老了他也尽量多去和大自然亲近，呼吸新鲜空气，活动肢体。老人常风趣地告诉人们，要“行立坐卧，不离这个；离了这个，就是过错。”问到“这个”是指什么，他说：“就是时刻都不要忘了呼气意存丹田。通过注意呼气，多吸入氧气；并经常培养丹田真气，使真气旺盛地在体内运行，保持经络通畅，就会健康而不生病。”

最后，饮食有节，生活简朴。李少波教授在平常的生活中，保持着中华民族优良的传统观念，省吃俭用，反对浪费，富日子也当穷日子过。他经常对自己的子女说，一丝一缕、一餐一饮，都来之不易，要养成艰苦朴素的好习惯。同时，他还认为一个人的饮食，也和养生健康息息相关，暴食暴饮，挑拣食物对养生有百害而无一利。老人平时的三餐非常简单，以清淡少油腻为标准，有时一菜一汤，最多也是两菜一汤，甚至一碗汤面，一盘小菜就是一餐。用餐时，通常都是以七八成饱为准。对于高热性脂肪的食物，非常谨慎。他常说，讲究养生的人，要慎食“天上飞的雁鸽鸠，地上跑的犬马牛，水中游的鱼鳖鳅，地里长的葱蒜韭”。他认为上述生物，是高热性的，或是刺激性的，容易使人上火，出现炎症，或者能导引人体气机紊乱，不利于人体的健康。他在平素的生活中，对自己的要求很严格，有时甚至很苛刻。88 岁之前，他出门办事或办公，都是安步当车，路途稍远，也是以自行车代步。88 岁之后，子女们从安全角度考虑，力劝他再不要骑自行车，这才放弃了骑车。不奢望，不追求生活享受，知足常乐，成了他生活的信条。

他说自己的生活很平凡，没有什么值得宣扬的。希望对中医的预防学说思想多做报道。他常呼吁医学界应认真研究、发掘和总结《黄帝内经》的养生学理论和方法，使之发扬光大。他说：“无病先防是《黄帝内经》的重要精神，也是中医学的核心思想之一。只有抓住这个根本问题，才不至于舍本逐末，有效地解决保健养生问题。真气运行五步实践不但可以治病，更是预防医学思想的实践方法；而且还能开发人体智慧、健身延年。若能普及推广真气运行五步实践，这对振兴祖国医学，提高民族素质将会产生不可估量的影响。”

2011 年 9 月 28 日 17 时 29 分，在甘肃平凉崆峒山，他平静地走完了传奇一生，享年 102 岁。这位老人终其一生只干了一件事——创立真气运行学，并把它推向全国，传到海外。在尽毕生心血构建真气运行学术体系的同时，还试图补充《黄帝内经》“师之隐之”的第七卷“全真导气”内容，揭示上古真人之养生秘诀，为祖国传统医学做出了卓越的贡献。同时，他通过克服种种困难把祖国这一医学瑰宝推广传播，带给民众健康益智的福音，从而开创了医学史上以真法调控之先河，成就了医学养生史上的一代伟业！

他践行功法，过百岁无疾而终，证明了自己提出的观点：真气运行是人体生命运动的主要功能，人如果能掌握其运动规律，则可以达到健康、无病、长寿的境界。

医药兼通张汉祥

张汉祥，天津人。生于1911年，卒于1983年。

张汉祥毕生致力于继承和发展祖国的医学事业，在近半个世纪的医疗实践中，医绩卓著，誉满陇原，深受甘肃人民的信赖和崇敬。

张汉祥于1935年拜北平名医方伯屏先生为师，学习中医，以强烈的求知欲望，至诚的学习决心，勤求古训，博采众方，耽嗜典籍，如咬蔗饴，终于达到能通篇背诵《伤寒论》《金匮要略》《神农本草经》等中医典籍，并在中药、西药、化学等方面亦取得优异成绩。1937年考入北平协和医院药学讲习所，毕业后留在该院药局，从此步入医坛。

1940年北平沦陷，张汉祥应山西省立医院之聘，任该院药局主任。1943年辗转至兰州。在当时兰州的国立西北医院（后改为中央医院）任药局主任。兰州解放后，张汉祥积极投入社会主义建设。1953~1955年应邀到中央保健局工作，并多次受到毛泽东等党和国家领导人的接见。

张汉祥治学严谨，潜心钻研祖国医学，系统地攻读中医理论，博采各家之长熔于一炉，对中医整体观念颇具见解。他早年攻读西药，后改习中医，法仲景，专研《伤寒论》，至晚年仍熟背不忘，建树颇深。他师古而不泥古，“常中有变，变中有常，常寓于变，变寓于常”之法乃是其专长。在复杂多变的病证中，善于抓住矛盾，达其机而握其要。

张汉祥认为只有辨证精，方能施治准确。而辨证的基础则是中医独具特色之“四诊”合参。他对望诊，功力不凡，深有体验。有一肾炎患者，张汉祥视其“眼神”，其目正圆，断此患者将要发生抽搐，眼、耳、口、鼻皆会出血，后果不出所料。

张汉祥医德高尚，尊重患者。在他心中，患者是没有贫贱之分的，他诊治的患者既有工人、农民、干部、士兵、将军，也有不少是我们党和国家的领导人。他对刘少奇同志的“过敏性鼻炎”，辨证施治用一普通处方，数剂而愈。他以高超的医术使不少疑难顽症患者康复。

奇方妙治席梁丞

席作栋，字梁丞，武威人。生于1911年，卒于1981年。

席梁丞18岁高中毕业后，开始学医。曾先后从师于武威名医文仙舟、权爱棠先生门下。文、权两位先生学识渊博，治学严谨，席梁丞聪颖好学，尽得其传。学成后于1935年正式悬壶于武威城乡，深得群众信赖，慕名求医者盈门。然他并不以此为满足，更加发奋读书，尤其对《温病条辨》《陈修园医书七十二种》更是悉心领悟，并先后参加了北平国医砥柱社、兰州健民医学研究社，进一步探求中医奥秘。

新中国成立后，他活跃在诊病防病第一线，曾与同道徒步到城郊农村省病问疾，并开展防病接种工作，深受群众欢迎。1952年又参加武威专区中医进修班，修业一年。结业后，与权爱棠、李明轩先生等组建武威县民康诊所，任该所所长兼武威县卫生协会秘书。1958年赴北京中医学院教学研究班继续深造，在名医、专家学术思想的熏陶和启迪下，学术水平有了进一步提高。结业后，奉调甘肃省中医院工作。

席梁丞从医40多载，勤求古训，博采众长，形成他独特的学术风格，在内科、儿科、妇科等方面积累了丰富的临床经验，对温病、胃病、肾病、肝病及小儿泄泻、肺炎、惊风和妇女月经不调的治疗，更有独到之处，疗效卓著，从而名噪陇上。他集一生经验，著有《席梁丞治验录》一书，另有《凭脉与凭证》《阴盛格阳》《温热伤阴》和《重在辨证》《治贵权变》《痛经随记》等10余篇文章分别辑入《中医医案医话集锦》《中医医论医案医方选》及《名老中医医话》等书。所著《席梁丞医话》一书已定稿，惜未及出版而先逝。

他一贯注重经典著作的学习，特别强调对《内经》《伤寒论》要深入研读。对历代医著的学习，重视临床验证，兼收并蓄，师古不泥古。他认为中医中药以防病治病为目的，不论经方、时方、单方、验方和哪家、哪派，只要行之有效，就汲取其精华，用之于临床。故凭证拟法，紧扣主证，以收效为准。常曰："千方易得，一效难求，方不在多，有效则验；药不在贵，去病为灵；欲知效灵，实践最重。"他时刻注意汲取民间良方，去芜存菁，求验于临床，融为己见。"奇方妙治"是他治病特点之一。

席梁丞精于脉理，独具己见。他认为诊脉是中医特有的诊断方法，是临床辨证论治及判断疾病发展转归的重要依据。常说："学辨证不难，难在舍从，或舍脉从证，或舍证从脉。若舍从不慎，则失之毫厘，谬以千里。"

他曾治一少女，突发恶心呕吐，右上腹剧烈胀痛，肌内注射哌替啶稍能缓解，外科诊断为胆囊炎、胆道蛔虫。服乌梅汤后疼未减。疼痛发作时胃脘部有包块拱起，大汗淋漓，手足发凉，呕吐频繁，口渴不欲饮，舌苔白润，唯脉细数。席梁丞舍脉从证，认定证属脾胃虚寒，胃气上逆。治宜温中散寒，和胃降逆，以大建中汤合二陈汤加减治愈。

又一患者胸闷，腹胀，气短月余，伴纳呆，口干不喜凉饮，小便少，大便秘结。曾多次服黄芩、黄连、大黄、栀子、黄柏等清热通下之品，仍大便秘结不通，遂用灌肠排便。卧床不起，病情危重，住外院诊为"心肌梗死"。经治疗症状不能缓解。无发热之象，口干不欲凉饮，舌苔厚燥，舌心黄腻，脉沉滑迟。此证似属热属实，但仔细分析，脉沉滑迟，血压偏低，确属寒属虚。前为标，后为本，前是伪，后乃真，去伪存真，舍证从脉。综观此证是胸阳不振，湿郁气滞，真寒假热。治宜回阳益气，化湿祛痰，投以参附二陈汤加减，服一剂后症状趋向缓和，心率增加，腹胀减轻，但大便仍秘结，遂在大队温补理气剂中加入苦寒通便之味后，始自行排便。后用开胸利膈，扶阳活瘀法施治，病情大有好转，可在室内活动，胸部舒畅，纳食增，但仍口干气短，脉细略缓。心阳渐复，气阴仍亏，拟参麦养荣汤加减，终于痊愈。由此可见，正确掌握舍从，必须四诊合参，全面考察，以正确判定孰真孰假，孰舍孰从。

席梁丞晚年，学验俱丰，但仍“枕旁书常盈”，勤学不倦。学术风格以平补脾胃见长。谓“人生禀赋在先天，先天之本在肾，肾气足则生机旺盛。后天之本在脾，脾气强则气足血旺。治病求本，或在先天，或在后天”。他在长期临床实践中深切体会到，脾胃之病最为常见，调治脾胃之法也最多，要善于调治脾胃。治疗小儿泄泻，善从脾胃立法，力倡平补脾胃，又注重固护阴液。强调健脾勿伤阴，养阴莫碍胃。自拟“加减六神汤”治疗小儿脾虚泄泻及一切脾胃虚弱之疾，补脾益阴，疗效卓著。此方已为甘肃儿科治疗小儿脾虚泄泻的协定方剂，随证加减，广泛应用于临床。另外，如治妇科血崩证，立法总不离补脾固本，施药多从气血着手，谓气血源于脾胃，有形之血不能速生、无形之气宜当急固，用当归补血汤、圣愈汤、十全大补汤、八珍汤等方取效，似以补气生血入手，实是补脾以固统血之能。对于一些虚损证候，善于施以先后天并调，脾肾同补之法，收效显著。

席梁丞一贯重视医德修养，声望虽高，但对同道非常尊重，并善于同西医合作。他作风正派，为人忠诚，一生廉洁俭朴，勤勤恳恳，深受同道及病家的信任和敬佩。对后学者耐心教诲，数十年带教培养出的青年医生，大多已成为甘肃中医界的骨干。真谓杏林育桃李，声名遍陇原。

陇上学人王仲青

王朝选，字仲青，甘肃省天水市人。生于1913年，卒于1996年。

王仲青生前为天水市中医医院中医主任医师，甘肃省中医学会名誉理事，天水市中医学会名誉理事长，天水市及秦州区政协委员、常委、医药卫生组组长，天水市中级卫生技术职称评审委员会副主任，天水市科协名誉委员。

王仲青从事医学教研66载，有深厚的中医理论知识和丰富的临床经验，精擅内科，兼及妇儿，对心、肝、肾、脾胃病及外感热病尤有专长，对麻疹、小儿肺炎等病辨治疗效颇佳。临床遵仲景，法东垣，师古而不泥古，遣方用药以畅气机，和胃气，护津液为要旨，用药轻灵，远苦寒，忌克伐，扶正固本，绝少变证，经方活用，效出前人，每于平淡中建奇功。对疑难重证每多良效。其基本学术经验可归纳为以下几方面：

1. 危重之病当先扶正，攻邪去疾法要适度

王仲青十分重视正气的作用，强调正气平时宜调摄，既病之后更宜顾护。具体体现在：重危之病宜先补益固摄元气为主，先留人后治病。如治疗喘证、猝心痛、呕血黑便、鼓胀、妇人崩中、大吐大泻之后等病症时，都强调固摄元气为先，再及其他的治疗原则。认为此类患者若一味攻邪，患者身体不支，恐病未除而身先亡，常用方药如独参汤、生脉散等。治不伤正，在使用对正气可能有损伤的治法方药时，要求掌握适度原则，中病即止，量少渐进，剂型变化等。如清而勿肃

杀，消而勿克伐，行气勿伤正，活瘀勿耗血等，均体现了不欲损伤正气之意。

2. 重视脾胃后天化源，毋伤中土健养为先

脾胃为后天之本，气血生化之源，经云“有胃气则生，无胃气则死”。故无论内伤外感，新久轻重，王仲青均十分重视脾胃，时时以保胃气为念。体现在：治不伤胃。如对苦寒清热之剂的应用，主张药量宁轻勿重，宁可再剂，勿令过用，败胃伤中。临证之时常于清热方中加生姜以制苦寒，可避免寒凝肃杀之弊。如治不寐属心肝火旺者，常投龙胆泻肝汤加减，以苦寒直折而取效，但很注意掌握龙胆草、黄芩、焦山栀、黄连之药量，并常配肉桂辛甘大热，以为佐引而入心肾，引火归元；同时监制该方苦寒之性。又常以温胆汤、交泰丸、龙胆泻肝汤数方先后加减使用，清胆和胃不令胃伤。又如使用补法补药易于壅滞闭塞，如补气能令人中满，补血滋阴易滋腻碍膈，要用好补法，王仲青惯于补中寓通，动静结合，可加陈皮、木香等。另如消导攻逐之剂也易伤胃，运用之时注重剂量，中病即止，或攻补兼施。如治疗鼓胀，常喜以散剂攻逐水淤，以汤剂健脾益气和中。调补脾胃：此法为其所常用，内伤杂病用之更多，如健脾益气常用四君子汤、补中益气汤加减；和中常以平胃散、异功散、藿香正气散以及二陈汤之类加减；滋养胃阴喜以南沙参、石斛、生山药等组成养胃阴方，对慢性胃病久治不愈者多获良效。饮食调养：适于慢性病或久病之后体虚。饮食调养是其十分重视的方法之一，相对于用药调理脾胃，有不可替代之功。常谓“中土万物母，调养和为贵，调养勿杂乱”。调养包含了调理补养、保养之义，总以调和脾胃为主。中土一健，四旁始得灌溉。而调补脾胃最忌庞杂，因病久脾胃本虚，若急于建功，药物杂乱繁多，反而加剧脾胃负担，徒增其害。常喜用药食两兼之甘淡平和之品如小米、山药、百合、大枣等。而甘淡平和之最者，又无过人们常食之五谷杂粮果蔬禽蛋之属。在病情减轻或将愈之时，嘱患者隔日服药甚或停药，只以饮食调养收功。即《内经》所谓：“五谷为养，五畜为益，五菜为充，五果为助，谷肉果菜，食尽养之。”仲景服桂枝汤后啜热稀粥以助药力，均说明了饮食调养的重要性。

3. 肝胃脾肺之功能失调，疏理气机并言语开导

中医认为人体一切活动无不赖气之推动，气源出于中焦，为肺所主，外护于

表，内行于里，升降出入，周流全身。脾主升清，胃主降浊，为气之升降出入之枢机。肝主疏泄，气之畅行有赖肝气条达。故气机之调畅与肝胃脾肺关系十分密切，若肝胃脾肺有病，或他病影响到这些脏腑，使气机不畅，运行受阻，便可发生诸多病症。故调畅疏理气机为他临床所擅用。常用方如四逆散、柴胡疏肝散、逍遥散、四（五）磨饮子、四七汤等，药如柴、枳、朴、香附、青皮、陈皮、木香、槟榔、大腹皮、川楝、佛手、沉香、台乌之类。又疏理气机，亦非只用药之一途，王仲青临证时对此类患者常以情志疏导之，循循善诱，说理透彻，好言劝慰，以情动人，鼓励患者放下思想包袱，常收事半功倍之效。

4. 外感内伤耗液伤阴，法宜清滋养阴保津

天水地处陇东南，秦岭山脉贯于其境，气候温润，温热病邪较多，患病后易伤津液。天水医界素擅运用养阴滋液之法以治伤寒瘟疫。王仲青汲取其学术精华，临证因人制宜，运用清滋养阴保津之法得心应手。无论外感热病，还是内伤杂病，属津伤者辄随证加减施治。善用之药如南沙参、北沙参、麦冬、玄参、葛根、芦根等。

5. 重四诊合参辨证辨病相结合，随脉证把握标本缓急而定论

王仲青主张辨证应与辨病相结合，同一疾病可见不同证候，治亦不同；多种疾病见同一证候，治法则同。又中医辨证并不排斥西医对疾病的诊断，相反还可利用现代科技手段，为中医诊断助一臂之力。如对无症状之糖尿病，只要检验血糖等能确诊为糖尿病，虽无明显临床症状仍可按消渴病治疗。望闻问切四诊应参合而定，其中望问二诊尤应重视。切脉非积累相当经验，难以得心应手。如结代之脉，古人多认为不治，王仲青先生结合自己数十年经验，认为此类脉中有相当一部分不像前人所说是绝证。即如现代医学之风心病、冠心病、肺心病等器质性心脏病见此脉者，只要调治得当，带病延年逾20年者亦不乏其例。又急则治其标，缓则治其本，也视脉证情况而定。如有些病，虽标证甚急，但因根本虚弱，若一味治标，势难取效，而治本始能使标证得除。如治“胸痹”每兼心血瘀阻之证，用活血化瘀可效，但效不持久且易复发，且常伴有心气不足之象，气虚既久易致阳虚，也易致心阴亏耗，但以气阴两虚者居多，治以补益气阴为主，辨证施治，

较单用活血化瘀疗效为优。他常喜用生脉散加炙甘草、降香、郁金、远志等。又如治一消渴患者，虽西医诊为糖尿病，但无消渴之证，而是以水肿为主，久治不效，遂宴请王仲青，在辨治时以水肿立论，病机上强调阴虚燥热，其余兼证，可不予多考虑，处方以六味地黄汤重用泽泻，加玉米须30克、肉苁蓉10克而取效。

王仲青在强调辨证施治的同时，也很重视专病专方的应用。如治水肿日久阴虚常用六味地黄丸；吐血用自拟参蚋二黄汤；久泻用半夏泻心汤、乌梅丸；食积用自拟楂黄荡积汤等。

6. 遣方药忌胶柱鼓瑟，中肯綮须活法圆机

王仲青处方讲究药简量轻，轻清灵动，师古而不泥古，一般不喜用大剂量多药味之方。但对危重急难之病，亦不排斥大剂重方。如治腹中暴痛之自拟大黄灵脂汤，大黄量用至30~60克；治宿食停滞之自拟楂黄荡积汤，大黄、山楂量用至30~60克。对鼓胀、水肿患者，甘遂、商陆、巴豆亦用，唯剂型随证而变，重视食养。

他很注意从正反两方面汲取经验教训，如20世纪70年代初，治一重症破伤风患者，用五虎追风散，散剂预服，不料家属竟将一料药当作一日量服下，结果痉止搐停，获意外之效。他常以此例告诫学生，临证用药不可胶柱鼓瑟，必须活法圆机，始能药中肯綮。20世纪60年代王仲青下乡巡回医疗期间，遇一脑膜炎患儿高热惊厥昏迷，当时农村西药奇缺，同行一西医专家叹无脱水药可用，王仲青谓：我有中药脱水药，但苦于不能入患儿口。其谓：只要有治病药，我能以鼻饲入之。他为处五苓散方，胃管鼻饲日进两剂病大退，后调理病愈。

王仲青治学严谨，处方用药灵活多变，其学术思想值得后人仔细研究与揣摩。

妙手回春窦伯清

窦伯清，原名窦澂，甘肃武威人，生于1914年，卒于1988年。

1. 求学上进，成绩斐然

窦伯清幼年就读于武威县清应寺私塾，1927年转入武威国学专修馆，1930年辍学经商。在此期间，亲人因病被庸医误治而丧生，悲愤之余遂立志学医，刻苦攻读中医基础理论，以《医学三字经》启蒙，从简至繁，由易而难，逐渐涉及《伤寒论》《金匮要略》《内经》《难经》等经典医籍。学习之余窦伯清常义务为乡邻亲朋诊治，颇多效验，由此学习志趣日浓，凡遇疑难重病，就求教于其他医家，由此获益良多，学识日增。

为求深造，他于1930年10月前往兰州积善针灸馆，研习中医，进一步系统学习了中医及针灸专业技术，1939年底结业，后返故里，1940年正式悬壶于武威。

由于他治疗的疑难杂病非常多，所以名声大噪，慕名求医者络绎不绝。但他并不以此而满足，学习更加勤奋，对《医宗金鉴》《陈修园医书七十二种》《医林改错》等重点研习，并于1948年参加了北平国医砥柱社，进一步探求中医学术，并任武威分社社长。新中国成立后，中医事业犹如枯木逢春，窦伯清活跃在诊病防病的第一线，深受群众欢迎。

2. 博采众长，见解独到

窦伯清从医50余年，治学严谨，对医术精益求精，形成他独特的学术思想。

其在内科、儿科、妇科及针灸等诸多方面经验颇丰，对中风、消渴、虚劳诸病的疗效尤为卓著，深得患者信赖。晚年，其学术思想与医学经验被整理成《窦伯清医案》《烂喉丹疹》《中风》《湿热水肿》《消渴》等著作。

窦伯清认为医者要精研医理，吸取各家所长，摒弃偏执之短。倡导在学术上避免门户之见和卑尊之分，对历代各家学术之争，从不厚此薄彼，认为各有可取之处，对各家之术总是潜心研讨，求验于临床，融为己见。

他在治疗时强调审证求因，循经定治，理法方药一线贯通。认为“辨证不明因，治疗无经循，用药效不灵，花钱甚误命”。临证拟法，紧扣主证，处方法度严明，用药简练精当，经方时方并用，尤善用《金鉴》之方，从不开面面俱顾的杂方、大方。他常说“杂方、大方，貌似各症均管，面面俱顾，其实反映了辨证不详，用药无法，形式上瞻前顾后，其结果喧宾夺主，其力不专”。

其用药一般都在八九味，真正做到了简、便、廉、验。处方用药审慎缜密，时刻不忘顾护正气。如用理气剂时，慎用刚燥之味，恐伤胃阴，用养阴药时，主张复勿滋腻，毋碍胃气。拟汗之法，先考虑保津，配合清滋之方，尤顾其扶正。窦伯清晚年学验俱丰，但仍“枕旁书常盈”，勤学不倦。他擅长益气活血、祛瘀通络。在治疗心血管疾病时，对王清任《医林改错》和唐容川《血证论》甚为推崇。如对于中风，他认为“是气血虚衰后导致肝肾虚衰；虚则气馁，瘀者偏废”。因而在治疗方法上主张“气充神自清，血足瘀自消”，所以在“中风”患者治标之后，便转为病因治疗，运用益气活血，祛瘀通络之品，体现了他师古而不泥古的学术思想。

3. 德才兼备，杏林楷模

窦伯清一生俭朴廉洁，为人朴实，平易近人，深受同道、患者及后学者的信任和敬佩。不仅因为其医术高明，主要是其德行使然。窦伯清对求医的患者，无论高低贵贱、长幼妍蚩皆一视同仁，认真对待。

窦伯清对中医事业精诚所及，鞠躬尽瘁，成绩卓著，蜚声西北。在甘肃省中医院工作时，从不因为自己的学术地位高而压制不同的学术观点，而是提倡学术争鸣，鼓励青年奋发自强，亲自带教培养后学，可谓桃李遍陇原，大多成为甘肃中医界的中流砥柱。

陇原神针张涛清

张涛清，烟台人，字巨源。生于1915年，卒于2002年。

他1929年拜当地名医王玉为师，学成后在烟台、北京等地行医。1952年在中央卫生部主办的针灸研究班深造。同年11月加入抗美援朝总会卫生工作委员会针灸医疗队。1953年2月随队赴西北工作，在西安、咸阳、宝鸡、天水、兰州等地疗养院为志愿军伤病员服务，因医术精湛，疗效卓著而声誉日高。其后，他受命于甘肃省人民政府卫生厅筹建中医门诊部和甘肃省中医院。1986年他积极倡导和亲自组建成立了甘肃皇甫谧针灸研究所。

1. 勤研古训，博采众长

张涛清自幼拜师习医，学习刻苦，对中医经典著作和基础理论反复研读，孜孜不倦，并能背诵如流。他常说，学好针灸，首先要学深学懂《内经》，细心研习《灵枢》的通篇条文，再则要精读《难经》和《针灸甲乙经》，进而博览后世各家著作，才能执简驭繁，左右逢源，知常达变，随心应手地处理各种病症。除此之外，别无捷径。

他在半个多世纪的行医生涯中，求拜了不少名医，为了学到各家的绝技，他有意扮装成“患者”，领教他人取穴、进针、行针等操作手法，亲自体验针感以丰富自己的实践经验，就连徒弟的点滴效方他也肯搜集采纳。

2. 师古不泥，求实创新

张涛清治学严谨，学识广深，理论扎实，注重实践。他反复强调理论联系实际的重要性，经常谆谆告诫后学：一个针灸医生，必须有扎实的理论与实践基础，既要精通针灸学理论，又要掌握实际操作手法。只有深入学习，才能掌握基本理论，不断反复实践，才能熟练操作手法和技巧。临证治疗，他四诊合参，辨证论治，谨守病机，因病施术，循经选穴，灵机活法，随症变通，不拘于常。他将古人和同道的多种手法结合自己的临床经验逐步操作提炼为“徐疾、提插、捻转”的复合针法，形成他个人独特的针刺风格。他针灸取穴不在多而是精与准，手法不是杂而是熟与巧，只要行针得气、气达病所，就达到针刺目的。临床上每遇复杂的病症，他并不采用多针久留之法，而是仅仅选取关键的几个穴位，甚至一个穴位，施用长针，透穴不留针的适当补泻手法，往往能获卓效。如对急性扭伤，他不拘泥于“腰背委中求”，而是取足三里，不取腰部临近之肾俞、腰阳关穴，而是针腹部气海穴。常能收到针到痛止，立竿见影之效。

3. 重视脾胃，强调补中

张涛清一贯重视《内经》《难经》《针灸甲乙经》的基本原理，着眼整体观点，注重脏腑经络相互联系，协调阴阳平衡。又受张仲景、李东垣以及叶天士等论述的影响，提出了在针灸诊疗上重视后天之本，调理脾胃、补益中气的观点，主张调经络，保中气。经反复实践、兼收并蓄，综合归纳提出了“五穴方”以培养后天之本，扶正以祛邪，治疗多种疾患。“五穴方”由下脘、天枢、神厥、关元和足三里组成，具有和胃健脾、理气导滞、扶正固本、祛除邪毒、平调阴阳之功效。张涛清在临床上用治细菌性痢疾、胃及十二指肠球部溃疡、胃窦炎、胃痉挛、肠炎等消化系统疾病均有显著的疗效。他还根据李东垣关于“脾胃虚则九窍不通论”和“胃虚则五脏六腑十二经十五络四肢皆不得营运之气，而百病生焉”的论点，结合《内经》关于脾胃为后天之本，气血生化之源，脾主肌肉，主四肢等理论。拓宽“五穴方”的运用范围，针对现代医学治疗效果欠佳的胃下垂、结肠炎、重症肌无力、进行性肌营养不良等与中医脾胃有关的疾病进一步调整穴位配伍，治疗观察，也能获得较好疗效。

4. 医术精湛，医德高尚

早在20世纪50年代，张涛清就十分注重针灸的科学研究工作。先后对细菌性痢疾、糖尿病、小儿麻痹后遗症、大叶性肺炎、咽喉炎、声带小结、视神经萎缩、淋巴管炎、脑炎后遗症等病专以针灸进行实验治疗，均取得显著疗效。自1956年始，就开展针灸对急慢性细菌性痢疾的临床治疗和实验研究项目，其论文于1987年在北京举行的世界针联成立暨第一届学术会上交流。由他组织领导的矩阵式针灸治疗截瘫的论文于1990年在巴黎召开的世界针联第二届学术会上予以宣读。

张涛清自解放初来甘肃，由于他医术高超受到广大患者的信赖和赞誉，因而被再三挽留于甘肃。30多年中，不管工作多繁忙，总是把大部分时间放在诊治患者、查房和指导科研上，对于慕名前来求医的各地患者，不论职位高低，他都一视同仁、热情接待、精心治疗。1990年他身患结肠癌，术后很多人为他的健康状况担忧，而他精神刚刚有所恢复时，病房和家里便成了他的临时诊室，他在千里陇原享有极高声望，有陇原“神针”之称。日本出版的《中国针灸、气功、按摩名人》一书中，就有张涛清事迹的介绍。

5. 诲人不倦，甘为人梯

张涛清将自己全部心血奉献给了中医针灸事业，当国家两部一局《关于采取紧急措施做好老中医药专家学术经验继承工作的决定》下达后，他为响应国家号召，主动要求多带徒弟，多出一份力。此时正值他患肠癌术后住院，又承受着化疗后的严重反应，但他毅然签署了“师徒继承协议书”，并带病参加了全省拜师大会，他和往常一样，不厌其烦地向徒弟传授针灸技艺和学术经验。当今陇原杏林桃李芬芳，针灸事业后继有人，这是他数十年辛勤培育浇灌的结果。

“叶落归根”是中国人的传统，张涛清本是烟台人，自20世纪80年代起，山东省卫生厅曾多次邀请他回原籍协助筹建烟台旅游疗养院、烟台大学针灸系，都被他婉言谢绝。他早就对弟子说过：我热爱故乡烟台，但我更喜欢养育我的甘肃，还想在有生之年，老骥伏枥，为振兴甘肃的中医针灸事业当好人梯、路石，能把自己的一切奉献给陇原大地，是我最大的心愿。1991年5月他在青岛、烟台疗养期间再次谢绝了各方面的挽留，毅然将家乡的全部家产处理一空，告别了故里，重返甘肃履行带徒任务，决心在陇原安度晚年。

张涛清从医60余载，虽长期担任行政领导，但对针灸医、教、研工作坚持不懈。他治学严谨，精研医理，博采众长，勤于临床，经验丰富，著述甚多。他为继承发扬祖国医学遗产，为甘肃的中医针灸事业的振兴和人才培养，为甘肃中医院和皇甫谧针灸研究所的创建和发展付出了巨大的心血。

西北针王郑魁山

郑魁山，河北省安国市人。生于1918年，卒于2010年。是我国现代一位享誉海内外的针灸学家，称“西北针王”“中国针灸当代针法研究之父”。

郑魁山师承祖国医学，带领全家，主持医疗、教学和科研工作。他多次出访日本等国讲授医学和在国际针灸进修班、研讨会上传授技艺，赢得一致好评。他的医学著述一再出版，且被传向国外。为了弘扬祖国的医学，救死扶伤，济世活人，他孜孜不倦，精益求精，把郑氏针灸贡献于祖国。

郑魁山出生于河北省安国市一户针灸世家。安国市是华北的药都，有传授中药中医的传统。从他的曾祖起，就用针灸术为乡民治病。到了第三代郑毓琳，通过勤学苦练，继承和发展了前人医术，在冀中及京郊一带游方行医。由于医德高尚，疗效显著，名气遍及京华。郑魁山幼时读完私塾后，就跟随父亲学医，白天随父门诊或出诊，晚上攻读古代医术著作，在父亲指导下学习气功、按摩，熟悉穴位，练习针法。1935年春，当地流行麻疹，他跟随父亲出诊，遇到患者，先在父亲授意下针刺，针感不到位时，再由父亲施治，这样言传身教，使郑魁山得到了切实的锻炼，逐步成长起来。1937年1月中旬，父亲因事外出，来了一位患者，左腿剧痛不已，左臀肌肉隆起，腰椎右斜，不能坐立。郑魁山当即针刺左秩边、环跳、委中、承山各穴，用平补平泻法，患者症状不减，三天之后，郑魁山用心思考到夜半，恍惚中忽然听到父亲的声音“这个患者得的是痛痹症，要按《子午流注》和《灵龟八法》推算，用巨刺法针健侧”。次日，按照这个诊断治疗，三日后患者康复。郑毓琳回来后，知道了这件事十分高兴，勉励郑魁山努力钻研医术，为乡亲们解除病痛，专门办桌酒席表示祝贺。次年，郑魁山年满 20 岁，父亲为他办了出师仪式。当着众人，送给郑魁山一盏马灯、一把雨伞，语重心长地说：“马灯夜里照明，雨伞雨天遮雨。今后，不论路途远近，不管夜黑雨雪，只要有患者求医，不计较贫富贵贱，都要前去诊治。这是咱家的规矩，你一定要做到，否则，就不是郑家的传人。”

抗日战争开始后，吕正操将军率部进驻冀中，带领群众开展敌后游击战。郑毓琳响应共产党的抗日救国主张，带头捐款，共募得银圆 1 000 块，战马 18 匹。在为患者治病时被日寇打伤，在八路军的宣传教育下，郑魁山参加了抗日救国斗争。1939 年 1 月，被选为村经济主任，一面办理土地登记等事务，一面继续行医。

1941 年夏天，调任东门乡当会计，白天应付日伪军，晚上为八路军伤病员治疗。次年，由于叛徒出卖，他被日寇抓去，逼他交代为八路军办事的真相，他坚决不承认，遂被推入土坑内进行活埋。这时，被他治好病的伪军小队长李焕文（八路军的地下工作人员）出面担保，说他只是个医生，不是八路军，才被释放。1943 年春天，日寇又一次扫荡，实行杀光、烧光、抢光的政策，郑魁山和大批群众被抓，当场刺死多人，又一次威逼郑魁山交代八路军的所在和谁是共产党员。当遭到严词拒绝后，日寇就鞭打他，还用刺刀戳伤他的双脚以致昏倒。正在紧要关头，又是那位升任为县伪军中队长的李焕文向日寇保证和说情，才得到释放。为了治疗伤病，郑魁山前往北平，在日伪和国民党的反动统治下，生活很困难。他一面为患者治病，一面参加中医师考试，经过努力，取得了中医师证书，1947 年正式挂牌行医。

1949 年，北平和平解放，郑魁山感到欢欣鼓舞，决心发挥一技之长，为父老乡亲们治病。他参加了北京市中医学会，报考中医进修学校深造。毕业后和几位同仁合办联合诊所，还把父母接到北京一道为患者治病。1952 年，郑魁山任西单区中西医小组组长，积极开展爱国卫生运动并获市卫生局奖状。同年冬，任医疗队队长，赴山西省为 8 000 多名中国人民志愿军伤病员治病，效果显著，国家卫生部专门召开了经验交流会加以介绍。1953年起，中央机关一批领导干部先后慕名求医，郑氏父子热情接待，区分病情，悉心诊治。其中，对视网膜出血等眼底病症，更是采取平肝补肾、活血化瘀、清心明目的方法，运用“烧山火”“透心凉”等独特手法坚持治疗，使患者体质增强，逐步复明。这种可喜的疗效，赢得协和医院眼科专家罗忠贤教授的称赞，认为用针刺热补疗法，安全可靠，化瘀生新，比西医的发热疗法效果好。

1954年春，通过齐燕铭、范长江等人的介绍，郑魁山父子进入了华北中医实验所，分别被评为卫技三级针灸专家和九级主治医师。他们经常去中南海为中央领导同志治病。当年6月的一天，他们在为周总理诊治后，被留下共进晚餐。周总理向他们讲述党中央重视中医，提倡中西医结合创立中国新医学的方针，勉励他们继承和发扬祖国医学传统，治病救人，为增强人民健康服务。邓颖超大姐又陪他们划船游览中南海，鼓励他们全心全意为人民服务。受到这样的礼遇，郑魁山父子深受鼓舞，一再表示，要坚决跟着共产党走，一辈子为人民服务，决不辜负周总理、邓大姐的教导和期望。1955年，中国中医研究院（现改名“中国中医科学院”）成立，郑魁山父子担任该院针灸研究所第三室主任和助理研究员，他们忠于职守，努力工作，受到各方面好评。1958年春，印度共产党中央领导人姜博卡（女）患严重类风湿性关节炎久治无效，来中国求医，卫生部指定由郑魁山父子为其诊治。他们仔细诊断，精心治疗，半年之后患者康复出院。回国前，姜博卡称赞他们是“神针”，并合影留念，赠送唱机唱片，并把印度随同医生巴苏留下学习，回国后又派来两名医生留学。为了表彰郑魁山父子的功绩，此后，每年国庆节他们都被邀请在天安门观礼台观礼。

郑魁山父子在临床诊断的同时，着意于祖国针灸医术的继承和发展。他们将几十年中积累的临床经验加以总结，师承古法，创立新招，深入浅出地介绍关于热补、凉泻、活血、导痰等不同功用的针刺手法。涉及的病症包括内科、妇科、儿科、五官科、外科等，其中不少是疑难杂症或是久治不愈的顽疾，经过他们辨证施治，都取得显著的功效。从1954~1964年，他们先后在《中医杂志》及北京、上海、广州、黑龙江等省市中医刊物上发表了12篇学术论文，还出版了《郑毓琳医案》，受到全国医学界的重视。其中，《针刺治疗91例视网膜出血的临床观察》，获卫生部年科研成果奖。为了继承和发展祖国的针灸医学，中医研究院采取临床实践、医术传授和科学研究三结合的方式进行人才培养，郑氏父子接受了培养针灸医生的任务，郑毓琳带领的十几名徒弟，经过言传身教、勤奋学习，都成了针灸专家。郑魁山在该院针灸高级师资进修班和苏联专家班担任教员，并且在北京大学、北京中医院、亚非拉疗养院任教，培养了大批人才。1960年，他被调往中医研究院西苑医院任针灸部主任，又负责国际针灸班的教学任务。

“文化大革命”开始后，郑毓琳被诬为“历史反革命”，郑魁山被戴上“白专大夫”的帽子，遭到残酷迫害。郑毓琳含冤死去，郑魁山全家被押往甘肃省成县。在中共成县县委的关怀下，他们身处逆境，克服困难，热心为山区人民治病，并且抓紧时间整理医案，教育孩子们学习针灸。全家10口人，挤在一间平房里，白天忙着治病，晚上努力写作。从1970~1980年的10年间，郑魁山夫妇始终相信党和人民的伟大力量，用针灸医术为天山地区的人民和解放军官兵坚持不懈地诊治多种病症，取得显著疗效，并且整理成专题论文发表。1978年，郑魁山编著的《针灸集锦》出版。1980年获得甘肃省新长征优秀著作一等奖和优良图书奖。1979年，被选为甘肃省第四届政协委员，甘肃省针灸学会副会长等职。1980年3月，甘肃省成县县委予以平反，同年升任为副主任医师。1981年夏天，甘肃电视台拍摄了《针灸之家》纪录片。

1982年2月，郑魁山调任甘肃中医学院针灸教研室主任，全家迁居兰州市。他主持针灸教学、门诊和科研任务，并且潜心研究，锐意创新。他总结几十年的实践经验，发明了《子午流注与灵龟八法临床应用盘》，有多种功能和三种优选取穴法，不需推算，即可迅速查知当时应取穴位，为教学、医疗及研究提供了重要的工具，获甘肃省科普成果奖和中医学院教学成果奖。当出版之后，被国外学者誉为“中国医学的生物钟”。1984年8月，在北京召开的第二届全国针灸针麻学术研讨会上，郑魁山宣读了《对针刺热补和凉泻手法的实验研究》，两种针法产生的皮温升降和血管容积增缩的不同效果，引起国内外专家的重视。1987年，出版他整理的《针灸大全》，获得好评。同年11月，在北京召开的世界针联第一届针灸学术大会上，他演示了《针刺手法100种》幻灯片，宣读了《针刺治疗链霉素中毒耳聋的临床观察》论文，受到一致欢迎。会上，日本中国医疗普及协会会长、东京后藤学院院长、东洋学术出版社社长等人亲身体会了针感以后，盛意邀请郑魁山访日讲授。同年，郑魁山晋升为教授。第二年，获甘肃省园丁奖，1980年获全国优秀教师奖等多种奖励，并且被任命为全国及甘肃省针灸学会、针灸进修学院负责人，甘肃省政协委员，并被载入日本出版的《现代中国针灸、按摩、气功名人录》。

1988年，郑魁山应邀访问日本，出席《针灸集锦》日文版出版5周年纪念，参观东京后藤学院，并在多所学校讲课，当场为患者诊治。1990年5月，郑魁山和长子郑俊江应邀再访日本，在后藤学院用针刺手法做人体现场实验，效果明显，大受称赞，被评为客座教授。在日本出版《郑魁山针灸全集》正式签约，交付日方翻译。1990年5月，北欧五国针灸留学生到甘肃中医学校进修，由郑魁山讲授示范，受到普遍称赞。之后，随着国际学术交流越来越多，其声誉日益提高，特别是与日本等国的交往更多，郑氏针灸形成独特体系，东渡扶桑，西越大漠，立足神州，走向世界。

郑魁山的子女中，大多跟随父亲，自幼勤奋努力，耳濡目染，继承了先人遗教并且各自有所发展，形成特色。长子郑俊江，专长针刺手法和中医理论。次子郑俊朋，专长气功医疗，兄弟二人协助父亲整理学术著作，讲授针灸医术，被聘为日本后藤学院客座讲师。三女郑俊明，专长耳针治病，三子郑俊武和二儿媳高玉萍，都在学习针灸。夫人孟昭敏，也是针灸专家，发表多篇学术论文。郑魁山一家可称得上是针灸世家，100多年来，代代相传，前赴后继，几经风雨，矢志不移，为继承和发扬中华医学，为人民的健康事业，做出了杰出的贡献！

杏林春满赞尚公

尚坦之，原名平，河北省三河市姜庄人。生于1919年，卒于1980年。

尚坦之出生于一个普通农民的家庭。天资聪慧颖悟，上私塾时就熟读四书五经。因受家族中父辈耳濡目染之熏陶，自幼即爱好中医药，他先在家乡学习兽医、中医与牙医，后入天津“达仁堂”专门学习中医药。当时正值日本帝国主义入侵，他不堪忍受侵略者的铁蹄，遂于1938年背井离乡，来到祖国西北重镇兰州。

俗话说：不登高山，不显平地，不吃黄连，不知甜味。从魔鬼横行的沦陷区来到大后方后，在相对宁静的和平环境，他深知和平的可贵，抓住机会博览群书，潜心治学，拜师求教，致力于岐黄医术。博采众长身怀一技后，在23岁开始独立行医。行医时遇到千奇百怪的各种病症后，深感仓公所言极是，大有“学然后知不足，医然后知困”之感，所以就奋发图强，一心想着能用有效的方子最快地为民众解除疾苦，正因为这样，他的医术日益精良。

1951年入联合诊所，次年参加工作。先在甘肃省卫生厅负责中医药卫生技术人员技术职称晋升事宜，继而又于同年满腔热忱地赴天祝藏族自治县人民医院工作。天祝位于河西走廊之东端，属有名的乌鞘岭高寒山区，山大沟深，气候严寒，在近四年多的时间里，他巡诊于茫茫草原，出入于户户病家，精心为患者解除病痛，赢得了藏、汉同胞的一致好评。他所擅长的是中医外科，“其用药也，神施鬼设，斩关夺隘，如周亚夫之军从天而下”，患者无不叹服。最难能可贵的是，他精于亲自制作膏、丹、丸、散等外科用药，根据病情，随手配用，药到病除。

1956年，我国医药卫生事业迅速发展，他被调至兰州中医进修学校任教，讲授《中药学》。次年又调至甘肃省中医院主持药剂工作。除以师带徒外，同时受到兰州诸医院与中医学校聘请，讲授中医药学。1972年又被调至甘肃省新医药学研究所，担任甘肃省西医离职学习中医班的教学任务。尚坦之先生以其精湛的学术造诣，充分发挥了他在教学、医疗与中药研究工作方面的卓越才能。

他“非其友不友，非其道不道。好论古今得失，慨然有天下之忧”。1959年“浮夸风”肆虐，危害国计民生，彭德怀被解甲罢官。坦之对此愤愤不平，发表过一些议论，结果在“文化大革命”中横遭迫害，但他人如其名，心胸坦荡，无私无畏，坚信真理一定会战胜谬误。由于“文化大革命”时期经受折磨，过度劳累，1970年他患上了严重的心脏病，并几度入院治疗，使他过早地丧失了健康。但他决心在有生之年变“爱国之志”为“效国之行”。他时时刻刻关心着祖国统一的千秋大业，对于我神圣领土台湾省和大陆之不幸分离，一直牵挂于心。1973年他与名老中医柯与参联名撰写了对台湾广播稿件《当归故乡见闻》和《当归之乡话“当归”》两文，分别由中央人民广播电台与福建前线台于同年七八月间对台湾播出，起到了良好的宣传作用，得到了周恩来总理的赞许。

当他预感到通向“天堂”的路愈来愈近时，决心将以往失去的时间夺回来，便和病魔展开了顽强的斗争，以极大的毅力和决心，坚持工作。为了给社会培养更多更好的中医人才，他废寝忘食、夜以继日地备课讲课。为了给后人留下更多更好的中医药学宝贵著作，他争分夺秒地伏案疾书。既作培育桃李的辛勤园丁，又作撰写论著的立言学者。著书立说是一项非常艰苦的工作，尚坦之以严谨的治学态度，1970年与1974年曾两度内部印行了他编写的《中药学讲义》及《中医方剂学讲义》两本教材，经过八年多的教学实践，不断增补完善。

1972年，尚坦之又应甘肃省博物馆的邀请，协助鉴定武威汉墓群出土文物中有关医药“汉简”中的中药名称，后由甘肃省博物馆与武威文化馆编成《武威汉代医简》一书，由文物出版社于1975年10月出版。尚坦之对中药材品种鉴定、炮制理论与技术尤有精深研究，为使甘肃省中医院药工、学徒尽快掌握专业知识，他编写了《中药气味歌诀五百味》与《简编中药制剂讲义》两书，并撰写了《关于中药“十九畏”理论的初步探讨》的论文。

尚坦之先生学有专长、术有专攻。他为甘肃中医药学事业培养了大批中医药人才，为中药材品种之真伪优劣做了大量的鉴定工作。1980 年 7 月晋升为甘肃省第一位主任中药师，并担任了甘肃省中药学会理事。同年因病去世，享年 61 岁。

后人有词赞曰：尚公纯纯，为人直正；既仁且智，乐道遗荣；贫富贵贱，皆怀恻隐；高山景行，有口皆颂。尚公仁仁，心怀燕人；致力岐黄，勤求古训；博采众方，妙手回春；慈惠黎元，患者延龄。尚公彬彬，师范永存；传道授业，桃李芬芳；著书立说，昭彰徽音；流芳千古，济世真经。尚公颖颖，陇上神农；多识草木，辨伪识真；精于炮制，发挥药用；疗疮治疡，其效若神。

衷中参西于己百

于己百，山东省烟台市牟平区人，生于1920年，卒于2012年。

于己百学有家传，其父于有五（1895—1951），北平华北国医学院毕业。自幼勤奋好学，博览群书，精医学与音韵学，为人治病，多妙手回春，尤擅伤寒病治疗，著有《伤寒论讲义》《施今墨先生医案选》等，是当时甘肃省的名医。七七事变后于有五来到兰州，初在水北门（现永昌路北端），后迁金塔巷悬壶行医。后又应聘在兰州国医馆应诊。他热心中医教育事业，以培育后学为己任。1942年秋与中医师姜集云筹资创办“光华国医学社”，并附设“西北国医专科（函授）学校”。

18岁时于己百随父学习中医，并为人治病。1947年经国家考试院特考及格，获中医师资格。1948年，父亲于有五与王仲英等人筹办兰山中医夜校（后改为兰山中医学校），任教务主任。于己百便与父亲好友李子质、同门尚坦之等义务授课。1950年，于己百又考入兰州大学医学院，进行西医学知识的深造。1955年毕业后，先后在甘肃省中医门诊部、甘肃省中医院工作，任医师、主治医师、研究室负责人和甘肃省中医学会副秘书长等职务，负责甘肃省中医院医疗、科研和教学的组织工作及甘肃省中医学会的日常工作，并担任甘肃省党、政、军领导及外国专家的中医保健医疗工作。1970年调离甘肃省中医院，负责甘肃省西医离职学习中医班并筹建甘肃省新医药研究所，任研究所副所长，负责教学及新医所临床的组织工作，还亲自讲授中医学基础、伤寒论、中医内科学等课程，为培养甘肃省中西医结合人才做出了贡献。1978 年调入甘肃中医学院，历任中医学院筹备组副组长、副院长、院长等职务。在此期间，还兼任甘肃省第五届人大常委会委员、第一届中华全国中医学会理事、第一届中华全国中医理论研究会理事、甘肃省中医学会会长、甘肃省高等教育学会委员、中国中西医结合研究会顾问、光明中医函授大学顾问、张仲景国医大学名誉教授、甘肃省中医技术人员高级职务评审委员会主任、甘肃省高校教师职务评审委员会学科评议组组长、甘肃省老龄委员会顾问等。

于己百教授一生致力于中医事业，从基础到临床，从教学到科研，已形成了自己的一套学术思想，临床经验十分丰富。

在临床实践方面，于己百十分强调“科学辨证的诊断，病证结合的治疗”。他曾说：“中西医结合的途径，从临床上讲，主要是病证结合的诊断和治疗。病证结合的诊断，是整体反应与局部病变相结合的科学诊断；病证结合的治疗，是增进机体抗病能力和驱邪相结合的治疗。”

他在临床中，善抓主证，喜用经方，对治疗伤寒热病、胃肠诸症、咳嗽气喘、肾炎水肿、高血压病、胸痹心病及妇科病等积累了丰富的经验。尤其是其研制、并在临床应用十数年的治疗慢性浅表性胃炎、慢性萎缩性胃炎、溃疡病与溃疡性结肠炎的胃炎宁、萎胃宁、硫糖铝（胃溃宁）和结肠炎丸疗效确实可靠，深受患者好评，在甘肃省乃至西北地区有着广泛的影响。

于己百教授对科研工作同样非常重视。在他的指导下，将“热病证治”设计为“内科热病专家系统诊疗程序”输入计算机，于 1988 年通过甘肃省卫生厅鉴定，认为该成果“填补了甘肃省诊疗系统的空白，达到了国内先进水平”。

于己百教授笔耕不辍，著述甚丰。他先后编写有《新编中医入门》《中医简易方选》《中医基础理论》《伤寒论释义》及《中医内科学讲义》等著作和教材，发表了《谈谈中西医结合》《六经病证治提要》《热病证治》《2000 年中医理论体系的发展》等论文数十篇。他治学态度严谨，科研思路开阔。他对中医深究善思，师古不泥，既重视继承，更重视发扬，既重视整理，更重视提高。他认为，中医要发展，就必须与现代科学相结合，多学科、多层次、多途径进行研究，要勇于改革创新，绝不能墨守成规，故步自封。所以他对于历代医家的观点，敢于大胆质疑，直抒己见。他的这种师古不泥，勇于创新的思想不仅体现在他对中医理论的研究和中医临床治疗中，而且也体现在他多年的教学实践中。他在编写西医学习中医的试用教材时，即根据中医传统的理论和现代中西医研究的成果，采取“以证带病，病中辨证，病证结合”的体例，使全书内容系统、全面，形式新颖、有条理，堪称中医学教材中的一枝奇葩。

于己百教授不仅中医理论功底深厚，临床医疗效果卓著，而且医德高尚，医风廉朴，为人谦和，平易近人。他的德、术、品、识，都广为学生和病家赞颂。他诊病，不论贵贱贫富，一视同仁，有大慈恻隐之心，而无欲无求。他述医，科学客观，实事求是，从不夸大其词，故弄玄虚。论读书，他虽年至八旬，仍虚心好学，皓首穷经，手不释卷，从不以已知为满足。于临证，他数十年如一日，坚持应诊，一丝不苟，从不间断。他十分重视理论联系实际，悉心钻研古典医籍，经常翻阅各类期刊，凡有价值的资料，乃至于单、偏、验方，都随手抄录，并验之于临床。如此，不仅扩充了他的知识储量，而且也正是他临床疗效十分卓著的奥秘所在。他也十分重视中医后继人才的培养和后继学术的发展，“八五”“九五”期间被人事部、卫生部、国家中医药管理局聘请为国家级名老中医药专家学术经验指导老师。对学生循循善诱，诲人不倦，总是把自己的独到见解和临床经验毫无保留地传授给学生，使他们掌握技能为更多的患者解除疾苦。

他行医执教60余载，师古创新，广征博采，勤奋不怠，注重实践，崇尚仲景学说，尤善活用经方；他教书育人，救疾疗伤，德高望重，生活俭朴，医名功德享誉教坛医界，学生、病家可谓有口皆碑。所以，他多次荣获各级表彰和奖励，并被收入《甘肃医药卫生志》《甘肃省教育志》及《中国当代教育名人传略》等志书中。

于己百教授诚谓“医林之元戎，后学之楷模”！

其他人物传略

吴禔

吴禔，北宋昭武（今甘肃省张掖市西北）人，太学生，著《圣济经注》十卷（参考《中国医学大辞典》）。原书题《圣济经·宋·辟雍生昭武吴禔注》。《圣济经》乃宋徽宗敕编《圣济总录》时亲自撰写，以阐发《内经》《道德经》之奥旨。政和八年（1118年）颁其经于两学，敕内外学校课试命题。吴氏为之注解，要言不烦，文浅意深，言近旨远。其间虽以理学附会医学，但亦有精华之处。如卷八之《卫生篇》、卷九之《药理篇》均是最早明确提出“卫生”“药理”理论的文献之一。而且率先把北齐徐之才的“药对十种”演绎成“宣、通、补、泄、轻、重、滑、涩、燥、湿”十剂，用作药物和方剂的分类，对后世药剂学的发展有一定的影响。而有关阴阳、运气、摄生、慈幼等篇章均言之有理，被喻为“读素问之阶梯，医者之圭臬”。正如《郑堂读书记》所说：“吴氏之注，为当时试题进讲二者所作，亦必承诏撰述。……所注极为详赡，非深通医术者不能作，亦可谓当时之上士矣。”

沈绎

乾隆元年《甘肃通志》卷云：“沈绎，字成章，江南吴县人。洪武间，谪戍兰州卫，精医道，敦志节，善琴书，所著有《医方集要》《平治活法》《绘素集》《芝轩余兴》”。

《中国医籍大辞典》据乾隆十三年《苏州府志》也收录了《平治活法》。

按《医学入门》：洪武中，肃王嗜乳酥获痰疾，沈绎乃与饮浓茶数碗，荡涤膈中而愈。

张振濯

张振濯，字仲缨，清嘉庆十八年举人，品端行洁，学有根底。从之游者，率成名以去。选授陕西周至县教谕，卒于官。濯素精岐黄术，著有《易医集》《痘疹管见》行世，书名见《四库全书简明录》，子六人，佑、侃俱庠生，佶拔贡生。最知名，能读父书，传其家学，受业于门者亦盛，后官武威县教谕。

医著：《易医集》一卷；《痘疹管见》一卷。

慕元春

慕元春，字善卿。镇原县南乡平泉镇人，生于乾隆盛时。隐居不仕，高尚其志，所居曰古城山慕氏，元春高卧山中，萧然尘表，视天下无一物撄其心。精岐黄术，其医病以养生为本，服药次之。是以声名洋溢乎陇东。凡踵门求诊者，令季子性生切脉立方，元春略为增减，无不霍然愈。泾州牧谢某，得不治之症，闻元春名，修车路以至古城山，倩泾州某绅劝驾，元春抵州署甫三月，州牧视事如常。将归。馈以千金，却之。后亲书“山中宰相”匾额。以鼓乐送进山庄，镇之人传以为荣。同治二年冬卒。年八十余。

慕元春精岐黄术，其医病以养生为本，服药次之。尝引邱长春对元太祖之语以告人曰：药为草，精为髓。去髓添草，譬如囊中贮金，以金易铁。久之金尽，所有者铁耳，夫何益哉！著有《养生论》。

张鼎成

张鼎成，字丹陵。陕西知县，历署华阴等县知县。生平事迹不详，精医学，所著有《验方》数十则，抄行于世。其父张照南，咸丰三年进士。授户部主事，累迁河南司郎中，曾主讲五泉书院，循循善诱，成就后学甚众。兄张鼎元，字甲三，兵部职方司主事。弟张鼎梅，典史，张鼎正，府经历。

陈至义

陈至义（1781—1843），字宜亭，号椿山，甘肃武山县洛门大柳树人。出身于书香门第，中医世家。至义平生精通儒术，尤工医学，妙有神契。临床医方用药，变通机要，所悟恒在古方书外，是陈氏家族在中医方面之集大成者。曾设万全草堂，赈济贫病，闻名会宁、临洮、渭源、巩昌一带，时人呼之为“陈佛爷”。著有《医案问答》《脉决》等书。

杨建春

杨建春（1825—1889），字逢春，号普青，清光绪庠生，原籍江西鄱阳县，至建春辈始居于甘肃庆阳府（今合水、庆城），世代行医。建春医德高尚，医术至精，救死扶伤，在当地颇有盛誉。他集行医经验，搜集单验方 5 453 个，编著《一百七十五证方》两卷，约 18 万字。其孙朝卿遗有《临证验方集》手稿一卷。

丁彦龙

丁彦龙（1841—1901），回族，原籍陕西凤翔，后迁居甘肃张家川回族自治县，世代行医。彦龙自幼随父习医，后入药店学徒，钻研医道。1871 年自创“保盛堂”中药铺，闻名遐迩。自制“避挹疫散”“清瘟散”等，曾有效控制时疫流行。其二代炳义、炳乾、炳文，著书《圣点脉决》（俗称“佛点头”）。

王继志

王继志（1868—1926），字士先，号雪山主人，靖远县大庙堡人。光绪二十九年（1903 年）中恩科举人，选派陕西为候补县丞，1898 年戊戌变法时，曾上书两江总督端方，文笔酣畅，为端方所赏识，任《秦风报》主编、《陕西通志》总纂。1913 年选为甘肃省议会议员，擢用金塔县知县，但未赴任。其父亲王惇，字成裕，入太学，性情严肃木讷，被称为一乡表率。战乱时，王惇出资制舟，送堡民渡河避难。同治二年贼入县境，民众争相渡河，惇让堡民先行，舟既离岸，贼至，惇与合家尚立河干。贼问：“何为不遁?”惇曰：“吾制舟为救堡民耳，吾何为先渡。”贼义之，乃释，令登山逃命，里人以是感之。妻汪氏死于同治之乱，王惇娶继中卫袁氏，生继志。盖继志生，而惇年已五十六矣。

继志性至孝，父殁，继志被缞绖，面深墨。冬令奇寒，日夜坐卧苫块中，无顷刻离。葬则庐墓茹素，经大祥后始归。母殁，丧礼守制，亦如葬父时。

继志初读书，颖悟异常人，弱冠县试冠军，自是文思大进。潜心经史，唯不得志于场屋。七越秋闱，始捷于癸卯，春官报罢，益肆力于诸子百家之学。尝谓“人不可不学，学不可不有所抉择，非博览则抉择无从。经史之略，端在经史。书生立定脚跟，放开眼孔，不患终身无见用之日也”。后以保送举贡，官陕西，上书两江总督端方陈时事、论宪政。端方为誉扬于陕抚，不次拔擢。1913 年，应省议会议员，七年任金塔县知事。十五年卒。继配牛氏，事姑相夫，持家训子，各得其道。故继志宦游各地，得无家室之累云。

王继志精于诸子之学，一生酷爱中医，凡《内经》《难经》方剂，均运用于临床实践，总结经验，辨证施治，时称名医；精心研读《伤寒论》，考稽《金匮玉函经》《素问》等中医学名著，证药 170 余味，撰写《经证证药录》12 集 16 卷，约 40 万字。1985 年经王克万、李正英校注出版发行，受到中医界知名人士高度评价。1921 年，王继志与刘可尊等地方人士续修《靖远县志》。

葛正儒

葛正儒，字青云，鼎新县（现金塔县）新西人，清末文庠生（秀才）。为近世之名医。先生仁心仁术，对贫寒求治者，不索谢聘，反将自己所治之药赠之，于是踵门医治者，络绎不绝。晚年精神壮健，秉性谦恭，慷慨挥霍不吝。邻县人有要病，常聘之往，一时名传邻县。年七十有六。

精医理，善太素脉。寻得张、李、朱、薛之秘法，所治神效。伤寒、疟证，尤为极专。内伤外感，无不手到病除。而又善治时疫、白喉及虚火。喉症得郑梅涧先生《养阴忌表》之要诀。临症不慌，病虽极重，而始终不改全方，立起沉疴。论本养身寡欲，弱男保精，羸女养血之妥论。对病用药，又极心细。功尚望、闻、问、切之法，脉通先知之要。并手著《产后经验良方》及《男女杂证要略》等书，惜未刊行。

岳毓兰

岳毓兰，清末人，生平未详，金县（今甘肃榆中县一带）人，精于医学。著有《岳毓兰验良方》一卷、《医方百科录》一卷、《外方歌括》一卷。

秦凤鸣

秦凤鸣，清末人，字晓楼，廪生。性情豪爽，聪慧过人。十四岁入邑庠第一。

文章劲奇，且长医术。凡名家医书无不尽心研究，于张仲景《伤寒论》尤有心得。著有《医学三字经》一书，未竟而没。

王汝藩

王汝藩，清末人，静宁县人，生平未详。医著：《医治验方》。

朱云龙

朱云龙，字紫明，兰州人士，生卒不详。曾为青海同仁县县长。精于医学，尝集中西医理为《中医先后天阴阳精经集》三卷。

张义德

张义德，生卒不详，张家川县人。清咸丰二年（1852年），陕西华阴籍张义德在龙山开设永春堂、同寿堂中药铺，内有坐堂中医。1854年前，在龙山、张川、恭门、马鹿，闫家，梁山、马关、大阳、刘堡、傅堡等地拥有60多家中药铺（各铺均有堂号）、68名中医药人员（每堂1~2名）。

刘百录

刘百录（1871—1919），回族，张家川县人，在张家川镇创办戬谷堂中药铺，四代从医，历经118载。百录苦读医籍，无师自精中医，第二代有九思、九经、九德、九宵兄弟4人，均执医业。九经知识渊博，临床经验丰富，尤以银针治疗腰椎结核、创制“神效万应膏”治疗外科疮疡，独具特色。1919年张家川、渠子一带白喉流行，九德创制“喉症异功膏”和“喉症散”内外兼治。有效地控制了白喉的蔓延。第三代有士栋、士林。士林博览医学典藏，善治腰椎结核，外科疮疡。

洪毓峰

洪毓峰（1881—1931），张家川县人。青年时曾中举人，但志于医，并教子洪治禹攻读医书。治禹于1931年创办中药铺，坐堂行医，擅长内科诸疾，应诊日久，对一些不孕症辨证有绝技，第三代洪发勇精通脉络，辨证甚详，善治妇科和老年性疾病，治愈者难以数计。1983年国家民委、人事部、科协联合授予洪发勇“在少数民族地区长期从事科技工作者”荣誉称号。

姚王竝

姚王竝（1874—1952），字莲峰，因继承舅父姚姓，故名王竝，又号天泉居士。祖居岷县后所，攻读岐黄，天资颖悟，才思敏捷，二十多岁即悬壶乡里应诊，设“继生堂”药房于后所。三十岁以后，名声远播，就诊倍增，医务繁忙，每天早出晚归，奔波于病患之家。且博览诸家著述，熟谙医籍，除潜心研究灵、素、伤寒、金匮之外，对李时珍《本草纲目》更为酷好，常于家中药圃中栽培大黄、木香、紫苏、荆芥、草河车、红花之类，以观其生长变化之情况，且补治病药材之不足，垂暮之年编著《医学源流》及本草图谱难字手册，手迹至今尚存。内题一诗：“闲来无事觉日长，劲蜂掠耳花间忙。开箱检阅旧经籍，秉笔编书字意详。”现梅川中心卫生院有一药柜，其对联是“丹曰回生散曰再造，求无不应试无不灵”乃姚王竝撰书。其医术至今已传五代，当时因其医术高明、谦虚诚实、稳重端庄，县城及附近乡村慕名求医者甚多，尊称“姚爷”，患者给“继生堂”赠匾二十余案，其中一匾额题“仁术”，足见对其评价之高。

其子王培槐，字养虚，生于1908年，卒于1980年。培槐沉静好学，知识渊博，幼承祖业，刻苦攻读医籍，对温病学颇有心得，老年认真精研陆氏《伤寒今释》和俞根初著《通俗伤寒论》，并以自己见解，做眉批夹注，今手迹存于其子王守询处，1939年迁居县城小南门外行医，至1949年新中国成立后参加联合诊所。

王仁山

王仁山（1892—1972），原名王得寿，甘肃武威城关镇人。仁山自幼酷爱中医，对伤寒脉法颇有研究。被当时同行称为“伤寒医家王八爷”，其临证经验被武威1958年的《验方汇编》收录。

姜润芝

姜润芝（1895—1975），北京市通州区人，曾任甘肃省中医学会理事、兰州市政协委员等职。生于中医外科世家，17岁开始与其兄长姜集云从事医务。卢沟桥事变后，迁居兰州行医，开办济世堂国药店兼事外科医疗业务。1943年，姜氏兄弟创办甘肃光华国医学社，举办两期中医学习班，学员近百人。1955年，应邀创建甘肃省人民政府卫生厅中医门诊部中医外科诊室。1957年，调入甘肃省中医院，并受命收徒4人，传授中医外科。

对治疗疔毒及疔疮走黄、脑疽、流注、流痰、脱骨疽及各种难治性皮肤病、流痰所致瘫痪等症多有奇效。所配制的“铁箍散”“麝香膏”等止痛药及各种丸、丹、膏、散等独制方剂，经多年使用疗效显著。

学术思想以古训为指导，师古而不泥古。强调整体观念，主张严格地分辨阴阳、虚实，灵活运用消、补、托三法，对各种疑难之症，采用多种治疗方法，内服外治统一，升降点围，祛腐生肌，提脓止血，刀针、膏涂、洗熨等皆要纯正和平。其学术经验由弟子整理撰写的“姜氏治疗乳痈经验”一文在《上海中医杂志》发表。

王静山

王静山（1895—1978），北京市人，民盟盟员。中医内科主治医师。曾任兰州市中医师学会副主任委员。

1917 年，毕业于北京师范学校，后又留学日本广岛师范学校。1942~1953 年，先后在北京、兰州等地开业行医。1954 年，参公来甘肃省人民政府卫生厅中医门诊部任内科医师。擅长中医内科，对《温病条辨》《皇汉医学丛书》《内科学》《张氏医通》等医籍有深入研究。在临床上对虚损症、结节性红斑、淋巴结核、麻疹等病的诊疗有独到之处。著有《医学入门》一书（1957 年出版）。

刘绳武

刘绳武，字绍庭。宣统元年以优秀成绩考入贡生，进京为官，辛亥革命后，游历青海、新疆为官，后归兰州。晚年自号颐叟，以诗酒自娱，拟古作，尤历落可诵。自编其诗为八类。更研医术，亦有所著，曰《刘氏医畴》。

高涵九

高涵九（1901—1964），甘肃榆中县青城乡人。在省立第一中学毕业后考入宁夏银川市同善社举办的针灸传习所学习，学成后返兰州，创办积善针灸馆，执业中医针灸专业。又擅长书画艺术。1956 年后任兰州市中医院针灸室主治医师、兰州市第二届人民代表大会代表、市政协委员，荣获兰州市卫生先进工作者称号。为人耿直忠厚、诚恳、和善、稳重。医德高尚，造诣很深，常以“行医以治病救命为天职，以解除病痛为义不容辞的责任”而自慰，故将其诊所取名“积善针灸馆”。他从不把高超的针灸医术作为赚钱的资本，对就诊患者满腔热情，体贴入微，一视同仁，为贫苦患者治病，一般免收针费。

他广收学徒，精心培养中医针灸人才，他传授给学徒的不仅是精湛的医术，还有高尚的医德、正派的医风和谦虚好学的精神。

他治学严谨，潜心研读《灵枢经》《针灸甲乙经》等经典医籍，旁及《针灸大成》《针灸聚英》等著作，以及五龙歌、胜玉歌、孙真人十三鬼穴歌、长生君天星秘诀歌、子午流注、灵龟八法。在循经取穴、配穴、运针、艾灸诸法，均有独到之处。临证悉心体察，择善从之，而又勤于实践。他强调人体整体观、辨证论治，定位、选穴、进针，施以补泻迎随的针法，疾徐提插捻转手法，要求针下须得气，力求气至病所。

他在临床实践中，诊断与现代医学相结合，扬长避短，既不因循守旧，又能保持和发挥中医特色，探索出了不少可以代替中药汤剂的针灸处方。如针刺曲泽、少海、小海三穴，可代替和解少阳证的小柴胡汤；针刺大椎、合谷、外关三穴，可代替清解阳明经证的白虎汤等。实为兰州一代针灸大师，至今为人们怀念。

董静庵

董静庵（1901—1973），甘肃广河人。董静庵早年即精研中医药经典著作，与先贤名宿常相切磋医理，主要行医在兰州、临洮，数十年临床工作，治病救人无数，医德高尚，深受病家爱戴。20 世纪 30~40 年代医名渐起，1951 年与名中医牛孝威、柯与参等组成中医联合诊所，1955 年成立兰州市中医门诊部，1958 年扩建为兰州市中医医院并任副院长，同年加入中国共产党。时任兰州市中医学会主任委员、兰州市红十字委员会副主席，1959 年被推选为“甘肃省祖国医药学资料收集审编委员会”副主任委员。同年赴京参加“全国群英会”、国庆观礼活动，受到毛泽东等党和国家领导人的接见。

董静庵从医数十载，刻苦学习至老不息，对中医理、法、方、药精研颇深，偶有心得，随笔录之，因而搜集颇富，体会很深。坚持理论与临床实践相结合，重视六经辨证，善于运用经方，勇于创新。主张辨证论治和专方治专病相结合，提倡以少御多，药力才能专一，组方用药严谨，精简便廉，自拟的方剂，不断进行筛选提炼，常以七八味取胜。晚年治病，多出奇方，以奏奇功。对常见急慢性传染病和内伤杂病，法古汇今，采用自拟方，师古方之意加减，尊古不泥，遣方用药，精练效高，屡用必验。自创方“马鞭汤”和“龟龙丸”（天水中药厂制成改名结核丸）治多种结核病疗效甚佳；善用雷击散预防流行性感冒；运用“羚黄散”治各种神经系统疾病，“地丁汤”治各种急性炎症，随证变通，每获奇效。“文化大革命”期间，亦受到抄家、下放等不公正对待，身体健康严重损害，于1973年病逝于兰州。吕郁哉先生诗曰：“苦学精研数十年，理论临床两分明，东风吹到陇头日，杏林先开一支红。”惜其多年撰写的手稿大多流失，仅余医案有待后人整理。

师德一

师德一（1903—1957），甘肃临洮县人。曾任临洮县卫生协会副主任委员，兰州市中医协会指导委员。

1954年，在甘肃省人民政府卫生厅中医门诊部从事内科临床工作，同时受聘担任省中医进修学校内科教员。作为特邀代表，参加了1954年省中医代表会议。1956年，被聘为兰州市首届西医学习中医班教员。

爱好中医，自学成才。博览医籍，功底深厚，为同道所公认。行医数十年，擅长中医内、儿、妇等科。尤精于伤寒、温病的研究及治疗，主张伤寒、温病应当统一，中医应借鉴现代医学之长。

主要遗作有《中西医学汇通辑要》《内经知要注释》《伤寒论辨证管见》等。

牛孝威

牛孝威（1904—1960），甘肃康乐人。甘肃省立第一中学毕业后，曾受聘在树风学校任教。1928年迁居临洮，1929年随叔父牛载坤去南京，考入陶行知所办晓庄师范学校，翌年，学校停办，经水梓、牛载坤介绍，拜名医施今墨为师，学习中医。潜心苦学，得施秘传。1931年中央国医馆甘肃分馆成立，即返回兰州，任甘肃国医馆主治医师兼该馆中医研究室及药物研究室主任。后任副馆长、馆长。同时，受聘为兰州南大街万寿堂药店主治医师，并任考试院高等考试中医师兰州考区委员等职。新中国成立后，响应政府号召，在安泰堂药店组织联合诊所任所长。1956年应聘参加兰州市中医门诊部工作，1959年门诊部扩建为兰州市中医院后，任内科室主任。历任兰州市中医学会主任、兰州市卫生工作者协会副主任、兰州市中医进修班副主任、兰州市业余中医夜校副校长、中华医学会兰州分会中医科学会副主任等职，对有关中医学术问题，多所咨询，并应邀参加各医院疑难病症会诊。

牛孝威医术高超，学识渊博，临床“省疾诊病，至意深心，详察形候，丝毫勿失”。辨病、辨证准确，立法精当，制方严谨，用药精练、灵活，常三五味药立起沉疴。主张“寒热并用而不悖，表里兼治而相得，两药配伍而另生效用，互相制约而各展所长”。他对施今墨大师提出的《统一病名表》十分赞同。认为，西医是根据疾病在微观方面的特点进行辨病；而中医是根据疾病反映的宏观方面的证候特点进行辨病，两者似相矛盾，实则相辅相成。中西医只有在辨病的基础上统一起来，才会找到一条结合的新途径。为了体现“中西医结合”，他与市卫生局长赵献文（西医，后任兰州市政协副主席）结为至交，相互切磋，探讨中西医理论和实践，且相约“死后一处安葬”，以打破中西医相轻的世俗传统观念。他还注重培养后学，诲人不倦。要求学生要先精读经典医籍，博览历代医家名著，旁及现代医学之生理、病理、诊断等学科，做到源流清楚，集各家所长，融会贯通，又通晓西医。在中医学习班、中医进修班、西医学习中医班等处讲课时，善于启发、鼓励、传道、解惑，深入浅出，侃侃而谈，循循善诱。在讲课和诊病中善于用幽默微妙的语言阐明医理，使人在发笑中得到领悟，颇得同学和患者称赞，故有“牛一笑”的雅号。

20 世纪 30~50 年代，牛孝威被誉为甘肃中医泰斗。遗著有《国药四百味化学分析》《伤寒论西医串讲》等。

刘景泉

刘景泉（1904—1977），字盈川，甘肃秦安县人，甘肃省著名中医，享受省级名中医专家待遇。刘景泉自幼深受“普施仁义，广积阴德”家风的熏陶，承六世之家学，精通岐黄之术，广纳博采，医术高超。早年行医于家乡魏家店及邻县通渭、静宁、会宁、定西大部分地区，人称“刘家药铺老四”，医名鹊起，名噪一时。1956 年魏店卫生院成立时参加工作。1958 年，经“中国胃镜之父”的杨英福院长考查，调往兰州医学院第一附属医院（现兰州大学第一医院）工作。

刘景泉先生一生悬壶济世，以治病救人为己任，治学以《内经》《难经》为理论，以《伤寒杂病论》为临证指导，览百家学说，秉承张元素、李东垣、朱丹溪之说，结合临床辨证实践，总结出中医诊病以“阴阳为基础，脏腑为根本，脉象为依据，八钢为准绳”的思辨模式，逐步形成了自己独特的学术思想。尤其注重脾胃为后天之本的理论，以升降学说来指导临床辨证施治，独创“升降益气汤”等方剂，应用家传秘方研制成了“小儿消积杀菌丸”等儿科良药。临床上胆大心细，选方神奇，处方简约，用药精粹，疗效迅捷，敢于承担风险，曾使众多垂危患者起死回生。擅治内、妇、儿及杂病。医德医风高尚，医技独特，陇上慕名求诊者络绎不绝。

刘景泉先生治学严谨，勤于钻研，对古代张仲景等名家学说的继承和发扬均有独到之处，有多篇论文和医案分析发表于《甘肃中医论文医案选》，并被《中华医学杂志》所转载。1965 年着手撰写专著《景泉医话》，但因“文化大革命”冲击半途而废。2007 年其子刘东汉教授将刘景泉先生一生行医之临床经验和学术思想总结整理，编著 60 余万言的《刘景泉、刘东汉医案精选》一书，被医务工作者誉为“肘后备急书”。杏林父子，春色满园，子承父业，薪尽火传。刘景泉先生行医的传奇事迹多次被《甘肃日报》报道，名噪一时，被誉为一代“陇上名医”。退休后，中共甘肃省委宣传部、统战部明文规定刘景泉先生享受省级名中医专家待遇。

刘培德

刘培德（1904—1974），山东烟台市人。中医内科主治医师。

早年就读私塾，因受老师影响，酷爱中医。1919 年，拜师王仁川学医。1935 年，在烟台独立行医。1952 年末至 1953 年初参加烟台市卫生局主办的中医进修班学习中医理论 3 个月。1954 年，调甘肃省人民政府卫生厅中医门诊部，曾负责针灸室工作，后到中医研究室从事以临床为主的研究工作。后调入甘肃省中医院，曾参加省卫生厅组织的医疗工作队，赴甘肃礼县、新疆等地参与克山病及“I”号病的防治工作。1959 年，应聘担任第一期“西中班”教师，讲授中医基础理论及伤寒、金匮、内科学等，并主持编纂《中医内科学》讲义，为甘肃省培养“西学中”人员做出了贡献。

从医治学严谨，倡导中医应该学习西医，走中医与现代医学相结合的道路，身体力行，努力学习研究西医诊断等专业知识，究明医理，参合于临床，辨证施治。制方守法，但不失变通。以小柴胡汤的应用为例，或加龙牡，或伍桂枝，或配合理气化郁，或合以调肝解毒，用之于外感、胃肠、肝经疾病及美尼尔综合征等。酌证加减，辨证论治，可谓得心应手，临床效果颇佳，深得患者信赖，在社会上有一定影响。晚年致力于肝炎、肾炎、风湿性关节炎、冠心病的研治，亦获显效。

金品三

金品三（1906—1988），河南郑州市人。主任医师，曾任中华医学会甘肃肛肠学会名誉会长。

1930 年，随伯父金其秀学习中医外科。1932 年起，专事中医外科和痔瘘疾病的诊治。1933 年，取得医师证书，先后在开封、郑州、许昌、西安、兰州等地开业行医。1956 年，响应党和政府号召，加入了甘肃省中医院并将私人诊所的药品及设备贡献给医院，为创建和发展痔瘘科付出了毕生的精力。

从事中医外科和痔瘘科临床 50 余年，积累了丰富的医疗经验，对中医外科和痔瘘科疾病的诊治颇有研究。手术精细、用药灵活是其特点，尤其擅长治疗复杂疑难病症。经他治疗的患者，见效快，治愈率高，远期疗效满意。他采用“三品一条枪”（脱管锭）治疗骨结核、骨髓炎、复杂性肛瘘效果显著；肛门侧切搔刮术治疗直肠脱垂和脱肛很有独到之处。肛门矫形术治疗三度肛裂曾获甘肃省卫生厅科技成果三等奖。他发掘和改进的外用药“古墨膏”“松硫膏”用于灭菌消炎止痛，内服药“清脏丸”清热润便，效果甚好。研制的“万灵丹”治疗腹泻，“皮肤灵”治疗过敏性皮炎和皮肤瘙痒症，“二味拔毒散”治疗带状疱疹，“牛黄珍珠散”治疗扁桃腺炎和喉炎等均有显效。自制的瘘管弯刀及银烙铁、三棱针等手术器械，在临床应用中可缩短手术时间，减轻患者痛苦。

金品三医德高尚，医术精湛，在省内外学术界颇负盛名，在群众中享有很高的威望。为甘肃省培养了数十名专业人才，为全省痔瘘专科的发展做出了突出的贡献。1984 年由甘肃省政府颁发了“老中医药人员”荣誉证书。是甘肃省著名老中医。

《金品三医案选》被收入《中医医案医话集锦》及《中医医论医案医方选》等著作中。

侯绪功

侯绪功（1907—1979），陇南市康县大堡镇街道村人。幼年就读于私塾，14 岁因病休学，后随宗人侯喜明离家乡去徽县、天水、陕西汉中等地拜师学医 11 年，1925 年返回康县原籍，又拜康县民国时期著名的郑佐周老中医专学骨科。在长期的医疗实践中，在继承老师所传授的治疗骨伤、内、外、妇、儿、中医杂症等方面，侯绪功积累了丰富的经验，尤其在骨伤治疗中，灵活运用“正骨八法”，利用小夹板固定治疗骨伤不计其数，独创了自家的一套治疗方法，其方法奇特，灵活多变，疗效甚好。通过多年临床实践，在继承先师经验的基础上创制了骨折初期服用的“活血接骨散”，中后期服用的“养血接骨散”，在治疗骨髓炎、骨结核，烧、烫伤及疑难杂症方面都有独到之处，疗效甚佳，形成了在甘肃陇南和陕西汉中、略阳等地很有影响的侯氏中医骨伤科治疗学派。

裴慎

裴慎（1917—1989），字慎之，武山县洛门镇裴家庄人。自幼聪颖好学，在省城读中学时，一直名列前茅。1937 年，去江南学医，因抗日战争爆发，便回乡兴办地方教育，捐地八亩作校址。1939 年 7 月，建蓼川小学，自任校长。后任第八战区经济委员，皋兰、陇西、平凉、天水等地税务员、股长、课长等职。1949 年秋，倡导组建洛门及洛门大众诊疗所和中医药研究组。其论文《麻疹的辨证论治》《天冬合剂治百日咳 113 例》因临床验证疗效确凿，被列为协定处方推广。1953 年，被评为省甲级模范，洛门医研组获省甲级模范奖。1956 年，调武山县医院，将原洛门诊所 1.5 万元的私有资金，无偿捐给国家。1957 年反右派运动中，身陷冤狱。狱中 4 年，著成《本草骈比》《金匮新释》等著作。1962 年出狱后安排在天水机床厂医务所工作。1973 年调省劳改局兰州医院任中医科主任、名誉院长。

先后发表论文数十篇，并出版了《裴慎医案选》《本草骈比》《伤寒论方证识》等专著，成为省内著名的中医专家。

裴慎不仅医德高尚，擅治疑难杂症，且博学多才，于诗文书画等方面都有较深的造诣。1978 年后，任省政协五届、六届常委，中华中医学会甘肃分会顾委会副主任、中国老年书画研究会甘肃省分会副会长、中华诗词学会甘肃省分会顾问等职。

黄淑秀

黄淑秀（1925—1985），女，河南开封市人。中共党员，主任药师。曾任甘肃省中医院药剂科副主任，中国药学会甘肃分会一、二、三届理事，中国药学会甘肃分会中药专业分会副主任委员等职。

1944 年，毕业于重庆国立药专高级职业科，同年又考入南京药学院，于 1948 年毕业。先后在山东大学医学院附属医院、杭州市人民医院、兰州军区后勤部第十仓库任药师。1956 年，调入甘肃省中医院药局，曾任药师、主任药师、科室副主任。在医院工作近 30 年，创建了中草药制剂室，并长期负责该室的工作。潜心于药品的研究及中药剂型的改良和开发，配合临床所需，研制的中药针剂有“解毒消炎注射液”“补骨脂注射液”“复方白头翁注射液”“祖师麻注射液”等 10 余种。还与兰州军区第二门诊部合作研制了“白癜风药”。其中与本院儿科合作研制的“解毒消炎注射液”，用于小儿肺炎效果显著，获省卫生厅科技成果二等奖。

为了确保药物安全有效地运用于临床，由她负责研制的针剂，总是先做自身实验，确无毒副作用后，才应用于临床。为临床和科研工作做出了突出的成绩，曾荣获甘肃省卫生系统先进工作者称号。

发表的论文有“近 30 年中药研究进展”“中药剂型改进的意见”“中药蛲虫坐药药剂学的初步探讨”等。参与编写了《常用处方配方配制手册》《甘肃省中药饮片炮制规范》。

权依经

权依经（1926—2010），甘肃省通渭县平襄镇城关村人，原兰州医学院中医内科主任医师，中医古籍整理西北区审定小组成员、甘肃省审定小组副组长，甘肃省医学科学委员会中医专题组组长，全国中华中医学会甘肃分会常务理事。从小随父学医，研习精读《伤寒论》《金匮要略》等医学经典论著，承家父50余年临床实践，对中医学有颇深的研究，特别是在一些伤寒病症及疑难杂症的治疗上，用药精湛，一方多用，无不获效。著有《古方新用》《中药汤剂煎服法》《五运六气详解与应用》，其中《古方新用》是权依经根据其父亲——兰州名老中医权东园运用古方30余年的宝贵实践经验编写而成。全书共选编古方近百首、治疗病证150余种、病案举例60余例，按脏腑经络表里、由上而下的次序编写而成，对中医临床有比较切实的指导作用，该书再版多次，深受好评。撰有论文《桂枝去桂加茯苓白术汤药证探讨》《分经论治》《从标本中气中求治》等多篇，发表于国家及省级医学刊物。

金文嫩

金文嫩（1936—1997），女，江西婺源县人。中共党员，主任医师。曾任甘肃省中医院儿科主任，兰州市政协委员，中华医学会甘肃分会儿科学会常务理事，甘肃省家庭教育委员会委员。

1959年毕业于北京医学院医疗系，分配至北京医学院附属三院工作。1969年，调入甘肃省中医院从事儿科中西医结合临床工作，深得甘肃名医窦伯清、席梁丞指教。后在中国中医研究院进修，得到全国儿科名医王伯岳的教诲，受益良多。曾参加省中医经典著作学习班，系统学习了中医理论。

从事儿科临床和科研工作30余年，以优良的技术热情为患者服务，赢得患者的高度信赖。她结合临床开展科研工作，取得了突出成绩。研制的“解毒消炎注射液”“水蛭注射液”应用于小儿肺炎等重症，疗效显著。中西医结合治疗小儿肺炎，有独到之处。她参与了小儿科的创建工作，为该科的建设和发展做出了一定成绩。曾当选为中共第十三届全国代表大会代表，全国第四届妇女代表大会代表，荣获全国和甘肃省卫生厅先进工作者、全国和甘肃省“三八红旗手”、甘肃省先进科技工作者、甘肃省先进工作者、省级机关优秀共产党员等称号。是甘肃省著名的儿科专家之一。

公开发表论文54篇，译文3篇，参与编写书籍4册。其中“水蛭丹参等治疗小儿肺炎疗效观察”获甘肃省 1978 年科学大会科技成果奖，“中药解毒消炎注射液临床疗效的初步观察”“抵当汤加减治疗弥漫性血管内凝血七例报告”分别获省卫生厅科研二、三等奖，“黄精与小儿细胞免疫功能关系的初步观察”获甘肃省皇甫谧医学优秀论文三等奖，“中西医结合治疗小儿肺炎 606 例疗效观察”获 1978 年甘肃省科技成果奖。她主持的“佛手增乳膏”科研项目通过鉴定，荣获全国首届优生优育优教展览会优秀奖。

往事如碑

历代瘟疫

清光绪十年（1884 年）兰州疫病流行。

清光绪十一年（1885 年）兰州白喉流行，死者甚众，幼儿尤多。次年疫情更重。

清光绪二十二年（1896 年）皋兰县大旱，瘟疫流行。

清光绪二十三年（1897 年）自光绪二十二年以来，酒泉县（现酒泉市）新城乡流行白喉，甚为剧烈，死亡惨重，当时有 60%~70%的人死亡，300 多户人家流行白喉过后，只剩下二三十人。

甘肃省系统记述麻疹流行年代为清光绪二十三年（1897 年），1922 年开始有流行病学统计。1922~1949 年的 28 年中流行 20 次，全省各县、市均有发病。

1950 年 6 月，甘肃省人民政府卫生厅工作报告中指出：本年各县麻疹普遍流行，仅兰州市患病人数 410 例，死 40 余例；西和县患病 2 456 例，死 342 例；永昌县患病 8 000 例，死 300 例；华亭县死 336 例；静宁县死 342 例；临夏县仅 1~3 月死 340 例。临夏因匪患农民进城避难，利用广场搭篷暂居，天气寒冷，患儿多数合并支气管肺炎死亡。医防队 7 人下去 2 个月，访问了 100 家，约 1 000 人，其中 5 岁以下患儿约 300 例，死亡人数达 80%。同年 4 月，靖远、会宁等县，发生麻疹，患儿因合并肺炎，死亡甚多，卫生厅速组织医务人员，分赴各地防治，疫情很快扑灭。两地共抢救 1 000 多例患儿，其中合并肺炎者 300 余例，除 3 例死亡外，均被治愈。

1955年，甘肃省78个县（市）发生麻疹流行，其中23个县（市）比较严重，如陇西、靖远、宁县、武都、临夏、和政、夏河、兰州等，甘肃省卫生厅为了及时防治，召开电话会议，并派出省防疫队参加防治工作。

伤寒与副伤寒是甘肃省历史上最常见的传染病之一，最早记载的流行年代为明万历二年（1574年），多发于民勤、民乐、金塔、酒泉、高台县及兰州市。1939~1943年，甘肃省卫生处的疫情报告中，伤寒发病1 760例，死亡131例。1945年甘肃全省伤寒发病率高达万分之九，兰州、陇西、临泽、武都等地，死亡率高达25%以上。1948年，全省报告发病达500例，兰州各医院伤寒患者住院人满为患。

斑疹伤寒是个古老的传染病，在甘肃省有广泛的发病和流行。但系统的记载，始见于1916年。1939年徽县伏镇、麻沿一带流行，死20多例。1944年正宁县流行。1945年全省发病254例，死亡10人。1939~1948年，全省发病3 706例，平均发病率为5.37/10万。

新中国成立后，随着人民物质、文化和卫生水平日益提高，斑疹伤寒发病和流行，从20世纪60年代后逐年减少，但仍有少量发病。50年代初，山丹、高台和平凉一带发病较多。1956年在酒泉、天祝、泾川一带流行。1958年9月甘南发病，因治疗不及时，先后传播至广河、永靖、兰州等地，发病1 803例，死亡256例，病死率高达14%。1960年全省发病2 184例，死亡14例。20世纪60年代以后，全省发病逐年减少；70年代后，基本控制了死亡。

甘肃省黑热病流行已有上百年历史，1919年英国医生King. G. E写的《甘肃的疾病》一文中，就提到兰州发现黑热病病例。1925年，黑热病在甘肃流行已相当普遍。1936年，省立医院刘毅民医师从患者脾脏穿刺查到原虫，确诊为黑热病。1943年秋，何观清、马馥庭、杨英福等9名专家调查确定甘肃省永靖—临夏、通渭—天水、泾川—平凉3个流行区，32个县有黑热病发病，患者2 227人，由于当时治疗黑热病的药物全是靠进口，药价昂贵奇缺，病死率高达98.3%。

医药名胜与传说

岐伯景区及岐伯传说

1. 岐伯景区

为了弘扬岐黄之术，将祖国中医学文化进一步发扬光大，岐伯出生地——甘肃省庆城县投资 1 200 多万元，建设了岐伯景区，先后建成岐伯大殿、药王古洞山门、十大药王祠、文墨荟萃园、长寿鸿福台、十花十木园等景点 10 多处，已成为全国中医药文化宣传教育基地、爱国主义教育基地、大中专院校中医学生的实习基地。

岐伯景区位于庆城东山周祖陵山下的半山腰。从山底盘旋而上，即可到达景区。有一条象征七十二福地的天梯道，十分陡峭，游人需手扶铁链，小心谨慎，方能拾阶攀缘而上。回首惊心，如临绝涧，平添了登山情趣。

山门为歇山屋顶，形如宫门古洞。只见洞门上书“岐伯圣景”四个大字，两边的对联分别为“医祖神会庆州地，药仙云游古洞天”“传承数千年人文精粹，高扬古国威；创造新一代历史辉煌，再铸民族魂”。门洞两边塑有栩栩如生的青龙、白虎浮雕像。

穿过山门，便来到了雄伟高大的岐伯大殿前。大殿为重檐歇山式屋顶，殿前有 26 根大红明柱。大殿正中两面分别悬挂“国医初祖”“远祖医圣”匾额。大殿内塑有高大、慈祥、俊秀的岐伯圣像，两旁各塑四尊贴身侍童。男童身旁置有医学、养生、天文、地理、人文等帛卷，双手捧鼎，好似正在熬制着汤药；女童身旁堆有物候、风水、乐理、阴阳五行的帛卷，双手捧钵，好似向医祖岐伯敬俸肴馔。后有风伯拎药箱、雨师献五果的塑像。走出大殿，登上月台，只见护栏望柱上雕刻的雄狮、寿桃、药葫芦和栏板上雕刻的中草药活灵活现，美不胜收。步下月台，游人便可一一浏览置于大殿两侧、构建奇巧、玲珑剔透、雕梁画栋的拜师亭和论医亭。它们分别象征着轩辕黄帝拜岐伯为"天师"和岐黄论医著《内经》的传说。

浏览了拜师亭和论医亭后，游人绕过正殿而行，即可观光十大名医祠。在靠东山的崖面上，从北向南，挖掘成的十个窑殿，以五个窑殿为一组，分置正殿后面的两侧，分别祭祀着扁鹊、邳彤、张仲景、华佗、董奉、皇甫谧、葛洪、孙思邈、吴本、李时珍等中国古代著名的十大医学家。洞中的塑像高达3.6米，雕工精良，达到了传神的意境。

祭拜了十大名医后，拾阶而上，穿过门洞，便到了另一处景点——文墨荟萃园。园内前有岐伯殿，后有通天门，左有长寿台，右有鸿福台。沿通天门拾阶而上通三天门，可直达三皇五帝阁。左边的长寿台，地形独特，是人们修身养性的好去处，再加上以绘画图案组成的百寿图，表达了人们追求长寿的心愿。登上右边的鸿福台，远望凤凰城、栖凤山，使人心旷神怡；近观岐伯景、百福图，令人顿增洪福齐天之感。在鸿福台的一边，有古今赞颂岐伯的碑刻和募捐留芳的碑记数十通。其艺术风格，有的沉着凝重，有的灵秀爽利，有的端庄飘逸，有的婉畅流动，各具姿态，真是洋洋大观，饱人眼福。在长寿台的一边墙壁上，浮雕着岐黄论医的传说故事图。一幅是岐黄论医图：在青山绿水、药草茂盛的山间一磐石上，岐伯与黄帝盘腿而坐，畅谈医术脉理。一幅是岐黄论述养生图：左边以上古百岁真人修身养性为题材，分别按饮食、起居、劳作顺序展现古人的养生之道；右边以享年不逾半百之人为形象，分别按以酒为浆、以妄为常、醉以入房、纵情色欲、起居无节、好逸恶劳等顺序，展现今人背离养生之道的悲剧。这些彩塑均是西安等地艺术家们的精心之作，让人感觉俨然是在参观一座艺术殿堂。此情此景，如梦如幻，迷离诱人。

2013年，国家中医药管理局下发文件，将甘肃省“岐伯胜景”和“皇甫谧文化园”确定为国家级中医师承基地。

2. 岐伯传说

（1）岐伯传奇。相传岐伯出生在甘肃庆城县西南天子梁青龙嘴，山梁气势特异，景色宜人，台下有一清泉，凉爽可掬饮，四季久旱泛水不止，人称“神水”。整个景观犹如太极图显现。现在青龙嘴下建有药王庙、药王洞。

岐伯幼年聪颖过人，但少年家遇洪水淹没，再遭母亲重病缠身，练就了岐伯抗争自然的意志，产生了学医治病的念头。十几岁的时候救了一落崖的老者，老者原来是神医中南子，实名僦贷季，岐伯便向他拜师学医，尝草治病，学到了用苦苦菜（败酱草）治脓肿、用益母草治产后病、用兰草（佩兰）治瘟疫，活人无数。还创造出用香草防病、治病，成为“香道”的创始人。

当时黄帝离开轩丘云游，在崆峒鸡头山问道广成子，得知桥山（子午岭）有名医岐伯，便亲来求教，为民除疾解苦，并请回宫殿，君臣问答，探究医理。经过整整三年的研讨，共问答讨论了180个有关天道、地道、人道方面的问题，由文字官仓颉记录，刻于兽骨，这就是《黄帝内经》的由来，黄帝拜岐伯为“天师”。

后来岐伯随黄帝驰骋中原，降服蚩尤，在军中治马病、驱瘟疫；破难阵、救官兵；创军乐，制军旗；既为军医又为军师，终助黄帝统一华夏，并与黄帝在泰山祭天，彰显功德，为民祈安。岐伯协助黄帝创造音律、文字、天文、历法、气象、地理、人事等自然之道和社会文化，为中华民族繁衍昌盛做出了巨大贡献。

岐伯天颐之年春三月仙逝，与生月同月。黄帝与万民同悲厚葬。从那时起，古北地郡建了岐伯庙，开凿了岐伯洞，供奉神像牌位，每年三月五日，民间就有一种庙会，祭奠岐伯，施舍药方，香火不断。一直到清代同治年间，庆城县民间三月初五在药王洞等处的庙会仍在延续，庆阳人还以制作佩戴“香包”的养生习俗来纪念岐伯。此外，庆阳还流传着许多关于岐伯的传说。

（2）岐伯降生青龙嘴的传说。话说北草地老龙三太子触犯了天条，贬到西域受罪，驾云走到教子川沟法术已尽，倒地为梁名叫青龙嘴。岐伯就降生在青龙嘴龙首饮水处的洞穴里（教子川药王洞），岐伯过百岁（百天）那天，天降倾盆大雨，冲垮了岐家居住的洞穴。岐伯父母抱上儿子爬出洞穴，在无法爬上山坡时，便踏上洞前倒放着的一棵干枯大柳树上，左右瞭望着想办法。霎时间柳树移动了，他们就坐在破树洞里，被水冲到莲池滩对岸处，岸边柳树群倒挂住了枯柳，这时老两口才抱着儿子顺着树爬上了对岸，又定居在今药王洞庙台坪洞穴里。岐伯从小就生活在这里。岐伯任天师后，还专门祭拜了柳树，并祝告柳树的子孙插到哪里哪里活，从此，柳树的成活率高，北方的柳树也多。这一段传奇故事，也产生了岐伯的姓名，因远古人没有姓名，从此后，人们都叫他奇家。岐伯长大行医后，认为他出生在山里，被洪水冲着经过了支离破碎的众多山头，大难不死，以两物为岐，就改字不改音的奠定了岐姓；岐伯的名字也是这次大难后起的，起名一般都是百日时才起名，岐伯父母根据儿子遇难在水泊中渡活，因而叫泊儿，这就是岐伯乳名，至于伯，因岐伯的知识品德高尚，人们尊称为伯，所以名伯。

（3）岐伯学医于中南子。中南子云游古雍州，发现岐伯生而神灵，长而博识。有一天，天气晴朗，岐伯上山采集野果和草药，猛抬头见一老者从山崖上掉下来，摔坏了腿，岐伯忙跑去搭救，只见老者昏迷不醒，但还有一丝气，他便把老人背回了家，烧了一些姜汤灌醒，问老人哪里人氏？老人答："终南山药翁。"中南子在岐伯家一住就几个月，岐伯一家特别是岐伯，对老人无微不至地关怀，直到腿好能走动。中南子准备回到终南山去，说什么岐伯都不让走，岐伯的这种救亡抚危品德深深感动了中南子。他把他所有的医药本领都传授给了岐伯，他白天识药尝药性，晚间学习天地阴阳、四时运气和医术养生之理。数月之后，岐伯学医认真，医学道理精通，在中南子的考问过程中，对答如流。后来黄帝在崆峒山问道于广成子时，中南子参加了法会，他向黄帝推举了岐伯。黄帝亲自考查、论医问政，后拜岐伯为"天师"。

（4）岐伯梦游"上古三坟"。岐伯一家住在这四面围山之地，采集了很多的野果和籽实作物，还养了一些羊，日子过得很不错。有一天，岐伯突然患病，昏迷不醒。这可急坏了家人，哭哭啼啼守在岐伯身旁，等待苏醒。谁知他在梦游，岐伯在梦中忽见一道童到来，带他去玉清宫。到了玉清宫，一鹤发童颜的老者引他去看“三坟宫”。走进第一宫，金字牌匾为“伏羲八卦宫”。只见一片混沌无极分两仪，两仪生四象，四象生八卦。再细看满宫都是《伏羲八卦》石书，岐伯翻看了几片，都是阴阳学说，老者说：“这一宫已经建成，让它留给世人创世吧！请看第二宫。”走进第二宫，金匾为“神农本草宫”。只见花卉草木应有皆有，奇石矿物遍山长满，飞禽走兽昆虫个个蠕动。再看又是满宫《神农本草经》石书，老者又道：“这一宫也已建成，让后世挖掘使用吧！请看第三宫”。走进第三宫，悬挂着一块匾额，为“黄帝内经宫”，但内面金碧辉煌，空空荡荡。岐伯奇怪地问：“这么好的宫怎么什么都没有？”老者答道：“这是黄帝内经宫，医学养生学巨著还未出世，需要天师帮助整理，早日问世，普救众生，消灾免祸，延年益寿。老朽我就心满意足了。”岐伯问：“老伯尊姓大名？”老者答道：“盘古真人，号元始天尊。”岐伯急忙跪地朝拜，抬起头来突然不见人影，岐伯大喊一声：天尊！只觉得满身大汗从梦中惊醒。家人惊喜万分，忙问岐伯：“你在喊什么？”岐伯和家人各述了经过，才知道已睡了七天七夜。从此，岐伯更加刻苦钻研医术医德，准备完成“岐黄之术”。

（5）黄帝古雍州拜师岐伯。人文始祖黄帝为了人类的文明与发展，曾拜请了很多名师大臣，如风后、封钜、岐伯……这里只说黄帝拜师岐伯。黄帝根据中南子推举，他抽空到古雍州考查岐伯，见岐伯长得清秀、神灵，满心欢喜地试问：“我听说天以六个甲子日合成为一年，地以九九之法与天回通，而人也有三百六十五节，与天地之数相合，这种说法已经听说很久了，但不知是什么道理。”岐伯回答说：“这是个很高明的问题！我试着讲讲吧。六六之节和九九相会，是确定天度和气数的。天度，用来确定日月行程、迟速的标准；气数用来标明万物化生的循环周期。天是阳，地是阴，日是阳，月是阴。日月运行有一定的部位，万物循环也有一定的规律。一般一昼夜日行周天一度，而月行十三度有余，所以有大月小月，合三百六十五天为一年，而余气积累，则产生了闰月。那么怎样计算呢？首先确定一年节气的开始，用圭表测量日影的长短变化，矫正一年里的时令节气，然后再推算余闰。这样，天度就可全部计算出来了。”黄帝听后非常高兴地说：“以上的我已经听懂了，但夫子说积累余气成为闰月，什么叫气？请启发我的愚昧，解除我的疑惑!”岐伯说:“这是上帝所不肯讲,而由我的老师传授给我的。”黄帝道:“希望全部讲给我听听。”岐伯说:“五天叫作一候;三候成为一个节气;六个节气叫作一时;四时叫作一年。治病就应顺从其当王之气。五行气运,都各有主治之时。一年终了,再从头循环。一年分立四时,四时分立节气,如圆环一样的没有端绪。五日一候的推移,也是像这样的。所以说,不知道一年中当王之气的驾临,节气的盛衰,虚实产生的原因,就不能当医生,就不能治国。”黄帝还问了一些治国方略,岐伯一一做了回答。黄帝遂拜岐伯为师,带回中原担任谋臣良师。

(6)太白金星赠送岐伯登云鞋。子午岭东的太白金星,听说岐伯医术高明,药到病除。因他参加王母蟠桃大会,途中身感风寒,咳嗽不止。太白金星回东太白后,派道童去请岐伯治病。道童驾云来请岐伯,岐伯没有推辞,赶紧起程,因岐伯是俗人凡胎,那时道路又不好,他整整走了三天才到东太白,太白金星实在忍受不了疾病折磨,连连不断咳嗽着。岐伯急忙诊脉后,给太白金星吃了“麻杏石甘散”,确实是药到病除,金星大喜,才问岐伯是否不在家,怎么这么慢才到寒舍,岐伯才叙述了路程遥远,隔山渡河,荆棘草木挡道的艰辛。太白金星知道了原委,送岐伯登云草鞋一双。岐伯得鞋后,为尝味百草和辅佐黄帝统一中原,立下了不可磨灭的功绩。

(7)甘草王龙头山救岐伯。药物学理论的奠基者和实践家岐伯,“尝味草木”经历了千辛万苦,有时百味刺激得全身浮肿,有时折磨得死去活来。这次他到龙头山尝味采草,分别采尝了“解表”的柴胡,“消炎清热”的知母,“泻下”的大黄,“祛风除湿”的五加皮,“利尿”的车前子,“温里散寒”的小茴香,“理气”的山皂角,“消食健胃”的莱菔子,“活血化瘀”的益母草。最后他在品尝马钱子时,由于药物过量,不知此药有大毒,所以引起了中毒。当时的症状是肢体颤抖、颈项强直、瞳孔散大、呼吸困难、抽搐、痉笑不止。他口干舌燥,难过地用双手乱刨,恰好刨在甘草根上,他无意中口咬草根止渴,嚼着嚼着,不知不觉就昏迷了。梦见一红脸大汉头戴王帽厉声说道:“你尝味百草,可知五物与五味的关系?”岐伯答道:“请大王让我细述。五谷中,粳米味甘,芝麻味酸,大豆味咸,小麦味苦,黄米味辛。五果中,枣子味甘,李子味酸,栗子味咸,杏子味苦,桃子味辛。

五畜中，牛肉味甘，狗肉味酸，猪肉味咸，羊肉味苦，鸡肉味辛。五菜中，葵菜味甘，韭菜味酸，豆叶味咸，薤蒜味苦，大葱味辛。五色与五味的关系：黄色属土属脾，宜饮食甘味；青色属木属肝，宜饮食酸味；黑色属水属肾，宜饮食咸味；赤色属火属心，宜饮食苦味；白色属金属肺，宜饮食辛味。这五种情形，分别有相宜的关系。所谓五宜，就是在五脏患病时，应该选用相适宜的五味。”红脸大汉又道：“夫子的五物与五味讲得很好，你可知甘草的妙用?”岐伯答道：“中和妙用。”红脸大汉接着说：“有些是单草为毒，双草可用。如今天要不是大王我救你一命，你命休也！你只知道尝味马钱子，而不知加上甘草才能入药，今后没有本大王我入的药方少用。”这时岐伯嘴里还嚼着甘草，感觉好多了，到下午才回家。他任天师后，遂拜甘草为王，从此，甘草就成了药中之王。

（8）岐伯巧换环江老龙睛。环江老龙由于年老体弱，长期失眠，睡不着觉，过了一段时间右眼长了一块胬肉，按现代医学术语就是“眼球结膜增生”。老龙非常痛苦，后来听说附近有一名医，医术高明，可治此病。此名医就是岐伯。老龙化装成一位牧民，住在环江畔上，命家人前去请名医岐伯。岐伯医德高尚，随叫随到，见老者右眼长的胬肉比拳头还大一些。岐伯就开始摸脉，怎么你的体温这么低，这病就无法治了。老龙在没有办法的情况下，向岐伯讲了实情，我是环江老龙，请天师可怜可怜我吧！岐伯才明白了体温低的原因。于是他用蒲公英二两，水煎服用了一些。同时还取药汁少许，进行了洗眼，后摘除了胬肉，只见眼球已破坏，他就去掉了眼球，换上了一只狗眼，然后将人乳浸黄连，取汁滴入眼内，把桑枝、桑叶、艾草煎浓汁分数次服饮。最后将鸡蛋白蒙在了老龙右眼上，过了七八天老龙眼睛就逐渐好了起来。

总之，岐伯在庆阳的传闻很多，如还有“孙思邈北地朝拜医祖”“历代邑人名医拜医宗”“岐伯七世孙传方给周祖”“灵芝草远走高飞”，等等。

伏羲庙及伏羲传说

1. 伏羲庙

伏羲庙本名太昊宫，俗称人宗庙，在甘肃省天水市城区西关伏羲路。伏羲庙临街而建，院落重重相套，四进四院，宏阔幽深。庙内古建筑包括戏楼、牌坊、大门、仪门、先天殿、太极殿、钟楼、鼓楼、来鹤厅共10座；新建筑有朝房、碑廊、展览厅等共6座。新旧建筑共计76间。整个建筑群坐北朝南。牌坊、大门、仪门、先天殿、太极殿沿纵轴线依次排列，层层推进，庄严雄伟。

伏羲庙始建于明成化十九年至二十年间（1483—1484年），前后历经九次重修，形成规模宏大的建筑群。清光绪十一年至十三年（1885—1887年）第九次重修后，占地面积13 000平方米，现存面积6 600多平方米。是目前我国规模最宏大、保存最完整的纪念上古“三皇”之一伏羲氏的明代建筑群。1963年被列为甘肃省重点文物保护单位。2001年，伏羲庙作为明、清古建筑，被国务院批准列为国家级重点文物保护单位。

原先，伏羲庙门前东西两侧，还有横跨大街的两座牌坊，面相向，上楣分别题有“开物成务”“继天立极”，与大门匾额之“开天明道”一样，都是对伏羲功德的颂词。庙门南面，与大门牌坊隔街相望，有一座建于清乾隆年间的戏楼，三间宽，两层楼高，飞檐挑角，造型精巧，深受群众喜爱。进大门牌坊，即入正门。此门五间门面，共宽18米，进深两间。正中门楣，原挂有祖籍天水的明代著名书法家胡缵宗所书“与天地准”巨匾一方，现悬挂“太昊宫”一匾，含义同“与天地准”相似，都是颂扬伏羲造福人类的恩德广大无边。伏羲庙的这座正门，虽也经清代局部修缮，但其主体部分，仍保留了明代建筑风格，实为难能可贵。

步入前院，可见院东有棵古槐，传为唐代栽植。岁月流逝，已逾千年，阅尽人间春色；虽经兵燹天灾，至今依旧昂然挺拔，令人叹为观止。迎面为一座碧瓦覆顶、结构宏伟的大型古建筑，就是文祖殿。此殿虽系清乾隆三年（1738年）重建，但其彩绘风格却保持了明代暖色基调，穿过仪门，来到中院。由于场面开阔，令人襟怀顿觉释然。这里是伏羲庙建筑群的中心部分。正中位置为一月台，殿、阁、亭、榭，高下相间，与院内星罗棋布的棵棵参天古柏，构成一个有机的整体，妙趣横生。民间说法，前后院内原来共有古柏64棵，是按照伏羲八卦推演的64个方位栽植的。现尚存37棵，冬夏常青，生机盎然。这些忘年古柏，现已成了珍贵的文物树了。

先天殿在中院月台的当间部位。此殿异常宏大壮观。通高 26.7 米，纵深 13.5 米，面宽 7 间，通长 26.4 米，是一座典型的明代风格建筑。殿顶上覆琉璃筒瓦，正脊两端亦施龙吻，垂脊、戗脊施螭兽仙人。正脊中有桥亭火珠，脊面乃饰缠枝牡丹。其奇巧精致，耐人寻味。入大殿内，即见一中心方柱似的神龛，这便是供奉伏羲塑像的地方。高五米有余，悬挂“文明肇启”匾额，系清代嘉庆年间秦州牧王赐均所书。匾文是对伏羲始创八卦、教民克思的巨大功绩的高度赞颂。

伏羲塑像就供奉在这神龛内。这尊塑像体形魁梧、气宇轩昂、浓眉大眼、肌肤丰腴，微笑的面庞体现了他智慧卓然、心地善良的内在气质。塑像袒胸露肩赤裸双脚，身着树叶，端然而坐，双手托着刻有八卦的太极图，目光炯炯，高瞻远瞩，给人以胜利在望、未来无限光明的视觉印象。

天水民间相传，伏羲既为人文之祖，那他就肯定是无所不能、无所不会的。所以一遇到什么事情，就想着找伏羲“商量”“求教”。当地人相传伏羲的生日是农历正月十六，因而祭奠伏羲最隆重的就是这一天。人们在这一天赶庙会、唱戏、烧香、磕头、施舍，在心里把许多话“告诉”伏羲，以求从他那里获得智慧，找到解决问题的办法。最突出的事情，就是求伏羲医病。伏羲庙院里原有八八六十四棵柏树，人们说那是伏羲按八卦的演化序列排列的；说那些树，每一棵都能懂凡人之言，都能解伏羲之意。人们按照天干地支（六十花甲子）的循环规律来套，每一年都要推选出一棵柏树，让它在庙院内“值班”；轮到值班的树，便是“神树”了，也就是伏羲的代表。正月十六这天，前来赶庙会的部分人，还带来用红纸剪的纸人儿，有的人剪得很精致，就连面部的五官七窍都惟妙惟肖地剪出来。到了伏羲庙，就把这红纸人儿贴在值班的神树身上。然后，要自己在过去的一年里，身体哪个部位闹过病，或不舒服，就用点燃的香头头（或者用点着的艾草绳头头）去烧那红纸人的那个部位，一定要烧一个洞才算，头疼烧头，脚疼烧脚。说是把红纸人一定要贴在值班树上用香烧，可实际上，多数人才不管那回事，贴到哪棵树上就是哪棵树，贴了，烧了，心里就舒服了，千灾百祸都可以免除了。

因此，正月十六一过，伏羲庙院里柏树身上，棵棵都贴满了红纸人儿，风一吹，“哗哗哗”地响，就好像它们为了祝福人们在新的一年里身体健康、万事如意而发出的笑声一样。

甘谷县西五里铺大道旁，原来立有“羲皇故里”石碑，现在移立于大象山大佛殿西侧。大象山上有一座祭祀伏羲的太昊宫，始建于明万历年间。甘谷县西10千米处的华盖寺石窟内保留有元代的伏羲彩绘像。今天水境内规模较大的伏羲庙有三处，即位于天水市区的伏羲庙、卦台山伏羲庙和秦安泰山庙的伏羲庙。尤以天水市区的伏羲庙规模宏大，历史悠久，是全国规模最大的、保存最完整的伏羲祭祀建筑群之一。

2. 伏羲制九针创八卦

伏羲、女娲是中华民族的始祖。他们的传说，在中国代代相传、家喻户晓。相传，甘肃天水为伏羲与女娲的出生地，直到今天，这里仍在每年举行盛大的公祭伏羲活动，以纪念这位“中医药之祖”。

伏羲是三皇之首、百王之先，亦称人皇。关于伏羲的话题，中国史籍说了几千年，中国人口头传了几千年。目前能够见到的最早记载伏羲的文献是战国时期的《庄子》。相传伏羲本姓风，他的名号，古籍中有许多写法，除“伏羲”（《庄子·人间世》）之外，还有“伏戏”（《庄子·大宗师》）、“伏牺”（《法言·问题》）、“包牺”（《易·系辞下》）、“宓横”（《汉书·古今人表》）、“庖牺”（《水经注·渭水》）、“虙羲”（《管子·封禅》）等，也尊称他为牺皇、皇羲、太昊和东方木德之帝等。

伏羲众多的名号都是同音通假，并无什么特别的意义，只是同一语音的记录而已。闻一多先生《伏羲考》根据神话情节和古音相转，认定伏羲即“匏瓠”，也就是葫芦的意思，寓意先民的葫芦崇拜习俗和人类出自葫芦的传说。伏羲的形象当是中国原始社会西方部落一位伟大首领形象的放大。人首蛇身是图腾文化的痕迹，“蛇身”也就是“龙身”。伏羲不仅代表个体，也代表群体，更代表一个时代。伏羲时代的历史背景与考古学上的前仰韶文化大体相当，是一个很长的历史阶段，距今7 000~5 000年。

传说中，伏羲为人民做了许多有意义的事情。他指导臣民制造工具，结网打鱼，投矛狩猎，从而开创了人类历史上通过劳动主动获取食物的新纪元。

伏羲带领人们用兽皮缝制衣服，抵御寒冷，而狩猎活动的展开又使得动物类食物日益增加，很大程度上增强了当时的人们适应自然环境的能力。更重要的是，人们对于动物类药物的认识也从此开始了。他带领人们围着篝火跳舞，以驱寒取暖，强健身体，却发现通过这种运动，可以祛除身上的一些病痛，这便是传统体育活动及导引术的雏形。他还观天文、察地理，通晓日月阴阳的道理，始创了八卦，成为中医学哲学思想的主要文化根源之一。

《帝王世纪》称伏羲“味百药而制九针”，因此千余年来他被我国医界尊奉为医药学、针灸学之始祖。九针的形状各不相同，有圆头的，用来按压止痛；有尖头的，用来点刺或放血；还有带刃的，用来切割等。这是一套完备的外科用具，在原始社会中，就已经被用于医疗实践当中，显示了古代先民早期的医学智慧。

伏羲为人类文明进步做出了许多巨大的贡献，其中最为突出的是“始画八卦”，这不是一种具体器物的发明，而是一个哲学思想的萌芽，之后便成为华夏文明取之不竭的智慧源泉。

《易·系辞》说：“昔者庖羲氏之王天下也，仰则观象于天，俯则观法于地，旁观鸟兽之文与地之宜，近取诸身，远取诸物，始画八卦。”

据说，德国数学家莱布尼兹研究八卦，从“两仪、四象、八卦”中得到启发而发明了二进位制。八卦中包含的“二进法”，现在广泛地应用于生物及电子学中。

传说伏羲演绎八卦的地方就在今甘肃天水市渭河南岸的卦台山。今天的卦台山山势突兀雄伟，景色优美。山上有伏羲庙，内有伏羲塑像。在伏羲圣像侧，一面是振翼龙马，一面是河图洛书，天花板上是六十四卦图。庙内还存有五百年前明代制作的木质八卦盘。八卦盘直径 1 米，厚 10 厘米，为紫红色，上刻八卦、日月星辰、二十八宿、二十四节气及六十四卦方位图形，造型美观，雕工精湛，是非常珍贵的文物。

在天水境内，有许多与伏羲有关的地名、遗迹和庙宇，如秦安县的魏店、安伏两乡，有许多以“伏”字命名的地名，如魏店乡有伏家湾、伏家河、伏家峡、伏家梁；安伏乡有伏家洼、伏家湾等。甘谷县白家湾乡有古风台，当地人认为这里就是伏羲的诞生地，至今当地还流传着用八卦灶台和八卦鸡罩的习俗。

八卦学说是东方智慧的代表，也是中医药学基本理论形成发展的重要源头。

相传伏羲在天水麦积卦台山仰观天文时，突然从渭河北岸九龙山之阳的龙马洞飞出一匹龙马，身负图案，飞落在分心（姓）石上，伏羲看到后，顿悟出世间万事万物无非阴阳而已。于是用白点表示阳，黑点表示阴，用阴、阳符号来区分男女性别，日、月、昼、夜，表现宇宙自然、地理、气候、天文、人与自然环境、人体形态、脏腑、表里等，演绎组合出了四象和八卦（乾、坎、艮、震、巽、离、坤、兑），后人称之为“先天八卦”。

女娲祠及女娲传说

1. 女娲祠

女娲祠位于天水市秦安县城南侧，主要建筑有“娲皇宫”和“女娲祠门牌”，最早的女娲祠位于陇城北山上。《甘肃新通志》记载：“女娲庙在州北四十里秦安县，在县东北龙泉山，建于汉代以前。国朝乾隆初龙泉山崩，庙移陇城镇城东门内。水逼城，庙又移东山坪。同治初回乱庙毁，重建于镇城南门内。”女娲祠历经沧桑，时至今日已经是五次迁建。

今日之女娲祠，气势宏伟，塑像庄严。娲皇宫龛位祥座的披发慈容、肃穆祥和的女娲尊像，是1989年由著名雕塑家何谔女士精心雕塑而成。

这座仿古建筑为砖木结构，占地160平方米，轩楹宏敞，飞檐兽脊，流丹飞碧，雕梁画栋。大殿上顶四棱与主梁衔接，主梁正中一大“寿”字银光闪闪，两边和其他四棱飞檐高翘，被栩栩如生的大象、狮子、麒麟等点缀。大殿正面六根明柱被楹梁连接，正中楹梁上雕刻着活灵活现的二龙戏珠图案，两侧楹梁上均饰以花卉。楹梁悬有中共甘肃省委原书记顾金池、原研究员黄汉卿等人题写的“华夏先祖”“娲皇宫”“开天辟地”“炼石补天”的匾额。明柱挂有陕西师范大学教授、博士研究生导师、中华诗词学会副会长、陕西楹联学会名誉会长霍松林先生撰并书的楹联：

毋轻抟土意造良师细塑精雕自有英才清玉宇

须重补天功任硕鼠明吞暗啮何来美政济苍生

在“娲皇宫”大殿正前方还有高峻巍峨的“女娲祠门牌”，门牌上首有原甘肃省军区副政委杨耀春少将题写的“造化万物”匾额。有张蕊兰女士题写的“娲皇故里”匾额。有镇人杨紫照书画师题写的“女娲祠”“圣母德”“补天功”匾额。正门明柱上有王欢祥先生撰并书的楹联：

炼彩石补苍天日月星辰照千秋

造福泽裕后世炎黄子孙传万代

牌门前立一通“娲皇故里”石碑，碑文由著名书法家黎泉先生题写，由街亭老艺人杨泰先生镌刻。

娲皇宫四时香火不绝，农历正月十五就是娲皇的诞辰日。正月里春节气息依然浓浓，陇城镇仍显得热闹非凡。十五日这一天，曙光微露，略阳川周围几十里地的民众，怀着圣洁的心情，迈着虔诚的脚步，合着喧天的锣鼓，扶老携幼，纷纷从四面八方赶来给女娲娘娘进香，参加这一年一度的娲皇圣母会。自清晨女娲诞辰的庆典帷幕拉开，传统的庆典活动和那由远到近传来的阵阵锣鼓声、鞭炮声、欢唱声和娲皇宫前“古略阳剧场”的演戏喝彩声，使人们喜形于色，欢快无比。在隆重的娲皇祭祀活动中，又迎来了各路的社火表演队。社火队除当地的外，还有张家川、庄浪、清水县等邻县乡村的社火队。一队队敲锣打鼓，前呼后拥，争先恐后汇聚在娲皇剧场，竞先表演。每年的社火队都在四五十家不等。演出内容主要是以古代作战为题材的骑马作势的马故事、高杆、高亭子、高拐子、旱船、狮子、老虎、龙灯、转马、花灯、武术、春牛等。在略阳川一带，耍马故事、旱船、狮子的村庄占80%以上。耍亭子、高杆、高拐子、转马、老虎、龙灯、花灯的主要有龙泉、上袁、娲皇、西关、凤尾、略阳、常营、蔡河、张湾、榆树、王李、马关、高庄等村庄。历史上的耍“春牛”，主要由八图沟的村民们来表演，首先用彩色纸糊一个大春牛，由几个人抬着高高在前，锣鼓开道。演出人员化装成各种人物，从皇上到百姓，从高官到乞丐，达百人之多。表演时一般是72行，每行一般不少于2人。阵容庞大热闹，形象逼真生动。表演和观看的群众人山人海，实为壮观，很受大家的喜爱和欢迎。正月十五这一天，既是娲皇诞辰日，又是中华民族传统的元宵节，村村锣鼓喧天，户户张灯结彩。女娲祠内外，人潮涌动，盛况空前，真是旗幡箫鼓夜，辉映娲皇宫。从早到晚，朝拜的人流汇聚成彩色的长龙水泄不通，人们用各种方式尽情地抒发着对这位始祖母的怀念。

飞檐翘脊、风铃清脆的娲皇宫，在通宵达旦、光烛天地的正月十五这一天，更显得金碧辉煌，肃穆庄严。殿内红烛分列，供果满案。香烟袅袅，磬声悠悠。在“华夏先祖”的匾额下，女娲手捧五色石，目光闪烁，灵气袭人，祥坐在鲜花簇拥的龛位之中，表露出无穷的智慧和遐思。三叩九拜的人流，扶老携幼，摩肩接踵，瞻仰着这位功垂千秋的娲皇圣帝。

2. 女娲炼五色石以补苍天

在中国上古神话传说中，女娲与伏羲密不可分，被认为中国的“亚当和夏娃”。相传女娲是创造人类的伟大母亲，在汉代《春秋运斗枢》中，女娲与伏羲、神农并列为三皇。古籍中还称她为“女希”“阴帝”。传说在伏羲时代，她辅佐伏羲治理天下。伏羲之后，群臣推举她即位，号为娲皇，建都于中皇之册，开始统治天下。今天水市秦安县西北的陇城乡，传说就是女娲的诞生地，谓“娲皇故里”。

传说伏羲和女娲原本是兄妹，伏羲始画八卦，结网罟，造甲历，教民渔猎畜牧，女娲辅佐伏羲治理天下，人们的生活幸福安康。但后来，不知什么原因，天降大雨，发为洪水，洪水淹没了人类，只有伏羲和女娲坐在葫芦里得以逃生。为了延续人类的血脉，他们兄妹二人便结为夫妻，繁衍后代，使人类重新繁衍滋生在大地上。

与西方的亚当夏娃不同的是，伏羲女娲的神话传说彰显了华夏农耕文明的特色，在农业文明时代，人们的共同目的就是希望构建一个天下太平、守土为安的生存环境。在社会生活中，具体表现为竭力维系以血缘为纽带的家族关系。此外，农耕文明时代注重人丁兴旺。女娲既是古老的女性的“形象大使”，也是生殖文化的图腾范式。女娲与伏羲总是交合在一起，双尾缠绕，是典型的生殖崇拜。伏羲女娲神话还从一个侧面向我们道出了农耕文明兴起时代的文化心态：守望家园，乐对人生，正视现实，这就是农耕文化儒家化后形成的华夏民族的人生信仰和道德规范。它导引着华夏先民日出而作，日落而息，守护着现世的家园。

伏羲女娲神话演绎了华夏民族的人本精神、阴阳和谐的哲学观念，作为“阴神”的女娲，与“阳神”的伏羲构建了古人心中的阴阳和谐，伏羲女娲故事一方面包含了华夏初民两性关系的演变，也强调协调人与人、人与自然的关系，实现人与人、人与自然之间的和谐共处。

女娲神话中最让人口口相传的就是女娲补天的故事，相传水神共工和火神祝融因故吵架，进而大打出手，最后祝融打败了共工。共工羞怒之下，朝西方的不周山撞去。哪知那不周山是撑天的柱子，一下子崩裂了，天跟着倒下了半边，出现了一个大窟窿，地也陷成一道道大裂纹，山林烧起了大火，洪水从地底下喷涌出来，波浪滔天，大地顿时成了海洋。山林间猛兽也出来吞食人类，人类面临着空前大灾难。

女娲目睹人类的遭遇，痛心极了，于是决心补天，以终止这场灾难。她选用五色石子，架起火将它们熔化成石浆，用这种石浆将残缺的天窟窿补好，随后又斩下一只大龟的四脚，当作四根柱子把倒塌的半边天支起来。女娲还擒杀了残害人民的黑龙，搜集了大量芦草，把它们烧成灰，堵塞向四处漫开的洪流。经过一番辛劳整治，天总算补上了，地也填平了，水止住了，猛兽敛迹了，人民又重新过上了安乐的生活。但天从此有些向西北倾斜，太阳、月亮和众星辰也自然地归向西方，又因为地向东南倾斜，所以一切江河都往那里汇流。

相传，女娲补天的五色石，以青、赤、黄、白、黑五种颜色代表着“木、火、土、金、水”五行，说明那时的人们，已经有了朴素的五行学说。

五行学说，同中医阴阳学说一样，具有悠久的历史，大约形成于春秋时期，是用五种现实生活中常见的物质作为一种表现符号，用以解释、说明世间万物之间的联系和发展、变化规律。

可以说，女娲是中国历史上最早创立五行学说的人，她与伏羲所创立的阴阳五行学说数千年来一直是中医辨证论治的基础理论，他们同为中医始祖。

由于女娲的伟大功绩，很久以来，人们便为她立祠建庙，供奉她，祭奠她。

今天水市秦州区西北的凤凰山麓和秦安县陇城都有女娲庙。农历正月十五，传说是女娲的诞辰，一年一度的娲皇圣母会也定于这一天，四方群众蜂拥而来，在娲皇宫进香祈福。一时间，锣鼓喧天，热闹非凡。附近还有女娲村、女娲洞、女娲潭、女娲台、女娲坟等和女娲有关的胜迹。

旱滩坡墓群

旱滩坡墓群在武威市西南沿祁山北麓的一片台地上。墓葬分布面积较广，东起金塔河，西至西营河，地跨柏树、松树、西营3乡，宽约1 000米，长约20千米。这片台地，地势较高，终年干旱，草木难生，因此人们称它为旱滩坡。但是千百年来，古代人却把这里看成了安葬故人的理想圣地，从西汉到明清，这里形成了今天宽广的旱滩坡墓群。

旱滩坡墓群具有丰富的汉代文化遗存。1972年在兴修水利工程时发现了1座汉代土洞墓，出土医药汉简92枚，是国内现存最早的医学著作方面的原始文物，对研究我国古代医学具有十分重要的价值。经整理研究，中国社会科学院考古研究所编成《武威汉代医简》，由文物出版社出版，其他研究成果发表于《文物》杂志1973年第12期，为我国古代医学研究提供了丰富的资料。1974年1月在这里又发现了1座汉代土洞墓，出土了陶器、木牛车及彩绘屏风架等木器，特别在木牛车两侧的栏板上，发现有书写文字的纸。经研究这是我国现存最早的写有文字的纸，为此在《文物》1977年第1期上发表了《甘肃武威县旱滩坡东汉墓发现古纸》《谈旱滩坡东汉墓出土的麻纸》等文章，对我国造纸的历史提出了新的论断。

1975年和1984年武威地、市文博单位先后在这里清理汉代墓葬10余座，出土了一批木器、陶器、货币等文物，为研究这一时期的历史、丧葬仪式提供了资料。1988年又发现1座东汉土洞墓，出土完整的“鸠杖”1根和一批汉简及其他文物10余件。这批汉简共17枚，保存完整，计270余字，记载了东汉光武帝刘秀建武年间赡养老人制度、刑律条款等，涉及内容甚广。旱滩坡也是前凉时期的墓地。前凉在武威建都长达76年（301—376），但明确作为前凉这一时期的墓发现得极少。1985年甘肃省考古研究所在这里发掘了这一时期的墓葬30余座，出土一大批重要文物，其中在一座晋墓中发掘出彩绘木俑20个，每个高约24厘米，他们为侍女、驭奴等，有的拱手而立，有的吆马挥鞭，造型生动逼真。木俑上彩绘的服饰清晰，再现了当年的衣着打扮。同时还发现面制花卷，这个干如石块的花卷与今日武威的面食花卷形状无异。与木俑一起出土的还有木雕彩绘马1匹，木牍4块，斗笔1管，莲枝灯1架以及丝绸衣物等。木雕彩绘马由9块组成，与1969年武威雷台汉墓出土的铜奔马造型完全一样。斗笔长31厘米，毫长6厘米，制作工艺精良，保存良好。莲枝灯高117厘米，分12枝，分枝上有彩绘镂空龙雀和木雕灯盏及火苗，色泽艳丽如初。而4块木牍记载着墓主人的身份和生平，系武威厉将军都战帅驸马都尉姬瑜夫妇的合葬墓，死者衣服均为丝绸，分刺绣和印花两种。这些墓葬的发现，为研究前凉时期的政治、经济、文化以及丧葬仪式、社会制度提供了难得的实物依据。

旱滩坡墓群多为土洞墓，间有少数砖室墓。1981年9月甘肃省人民政府重新公布它为省级重点文物保护单位。

拉卜楞寺医学院

拉卜楞寺，位于甘肃省甘南藏族自治州夏河县城西500米处，坐北向南，依山傍水，对面山上松林苍翠，清澈的大夏河水绕寺东流，环境幽雅，风光宜人。该寺与西藏的甘丹寺、色拉寺、哲蚌寺、扎什伦布寺以及青海的塔尔寺并称为我国藏传佛教格鲁派（黄教）六大寺院。始建于清康熙四十八年（1709年），寺内设有闻思、上下续部、时轮、医药和喜金刚六大学院，僧侣修习内容包罗了藏族文化艺术的全部学科。由于修习次第完整，修行仪规严谨，故高僧学者辈出，成为西北地区丝绸之路上的一个文化中心。全寺占地面积88.6万余平方米，建筑面积为40余万平方米。整个建筑群威严壮观、肃穆典雅。寺内珍藏有浩瀚的经典论著和历代高僧学者的著作，琳琅满目的奇珍异宝和历代收藏的珍贵文物。所有这些都体现了藏族人民高度的才能与智慧，是我们中华民族的宝贵财富。

拉卜楞寺医学院，系二世嘉木样于1782年仿照拉萨药王山寺医学利众院的模式所创建。二世嘉木样主持了隆重的医学院奠基仪式，并亲自在仪式上宣读了

《四部医典》。1784年藏历正月十三日，医学院正式建成，命名为“医学院医方明利他洲”，从此，拉卜楞寺有了专修医学的教育机构。是年，年届57岁的二世嘉木样亲赴西藏拉萨，向八世达赖喇嘛降白嘉措禀告了拉卜楞寺医学院的筹建过程，并请求委派医学高僧到拉卜楞寺医学院任教。达赖准其所求，以给青海河南蒙古亲王委派保健医生的名义，选派著名的藏医药学家藏曼·益希桑布和他的弟子多杰然谏巴、药王山寺的名医罗桑达吉等，先后抵达拉卜楞寺，给医学院学僧传授医理。拉卜楞寺医学院的建立，使甘南藏区的藏医事业，从分散的、以民间藏医活动为主的状况，进入到医药专门机构与民间并存的新阶段，为弘扬民族医学事业做出了卓越的贡献。

医学院主殿分正殿（前殿）和后殿两部分。正殿宽阔，后殿狭高。正殿南北6间，东西5间。为典型的藏式平顶建筑，底层设有可容纳300多名僧侣的10余条禅座，经堂顶层部分为四合院形式，院心为底层的天窗，殿内是专供吟经诵法、集会讲学的主要场所。上方正中，设有专供法台讲经传法的宝座。大殿上部，供有藏医始祖——宇妥宁玛·云丹贡布的画像。西侧墙上，根据佛教传统绘有佛祖释迦牟尼变幻化身、传授医学的大型彩色壁画，并有古代天竺医家及历代藏医名家的画像。后殿供奉有不动佛（米楚巴）、药师佛（曼拉）的大型塑像，还有多尊铜佛。正中供有本寺大学者拉科仓·久美成来嘉措大师的大型银质舍利宝塔一座（高460厘米，宽175厘米）。塔身用纯金包裹，上面镶有许多珍珠、玛瑙、宝石、翠玉。后殿右侧为护法神小殿，平时很少开放。殿前厢廊四面，曾悬挂有人体解剖、脉络等绢绘彩色“唐卡”十八幅，系仿照17世纪西藏著名学者第司·桑吉嘉措所编绘的藏医系列挂图复制的。厢廊楼上，原为医学院的书库，存有数百包珍贵的医学典籍、资料和档案。医学院前院廊坊墙上绘有藏医基础理论的示意树喻图十多幅，是形象的藏医教材。

200多年来，拉卜楞寺医学院培养和造就了本地区和兄弟地区的藏医药人才。据说在100多年前，该学院曾出了一位名叫加洋却达尔的著名医生，医术精湛，医德高尚，人们至今还传颂着他的名字。近半个多世纪来，出自该学院的著名医生亦为数不少。如曾任四世嘉木样活佛保健医生的桑科·久美、霍尔藏·智华热萨，曾任拉科仓保健医生的贡却多多，以及更登果若、西热布东木等，都是名噪一时的著名藏医。

拉卜楞寺医学院在继承藏医传统的基础上，结合甘肃、青海地区的自然地理、气候条件、生活习惯等，在理论研究、临床实践及药物生产诸方面，均有一定程度的创新。如炮制的传统藏成药“洁白丸”，既源于古方，又有创新，使该药在治疗胃病方面显出独特的疗效，深受甘、青、川广大农牧民及各族群众的欢迎，并于 1997 年被列入国家药典。

皇甫谧墓

皇甫谧墓位于甘肃省灵台县独店镇张鳌坡村，这是国内唯一的皇甫谧墓。皇甫谧墓地处张鳌坡塬边，北为坦阔塬面，村落环绕，南临陡坡深沟，远通达溪河川道。墓园南北长 62 米，东西宽 55 米，占地 6 亩，周筑红砖青瓦围墙，门向南开，门楣题写“皇甫谧陵园”。

墓冢位于园内中央，馒头形土丘，现高 4 米，周长 27 米，冢周筑砖混栏墙及正方形基台，南设台阶可达台面，前树“皇甫谧之墓”碑，后立“皇甫谧传略”碑，台阶两侧有 1963 年和 1981 年甘肃省人民政府立“皇甫谧墓”保护标志碑各一通。墓基台阶与大门之间砖铺甬道，两旁列植松柏，园外垂柳依依，园内草地青绿，远看景色苍古，近前环境幽静，园内简朴肃穆。

2007 年，灵台县政府在原皇甫谧陵园的基础上扩建成以皇甫谧文化内涵展示为主旨的纪念馆——皇甫谧文化园，已正式开放。皇甫谧文化园设置主题为“高山仰止——走进皇甫谧辉煌人生”的大型陈列展览。展室由三个专题陈列组成：“皇甫谧生平史迹陈列”“皇甫谧文史资料陈列”“皇甫谧针灸医学陈列”。大殿一楼的大厅，是文化园陈列展览的序厅，供奉有皇甫谧大理石材质雕像，以供游人拜谒。

回廊内侧采用浮雕手法反映皇甫谧生平及主要贡献，陈列名人碑记。至目前，已累计完成投资 9 200 多万元，建成了阙门、神楼、献殿、纪念馆、侧殿、回廊、墓区、办公生活区等主体工程，完成了主干道路建设和园区绿化亮化，按照国家

AAAA 级旅游景区标准，配套完善了消防、休闲等附属设施。园区栽植各类药物树（苗）达 50 多种，四季松柏常青，绿树成荫，鸟语花香，绿化覆盖率达到 60% 以上，是一处集文化研讨、科普教育、学术交流、拜谒参观、休闲养生于一体的旅游胜地。

崆峒山

崆峒山，位于陇东名城——甘肃省平凉市城西 12 千米处，是丝绸之路出关中后“西来第一名山”，有“天下道教第一山”“道教发祥地”之称。相传是轩辕黄帝问道于广成子的地方，秦始皇、汉武帝亦曾登临此山。对此，《史记》《封神演义》《神仙传》《太平环宇记》等典籍均有记载。《史记》云，黄帝常游天下名山，“东至于海，登九山及岱宗；西至于崆峒，登鸡头”。《云笈七签》说西王母派九天玄女授兵符给黄帝，帮助他攻打蚩尤。黄帝打败蚩尤后，去崆峒山向广成子请教治国之道，后得道升天，成为五天帝之一。《庄子》亦说“黄帝立为天子十九年，令行天下。闻广成子在崆峒之上，故往见之”。广成子是传说中的道家仙人，隐居于崆峒山石屋之中。黄帝听说他道行很高，修养得法，精于至道，便专程前往崆峒请教。广成子告诉他：“至道之精，杳杳冥冥。至道之极，昏昏默默。无视无听，抱神以静，形将自正。必静必清，无劳汝形，无摇以精，乃可以长生。”并送给他《自然经》一卷。黄帝因得了广成子的至道真谛，很快就成为古神州居中央之位而主四方的天帝。正是因为这个原因，自黄帝问道以来的 5 000 年间，赴崆峒修道者代不乏人，访道者不绝如缕，道教因崆峒而盛，崆峒因道教而名。崆峒山不仅成为西北的道教圣地，而且也成了闻名遐迩的全国道教发祥地，被誉为“天下道教第一山”。

崆峒山山势磅礴，峰奇石怪，层峦叠嶂，林木茂盛。既有北国群峰之雄，又兼南国众岳之秀。山上有雷声峰、棋盘岭、黄龙泉等名胜景观。自秦汉以来，历代在崆峒山都有修建，致使亭台、宫殿、梵刹、道院遍存诸峰，至盛时计有各种建筑八台、九宫、十二院、四十二处观宇、八十四起景点，目前尚存的景点名胜有近三十处。比较著名的有“凌空塔”“问道宫”“上天梯”“隍城”“三教洞”

“莲花寺”“轩辕宫”“法教寺”等。凌空塔为甘肃省级保护文物，建于明万历十三年（1585年），呈八角形，高7层，若登塔顶眺望四方，群峰尽收眼底，围塔而立，犹如凌空而起，飘然若仙，故而得名。黄帝问道宫始建于汉代，历代续有增修，辟为“道教十方常住”。明末宫毁，清康熙时重建，取名太和宫，楼宇宫殿，设计精巧，富丽堂皇，气势雄伟，如帝王之都，故民间俗称“隍城”。宫内尚保存有精美的壁画，颇具“扬州八怪”画风；还存有元代重修的《问道宫碑记》，记载了问道宫的兴衰，是十分珍贵的文物。始建于唐贞观年间的上天梯，在两峰之间的石峡夹缝之中，若直立一般，危岩高耸，左右狭窄，仰视上空，仅望一线蓝天。上天梯中段峭壁上有“黄帝问道处”石刻。雷声峰在隍城以南，山势陡峭，依山脊而上的十多处平台上，顺山势修起了许多建筑，险要无比。远远望去，绿树掩映，忽隐忽现，宛若天际。

兴隆山

兴隆山，素有“陇右第一名山”之称，位于榆中县境内，距兰州市区约56千米，海拔2 400多米，森林覆盖面积达27万亩，自古以来，因其景色秀丽而被人们誉为“甘肃之名山，兰郡之胜地”。

兴隆山是由马咖山的两条支脉组成的。东山峰峦起伏，势若飞龙，名曰兴隆；西山主峰如锥，直插云天，名曰栖云；两山之间为横贯南北的大峡谷，名曰兴隆峡；峡谷小溪潺潺而流，清澈见底，形成“水随山移，山因水活”之灵秀，河上云龙桥拱形画廊，紧握东西两山，宛若一条彩虹，凌空飞架，含笑迎客。

兴隆山原非此名，据清代道士刘一明所著《栖云笔记》记载：“考古碑旧钟之记，东西二山总名栖云，绝无兴隆之号。”当时之所以以“栖云”为名，是因此山山势峻峙，苍松插天，时有白云浩渺无际之故。兴隆山历史悠久，早在东汉时期就有人来此建屋，至唐宋时，山上建筑已经很多，神殿遍布，香烟缭绕，游人不断，有“洞天福地”之称，明末时，满山神庙，皆遭“贼火焚毁”。“鸟声争喧，人迹罕到”。迨至“康熙年间，渐有善士重建，士人以其山败而复兴，遂以兴隆名”。到了乾隆年间，兴隆山道士和榆中名人绅士为避“兴隆”乃“商贾字号”之嫌，又依山之势“如龙兴之状”，既有“兴云降雨，亦有兴龙之意”，认为二山应分而名之，“西山既名栖云，东山宜名兴龙”，况且“龙”“隆”同音，读之顺口，又“龙生云而云从龙，两山相对，名实相当，可以永传”。从此，西山便称为栖云峰，东山称为兴龙山。到了嘉庆末年，山上游人增多，商贾兴旺，颇为“兴隆”，于是又恢复旧称，改“龙”为“隆”，取生意兴隆之意。至此，山名再未变更，“兴隆”延续至今。

兴隆山原有胜景 24 处，最佳者八处，但有二说，一说为“寒山积雪，隆山争秀，栖云仙阁，烽火夕照，峡河统流，凉耳听莺，庙坡晓钟，峦山列戟”；一说为“兴隆争秀，栖云仙阁，云龙虹桥，通天石柱，自在石窝，太白温泉，混元琼阁，仙人坐峰”；后八景说比较流行。

兴隆争秀：指兴隆山东峰。这里森林密布，碧波万顷，松涛低吟，楼阁庙宇尽掩其中，游人至此，流连忘返。

栖云仙阁：此景位于西峰，周围有混元阁、雷祖殿、朝元观等屹立悬崖，气势宏伟壮观，特别是雨后，山峰楼阁，云绕雾缭，忽隐忽现，大有置身仙景之感，明清时期，更有人称其为“小蓬莱”“瑶池景”。

云龙虹桥：即山下云龙桥。桥身腾空，画廊飞檐，似雨后彩虹，如巨龙盘卧。

通天石柱：在栖云峰顶八卦亭内，是一高 2 米、宽 33 厘米有余的八棱黑色石柱，石质细腻，上刻《清静经》《道德经》《阴符经》《玉皇新义经》等道教经典。

自在石窝：在栖云峰山腰，洞内有一石坑，清雅幽静，逍遥自在，曾是刘一明住持在兴隆山道观时的住所，他在此著有《栖云笔记》等书 21 部。山洞外是一块草滩，再往前便是绝壁，崖下是青枫林，真可谓“谷中藏神无象无形堪作友，洞里有我至清至静不生尘”。

太白温泉：在东峰二仙台斜上方的山湾之中，系两眼石凿小泉，清澈可鉴，水质清爽，冬不结冰，夏不枯竭。

混元琼阁：在西峰之顶通天石柱下方。三面悬崖，前面山前钟楼，楼上吊一大铜钟，画檐上悬挂一排铜铃，正中大殿在巨龙飞舞的壁画衬托下，混元老祖神像端坐其中，两旁诸神按级而列，个个栩栩如生。

仙人坐峰：在栖云山和兴隆山之间，站在通天石柱前朝东南方向俯视，仿佛有人端坐山巅。

兴隆山流传不少神话传说，给这座山披上了一层神秘的薄纱，令人更加神往。相传古时有一位老道，披发仗剑，来到西峰顶，随手一指，荒坡生草，岩石挺松，石头变羊。老道又用羊驮砖背水，终于修成一座壮观的道观，就在这时，他坐化观里，后来人们就把这个老道尊为“混元老祖”，把道观称为“混元阁”。又传南宋庆元年间，衡山道士秦致通，嵩山道士李致亨，为了“通乎神明，远赴问道”，相约来到栖云山，住进朝阳洞，“结茅深隐，潜修大通”，终于得道成仙，二人遂将其住所改为“二仙洞”。

大地湾遗址

从丝绸之路名城天水出发，往东北方向乘车行驶百余千米，经秦安县城，越过中山梁，便来到满目葱茏、古风犹存的清水河谷地。名闻遐迩的全国重点文物保护单位——大地湾新石器时代遗址，坐落在五营乡邵店村东的河边阶地以及与之相接的缓缓延伸的山坡上。它是陇原大地上一座文物荟萃的史前文化博物馆，向人们展示着甘肃悠久的历史和先民们创造的辉煌成就。

遗址背山面河、坐南朝北，东侧以冯家沟为界，西侧临阎家沟溪流，左右两翼以溪流和冲沟为天然屏障，其后被黄土山梁拱卫环绕，宛如一座占尽天时地利的城堡，总面积达 110 万平方米。地面和山坡断崖上暴露有大量的遗迹和遗物，文化堆积最厚处可达 3 米。面积如此巨大，保存如此之好，不仅在甘肃，而且在全国也是罕见的新石器时代遗址。

这里依山傍水、气候温和，根据出土动植物遗存，推测远古时期属于湿润的温带森林草原环境，兼有山林河鱼之利。早在 7 000 多年以前，陇原大地的第一批垦荒者来到这里定居下来，建立起迄今所知甘肃最早的氏族组织和原始村落。他们是仰韶文化的祖先，考古学上称之为“大地湾文化”。据放射性 ^{14}C 年代测定结果，这一文化距今已达 7 800 年。大地湾文化的发现将甘肃史前史的研究从距今 5 000 年向前扩展了近 3 000 年，不仅填补了历史空白，而且确凿地表明甘肃是中国远古文化的发祥地之一。大地湾文化的先民在宽阔的河边谷地留下了他们的房址、窖穴和墓葬。有一座圆形半地穴式建筑在考古发掘中被特意保存下来供今人参观浏览。复原后的建筑颇似农夫的窝棚。那时还没有公共墓地，人们就在房址的附近安葬死去的亲人。他们的食物来源已不再单纯依靠狩猎、采集，而是开始种植谷物。在灰坑中发现了炭化的黍（俗称糜子）的种子，表明为了适应黄土高原的自然生态条件，大地湾人已懂得选择耐旱的作物进行种植。大地湾出土的这种俗称糜子的作物与大约同时生长在中原的粟、江南的稻米共同表明我国是世界上农业起源的重要地区之一。农业和定居生活的需要，促成了陶器的产生和制陶工艺的发展。他们不但烧制出造型各异的陶器，而且以灵巧的双手，使用天然的矿石颜料，绘制出我国第一批原始彩陶。自此，甘肃彩陶久盛不衰，流传4 000多年，成为东方文化艺术史上一枝绽开的奇葩。

大地湾遗址主要包括3个阶段的文化遗存。第一阶段即前仰韶文化，可称大地湾文化或老官台文化，距今7 800~7 300年；第二阶段是仰韶文化，包括早、中、晚3个时期，据^{14}C测定，年代为距今5 000~4 800年；第三阶段为龙山时代的常山下层遗存，推测年代为距今5 000~4 800年。上述三个阶段跨越了历史长河的3 000年，包含了这一历史时期的主要文化遗存。大地湾考古所获得的万余件文物、700个出土遗迹单位以及这片古老的土地，向我们叙说了数千年的沧桑变化。

在出土的万余件文物中，既有绚丽多姿的彩陶，又有情趣盎然的雕塑；既有古拙生动的地画，又有精美绝伦的装饰品；既有风格各异的陶器，又有磨制精良的石骨器。仰韶文化的艺术大师以鱼纹和花瓣纹为主题，在各种造型的陶器上挥洒变化，表达了他们对诸神的崇拜和美的追求。如1号房址出土了两件硕大的鱼纹彩盆，口径50厘米，浑圆的红色盆体外壁以流畅的黑色线条勾绘出两条奔腾向前的大鱼，其造型和图案的完美结合、鱼纹中蕴含的隽永的意境，无不令人赞叹。在411号房址中部偏后的白灰地面上，发现了一幅完整的地画，上面是两个人物形象，一男一女，下面是一长方形黑框，内绘两个类似昆虫的形象。有的学者认为这是一幅反映祖先崇拜的图画。

大地湾遗址可谓一座史前文化房屋建筑博物馆，共20余座各文化阶段的房址。就其形状而言，既有圆的，又有长方形和方形的；论其建筑方法，既有半地穴式，又有平地起建；其居住面结构既有草泥土的，又有白灰面的，还有类似水泥地面的。在保留至今的房址中，最为壮观雄伟的当属盘踞在山坡中心部位的901号大型原始殿堂式建筑。为了保存我国目前原始建筑中规模最大、工艺最精的这座房址，国家已先后拨款近百万元，修建了宽敞的保护大厅。进入大厅，首先映入眼帘的就是901号主体建筑。这座建筑占地420平方米，既有主室和左右侧室，又有前堂后室。其主室居住面由类似混凝土的古水泥铺筑而成，坚硬光洁，在地下埋藏5 000年仍可达100号水泥的坚硬程度。以直径50厘米的两个中心大柱辅以四周边墙的附壁柱支撑屋顶，墙体仅起封闭隔断作用。其建筑特点摆脱了延续数千年的半地穴窠臼，开创了后世我国木结构宫殿建筑的先河。据学者推测，它不是一般的生活用房，也不是首领人物的生活住宅，它是清水河沿岸史前部落举行祭祖等公共活动的宏伟而庄严的部落会堂。这座会堂不仅显示了黄河哺育的仰韶儿女所取得的令人叹为观止的辉煌成就，而且使我们看到黄土高原文化对华夏文明的无私贡献。

敦煌莫高窟

莫高窟开凿于敦煌城东南25千米鸣沙山东麓的崖壁上，南北绵延1 618米。据武周圣历元年（698年）《李克让重修佛龛碑》记载，莫高窟创建于前秦，至唐代武则天时，已有窟室千余龛。现尚保存北凉、北魏、西魏、北周、隋、唐、五代、宋、西夏、元各代壁画和彩塑像的洞窟492个，壁画4万多平方米，彩塑2 415身，唐宋木构建筑窟檐5座，还有明末清初重修的作为莫高窟标志的九层楼。莲花柱石和铺地花砖2万多块。壁画如按两米高排列，可构成长达20千米的画廊。是世界上现存规模最宏大、内容最丰富、保存最完好的石窟艺术宝库。1961年3月4日，国务院公布敦煌莫高窟为全国重点文物保护单位，1987年12月11日，联合国教科文组织世界遗产委员会将莫高窟列入世界文化遗产清单。

石窟艺术是建筑、雕塑、绘画三位一体的统一整体，是实用性和艺术性有机结合的完美的立体艺术。其洞窟形制有禅窟与中心柱式、方形佛殿式、背屏式、覆斗式等。窟最大者高 40 余米，30 米见方。最小者高不盈尺。

壁画内容极为丰富，大体可分为尊像画、经变画、故事画、供养人画、佛教史迹画、建筑画、山水画、动物画、装饰图案画等 9 类。在经变画、故事画、佛教史迹画中有非常生动的人民生活画。种类繁多的壁画，从多方面反映了古代的社会现实生活，为研究我国封建社会历史、文化、政治、经济、军事、科技、宗教、建筑、交通、服饰、乐舞和民俗提供了极其珍贵的形象史料。因而被国际上称誉为“墙上的图书馆”、特殊“博物馆”，是一部跨越千年的“形象历史”。古代各族艺术匠师绘制壁画时表现了高超的艺术造诣，把壁画按时代排列起来，几乎又是一部中国古代美术史。

彩塑内容主要有：佛像，包括释迦、弥勒、药师、阿弥陀、三世佛、七世佛等；菩萨像，有观音、文殊、普贤、势至、地藏、胁侍、供养菩萨等。弟子有阿难、迦叶、十大弟子及罗汉。还有天王、金刚、地神等。彩塑形式有圆塑、浮塑、影塑、善业泥等。圆雕、浮雕除 96、130 窟两大佛，148、158 两大卧佛为石胎泥塑外，其余均为泥塑，有单身像和群像。佛像居中心，两侧侍立弟子、菩萨、天王、力士，少则 3 身，多则 11 身，以 96 窟 34.5 米的弥勒坐像为最高，小则 10 厘米。多以夸张的色彩表现人物性格，神态各殊。其丰富内涵，堪称是一部中国古代千年佛教彩塑史。

1900 年，莫高窟藏经洞（第 17 窟）发现 4~14 世纪的写本等文物 5 万多件，世称“敦煌遗书”。其所具有的重大学术文化价值，使它得以与甲骨文、汉简和北京故宫明清两代内阁大库档案并列为我国近代文化史上四大发现。这个震惊中外学术界的重大发现，引起国内外学者的极大关注。此后，研究敦煌艺术和敦煌文献的人逐渐增多。在国际上形成了“敦煌学”这一热门学科。

武威莲花山

莲花山是祁连山一个分支，位于武威城西南 13 千米处。晴朗之日，登临山顶，引颈西南极目而望，但见大山环列，层峦叠嶂，似龙腾虎跃，莽莽苍苍，险峻雄伟。纵目于东北，则是一马平川、麦黍飘香的武威绿洲。因山上旧时建筑规模宏伟，殿宇相接，山泉秀丽，景物宜人，历来为武威游览胜地。

据清代张昭美修《武威县志》载："莲花山……层峦合抱，叠起如莲，泉水萦寺，驾椽为览灌园。又有水可疗病，俗号'药泉'。"又记："善应寺，在城西莲花山。成化年救赐重修。兼有西竺、弥勒、观音、准提、三官、无量、灵官、黑虎等寺观；山腹有塔，在诸寺巅。"《重修莲花山无量殿功德簿》载：该殿元、清时曾两次毁于山火。可见莲花山上诸多寺观最迟建于宋元时期。据考证，明时亦有重修，到清朝增修扩建更趋完善。可惜由于地震等自然因素的破坏，部分建筑坍塌，至今只有一砖塔高入云霄，数千米外也可明辨。除此之外，其余建筑已荡然无存。

武威旧俗，每年阴历五月端午后，天气暖和，农事闲暇，游客陆续上山。到了五月十三日，莲花山清应寺有盛大庙会。四乡六渠的农民和城中市民纷至沓来。有拜佛烧香的，有求子还愿的，有玩耍游览的，有打点生意的……五月端午武威姑娘有绣荷包之风，什么"五彩绣球""菱角儿""寿如意""祥云子"之类，到庙会时，挂在脖子上，会有青年后生来抢；如果未见青年后生抢反倒是不光彩的。也有姑娘、小伙子在山坡上对山歌的，歌声笑语，此起彼伏。文人骚客多有咏诗者。清代张昭美与友人登临莲花山，即兴赋诗云："未到灵岩意已闲，踏苔扪壁闯松关。悬崖绀宇云封径，断涧红桥石作斑。"写出了当时莲花山的景色。

莲花山腰的药王宫现已无存，但宫前的药王泉仍从石罅中款款流出，叮咚作响，汇集成一个水潭。潭水清澈见底，用之煮茶，清香无比。古人有诗曰："药泉汲水供茶社，松石点苍入画图。"据说，药王泉水可以避邪祛病，延年益寿，喝了之后，一年内万事如意，百病不生。因而，游莲花山的人必来此畅饮，并想方设法带回家中，视如"神水"，供家人品评。喝了药王泉水之后，再围仙人树转一圈，更是吉星高照，万事顺心。

莲花山的看点还不仅在此，莲花山下还有块兽文石，青质白文，上有虎、狼、鹿、马、牛、羊诸形，故名兽文石。当地人又称之为玄石或瑞石。据说西晋时期，"八王之乱"导致生灵涂炭，百姓苦不堪言。而唯有凉州生活安定，其原因是凉州地区“祥瑞四起”，兽文石出现（《晋书·张轨传》有记载）。自此，兽文石作为古羌族的图腾之一，历经岁月的洗礼，吸收日月精华，向世人展示着鬼斧神工的魅力。来莲花山的人，顺便瞄一眼兽文石，摸一把兽文石，也算是阅读了莲花山的过去，感受了凉州的沧桑文化。

清代陈炳奎有《兽文石歌》留世，诗曰：

莲花山前草色碧，碧莲花开千万尺。

层峦叠嶂摩云霄，下有兽文之怪石。

兽文石，何苍苍，虎形豹文各异状。

或类鹿马或牛羊，骨为质兮白为文，

赤狐白狼共友群。

自是天成非人力，古色斑斓多雅致。

倚壁附崖几风霜，讵埋苍苔无人识。

倘逢李广开弓弩，误认猛虎应没羽。

酒泉药王宫

药王宫建筑位于酒泉市肃州区西大街酒泉中学校园内。依正对校门南北走向的道路为界，路东为药王宫前、后殿，三义殿。路西为五圣宫、关帝庙。路北端为玉皇阁。药王宫前殿始建于明代，据《重修肃州新志》载，“药王庙，旧在州城东南，康熙四十四年，医家刘芳名等移建于西北隅”，即现址。光绪五年重修，面阔三间四楹，硬山顶砖土木结构。药王宫后殿，宣统三年重修，建筑形制与前殿同。三义殿，光绪年建，原址在酒泉中学东南角，2005 年迁建于现址。五圣宫，光绪二十六年建，面阔五间六楹，硬山顶砖土木结构。关帝庙，光绪二十二年建，平面呈方形，五开间六楹悬山顶砖土木结构。玉皇阁，1940 年建，平面呈方形，三层木楼，攒尖顶，四面坡，高 13 米，建于高 1.35 米的夯土砖包台基之上。

药王是古代民间供奉的医药之神。不同时代、不同地区的药王，其原型亦有所不同。“药王”一名，最早见于东晋时佛经译本中的药王菩萨。药王菩萨慈悲为怀，救人危难，故民间常把同样能救人危难的医生比喻成药王。药王被民间奉作医神，最迟出现在宋代。南宋时药王的原型有韦善俊（唐代卖药神仙）和韦慈藏（唐代御医），元代则将韦古（唐代疏勒国人）作为药王原型。此时药王的形象均为有黑犬随行之仙医。明清各地的药王庙众多，庙中的药王也非指同一神。其中主要的药王有：河北任丘（古鄚州）药王庙祭祀的战国时名医扁鹊，河北安国等地的药王庙祭祀的皮场王。北京等地的药王庙是由元代三皇庙演变而来的，除祭祀三皇之外，还配祀历代名医。其中药王韦慈藏、孙思邈列于诸名医之首。孙思邈家乡陕西（现铜州市耀州区）小五台山（清以后称药王山）的药王庙祭祀的是孙思邈。清代以后民间所称的药王大多为唐代名医孙思邈。根据民间有关孙思邈的传说，药王的塑像大多为孙思邈坐虎针龙之雄姿。古代药王原型虽各有不同，但在民间，药王成为人们祈求安康、祛病禳灾的精神寄托，同时也反映了民间对历代名医的纪念和尊崇。

药王宫后殿：清宣统三年（1911 年）重修。台基与前殿台基相连，长 17 米，宽 16 米，高 1.8 米，上建三间四楹硬山顶大殿，宽 11 米，进深 13 米，前置卷棚，七彩变形斗拱，着青绿彩绘。

卦台山

卦台山又名画卦台，相传为伏羲仰观天，俯察地，始画八卦的地方，位于天水市北 30 千米处的三阳川境内，卦台山如一巨龙从群峦中探出头来，翠拥庙阁，渭水环流，钟灵毓秀，气象不凡。登临卦台山顶，俯瞰三阳川，人们不难发现，古老的渭河从东向西弯曲成一个“S”形，把椭圆形的三阳川盆地一分为二，画成了一个天然的太极图。

明胡缵宗《卦台记》云：“朝阳启明，其台光荧；太阳中天，其台宣朗；夕阳返照，其台腾射。”由此成为天水名景“三阳开泰”。一日之内，三阳殊不同景，颇为灵异。与卦台山隔河相望处，有一龙马洞，洞深泉淙，幽幽泠泠，每逢大雾，云雾封洞，给人以龙马出没之感。卦台山东麓渭河中心，有滩地数处，形似太极图样。滩河交界处，有一大石，宽约丈有五尺，高约丈有八尺，傍实中虚，非圆非方，似柱似笋，宛如龙马真图，又如太极本图。每遇水涨，急流冲石，石隐迹匿，水花漩溅，哗哗作响；水降之际，渭水缓缓，石浮河面，夕阳斜照，五彩光现。这就是著名的分心石奇观。相传龙马负图水中出，与淼淼渭河中分心石太极图交相映衬，伏羲不禁灵机触动，因画八卦。

卦台山巅，宽敞平整。建有伏羲庙、午门、牌楼、钟楼、鼓楼、戏楼、朝房等，现存有一直径 64 厘米、厚约 10 厘米的木制雕刻“伏羲六十四卦二十八宿全图”，极为珍贵。

秋清气爽时，听台下渭水秋声，眺一川山形水脉，思羲皇隆德圣心，颇能启人发古往今来、天地悠悠之感怀。台湾中华六经学术研究会张渊量会长先期考察了全国的山川地理，又用最先进的仪器对画卦台及周围的山形水势进行了仔细的勘查和研究之后，盛赞三阳川是“太极无双地”，画卦台是“华夏第一山”。

历代文人，留诗甚多，其中明代诗人孙永思在《别卦台》一诗中的“羲皇遗台天下奇，四山环合耸独危。冠裳此日劳登远，风雨他年幻梦思。渭水有声留听处，夕阳无意送归时。河村羸马重回首，古木颓垣乱鸟随。”在当地流传最广。

鸟鼠山

鸟鼠山坐落在甘肃省定西市渭源县城西南 7.5 千米处。因传说山上有鸟鼠“鸟名鵌，鼠名鼵鼵，二物共穴，鼠深而鸟浅，各自生育，不相侵害”而得名。

鸟鼠山，不像泰山那样魁伟，也没有匡庐那般秀丽，但它孕育了千里渭河，有禹王治水的种种传说，千百年来，吸引着众多的诗人韵士，留下了不朽的记载和美妙的诗词。《尚书》载：“禹贡导渭自鸟鼠同穴。鼠之山有鸟焉，与鼠飞行而处之，又有止同穴之山焉，是二山也。鸟名为鵌，似而黄黑色。鼠如家鼠而短尾，穿地而共处。”《山海经》云鸟鼠山“其阳多金，其阴多玉，其上多丹雘”。所以，鸟鼠山“鸟鼠幽寄”之说，自古闻名，古为渭源八景中的第一景。

登临鸟鼠山，虽看不到传说中的金、玉、丹雘和“鸟鼠同穴”之奇观，但却有另一番胜景可供游人领略：鸟鼠山南有高入云际的露骨山，北有万壑藏云的封神山，东有俏丽有致的棒槌山，西有层峦叠翠的南屏山。这些山峰和鸟鼠山虽属不同山系，但它们都如众星捧月一样，远远近近，高高矮矮地分布在鸟鼠山周围，将鸟鼠山衬托得清丽潇洒、挺拔俊秀，独具风韵。

沿蜿蜒曲折、陡峭崚嶒的山路向西，即可到渭水的源头——南谷。这里古松森森、流水淙淙，在绝峰峭壁下有三眼清泉，分布如品字，名称“品字泉”。就是这三眼其貌不扬的泉水，形成了滚滚渭河。正如我国著名历史学家顾颉刚在对联中所抒发的感慨：“疑问鼠山名，试为答案歧千古；长流渭河水，溯到源头只一盂。”

品字泉旁矗立有禹王庙，坐石临水，绿树掩映，重檐翘角，宏丽洒脱，是为纪念大禹治洪导渭而筑。相传，大禹为了治理洪水，战胜重重困难，来到鸟鼠山疏导了渭水，解救了千百万生灵。人民感其恩德，特立庙以示怀念。每逢大旱或涝灾，当地乡民在泉边庙内顶礼朝拜，祈求降雨或消灾，传说颇为灵验。故又将品字泉称为“禹王神池”“龙湫灵异”，古代为渭源八景中的第二景。

鸟鼠山山深林密，拥有众多的动植物资源。春天，山花烂漫，五彩缤纷，极尽妍态；盛夏，碧泉淙淙，清风徐徐，凉爽宜人；仲秋，菊黄枫红，飞金点翠，硕果累累；隆冬，冰峰玉树，雪殿白亭，银装素裹。一年当中尤以重阳景色最美，因此，重阳登鸟鼠山已成为当地的风俗。

鸟鼠山还与一位古代高人封衡有关。东汉末年著名的政治家、军事家曹操，非常注重养生之道，追求“龟寿永年”。为此，曾下令广招仙释与方伎人物，充作顾问，向他们征询修身养性之诀、强身祛病之道。当时招揽的人物有左慈、华佗、封衡等方术之士十六人。其中，封衡字君达，以道术称，常骑青牛，故号“青牛道士”。

汉建安二十一年（216年）曹操召问养生之道。封衡劝他说：丞相若想延年益寿，须得做到以下几条：减思虑、节饮食、慎房事、戒驱驰。以后，他又为曹操讲了许多养生常识。曹操厚待他。他不喜在朝廷留住，嫌那儿嘈杂烦嚣，不能清静。几次辞行，都没获准。后来他揣摩曹操坚留他的原因，于是潜心著述，完成养生学典《容城养气术》《灵宝卫生经》等10卷。书成之日，上之朝廷，然后飘然而去，归隐故乡渭源鸟鼠山。

封衡幼得师传，修炼于此，服黄精五十余年，经常入山采药，炼制丸药，施舍世人。有时遇到病死之人，如尚未僵硬，便从腰间探出个小小竹筒来，倾出数粒丹丸。让家人灌服，死人很快便复活病愈。有时也不施药，用一根金针刺入穴位则疾病应手便愈。名声传得大了，求药人常常蜂拥而来。有时，封衡隐而不见，只留下空屋冷灶。有时，却与求药者不期而遇，随手施救。

封衡后来探访到长乐道人鲁女生在嵩山得到玉女所授《五岳真形图》和修炼之诀。于是便去寻访鲁女生。鲁女生隐居在华山，封衡找到了他，跟从鲁女生好多年。鲁女生观察、测试了很久，才问其来意。封衡请求鲁女生收己为徒，并传授《五岳真形图》。鲁女生见封衡心诚，又是有缘之人，便给他传授了《五岳真形图》，详细告知他修炼之诀，和修炼中各阶段的注意事项。封衡得到鲁女生传授后，又归隐鸟鼠山修行。一直到200多岁后，告别乡亲，离开渭源去了玄丘山，以后羽化而去。

名方名店

王蛤蟆膏药

烧炉炼丹妄用功，神仙难医关节疼。

蓬莱瑶池无妙法，良药原在凉州城。

这是至今甘肃广大人民赞扬古凉州王蛤蟆膏药的一首民谣。蛤蟆，亦作蟾蜍，俗称“癞蛤蟆”，属两栖类动物，体大，形丑陋，皮黑而多疣，生性迟缓，不善跳跃。癞蛤蟆的耳下腺和皮肤腺可以分泌一种乳白色的浆液，这种浆液有解毒消肿、开窍醒神作用，治疗疔毒痈疖、中暑昏厥、腹痛吐泻等症，蟾酥，或蟾蜍素还可作强心剂、麻醉剂。还有人试用蟾酥治疗癌症和急性粒细胞白血病。

在我国古代神话故事中，嫦娥奔月的故事广为流传。据《后汉书·天文志》注：嫦娥的丈夫羿请无死之药于西王母，这种无死之药就是蟾蜍。嫦娥偷吃了蟾蜍即奔入月宫。王蛤蟆膏药系武威县王氏祖传十七世家宝，因疗效殊绝，有神药之称。据传王蛤蟆膏药之“蛤蟆”，来自嫦娥偷吃无死之药的神话故事。

王蛤蟆膏药的生产距今有300多年历史。相传在明代，有个叫“金不换”的老道，来到凉州给王氏先祖开办的“万寿堂”药店传授制作膏药的技术，其配方有虎骨、乌梢蛇、朱砂、轻粉、龙骨、白及、生川乌、血竭、没药、木鳖子、当归、鳖甲、马钱子、麝香、乳香、穿山甲、龟板、蜈蚣、蕲蛇等34味草药，制膏，摊涂在狗皮上，有止痛、灭菌、消毒、拔毒、生肌功效，主治心气疼痛，小肠疝气、偏坠、跌打损伤，一切无名肿毒、痈疽、瘰疬、冻疮等多种疾病。王氏遵嘱研制，疗效颇佳，特别是对治疗风湿关节痛有特殊功效。万寿堂制成此药后，根据嫦娥奔月的神话传说，用琉璃瓦制以蛤蟆镶嵌门口，作为标志，王蛤蟆膏药从此驰名全国。此药因摊涂狗皮之上，俗称“狗皮膏药”，又因能治疗多种疾病，又称“万应膏药”。

王蛤蟆膏药不仅继承了传统配方，而且要求严格按穴位用药。如五劳七伤，筋骨疼痛、腰脚软弱，贴肾俞穴、三里穴；痰喘气急，各种咳嗽，贴肺俞、华盖，胆中穴；左瘫右痪，手足麻木，贴肩井、曲池穴；男子遗精、妇女月经不调、赤白带下，血崩漏症，贴阴交、关元穴；心气疼痛，贴中脘穴；小肠疝气，贴膀胱穴；两肋胀痛，贴章门穴；赤白痢疾，贴丹田穴；寒湿脚气，贴三阴穴；跌打损伤、无名肿毒、痈疽、瘰疬、冻疮、偏坠、皮肤症等，贴患处。

王蛤蟆膏药的配方和制作方法，极为严密，从不外传。1956 年公私合营后，王氏十七世监制人王金泉、王生泉才将此方和制作方法公开。由于虎骨和狗皮紧缺，为供应市场需要，王金泉等对虎骨与豹骨，狗皮与羊皮的属性、成分、功用进行了长时间的研究，用十倍量的豹骨取代虎骨，用羊皮取代狗皮，20 世纪 50 年代末，并将“王蛤蟆膏药”更名“风湿关节膏”。实践证明，改革后的“风湿关节膏”，疗效卓著，保持和发展了“王蛤蟆膏药”的传统特性和功效，但在人民群众中把“风湿关节膏”仍称为“王蛤蟆膏药”。

2010 年，凉州王蛤蟆膏药作为传统医药项目入选武威市第三批非物质文化遗产保护名录。

祖师麻膏药

“家有祖师麻，不怕疼得遍地爬。”从甘肃西部的祁连山脉向东南经兰州兴隆山，从甘南草原到陇南边缘的高寒山区，几乎都可以找到一种俗称“祖师麻”的小冬青。

祖师麻在植物分类学上隶属瑞香科瑞香属。本属我国，有 30 多种。其中作祖师麻药用的有甘肃瑞香、凹叶瑞香、黄瑞香和陕西瑞香四种。它们都是小灌木，生长在山野或丛林中，根系强大，枝叶茂盛，一束束致密的纤维组成黄色的外皮包裹着基枝，各分枝顶端生着数朵小花，远看就好像许多彩色的小喇叭一起向着天空歌唱，奇妙美丽，气味芳香；花萼代替了消失的花冠，下部管状，上部有四或五枚裂片，八或十个雄蕊分作上下两排，贴生在细细的萼管内；雌蕊都有点像一个微带茸毛的小球。在金色的秋天，每一颗红色的小核果都带一粒黑色的种子扬播而去，产生新的植株。祖师麻的四种植物既有许多共同性状，又有一些明显而细微的区别：甘肃瑞香是常绿小灌木，花外面淡紫红色，内面白色，花萼裂片钝圆，叶端尖；凹叶瑞香和甘肃瑞香极为相似，但叶尖端有一个小凹缺，可以区别；黄瑞香是落叶小灌木，茎枝光滑，花鲜色黄，花萼裂片四；陕西瑞香与黄瑞香外形相近，不同点是红枝密生柔毛，花萼裂片五。

甘肃地域辽阔，地形复杂，东西南北气温、雨量差异很大，植物品种繁多，是我国中草药主要产区之一，祖师麻药源丰富，分布极广，民间采用历史悠久。据调查，远在数百年前，河西走廊，特别是武威、古浪等地的人民就用祖师麻的根皮和茎皮治疗风湿痹痛、跌打损伤，而且积累了丰富的经验。祖师麻的茎枝十分柔韧，百折不断，如果品尝茎皮内面，顿感强烈的特殊麻味；如用干粉粉尘刺激黏膜，顿感烧灼难忍，故很早人们就认识它的毒性。为用药安全，民间多采用炮制去毒的方法：一是将鲜皮剥下后刮去粗皮，搓成细绳索系在手腕或腰间，使其吸入汗液，过百日后取下漂洗一天，切断晒干；二是把根、茎剥皮后埋在石灰中 1 小时，然后用清水漂洗，切段晒干；三是洗净切段置笼中蒸 1 小时后晒干，用酒炒用；四是把根、茎皮切成大段，置甘草水中浸泡一周，捞出晒干，酒炒入药。但作为医治关节炎的良药——祖师麻膏药，却始于 1971 年。

1969 年初春，中国人民解放军第十陆军医院司药蒲大才，在巡回医疗中发现，祁连山区的很多农牧民患有关节炎，而且被折磨得直不起腰，下不了地。他决心寻找一种能够治疗关节炎的良方。一次蒲大才在住地附近的山头上发现了冬夏常青的祖师麻，辛麻、性热，便在小动物身上试验，而后又把采撷来的祖师麻研制成粉，口服试验，又在膝盖进行外敷试验，制成祖师麻膏药。1971 年初春，蒲大才在路上遇见民勤县患“老寒腿”12年之久的农民杨再胜，他把杨再胜领到附近的一家旅社，安排好吃住，下班后利用业余时间贴敷治疗，很快止住了疼痛。一周后膝盖发热，三周，杨再胜就能健步行走了。接着他又在其他患关节炎的患者身上进行临床试验，效果都很好。据1981年前第十陆军医院221个病例记载，祖师麻膏药对关节炎的疗效达94%以上。1972年，在研制成功祖师麻软膏酊剂膏药之后，蒲大才又开始试制祖师麻注射液。从1980年开始，祖师麻膏药已成为武威药厂的主要产品，行销全国城市、乡村和美国、英国、日本、朝鲜、澳大利亚等国家，以及我国港澳地区，声誉很高，产品一直处于供不应求的状况。

药理学研究证明，祖师麻味辛苦，性温，有小毒，所含的祖师麻甲素具有镇痛，抗炎消肿，镇静，抑菌及轻度催眠等多种作用。而祖师麻膏药主治风湿性关节炎，良性关节痛、类风湿性关节炎，腰肌劳损、外伤性关节炎、产后腰腿疼及风湿引起的全身各部肌肉、关节疼痛。兰州卫生材料厂还根据祖师麻膏药的奇异功效，对祖师麻药材提纯，辅以樟脑、合成麝香、冰片等药精制成疗效卓著、深受广大患者欢迎的“祖师麻关节止痛膏”。

还少丹

还少丹，全称“参茸固本还少丹”，由白芥子、砂仁、白芍、莲子、花椒、白术、黄芩、远志、巴戟、山药、小茴香、破故纸、麦芽、神曲、阿胶、菟丝子、龟板、蒺藜、杜仲、龟板胶、螃蟹壳、土鳖虫、淫羊藿、海马、鹿筋、黄芪、甘草、五味子、当归、川芎、木瓜、麦冬、川牛膝、怀牛膝、仙毛茛、熟地黄、黑豆、广木香、陈皮、地龙、附片、肉苁蓉、法半夏、生地、山茱萸、柏子仁、茯苓、枸杞、天冬、贝母、硼砂、何首乌、山楂、菊花、龙骨、旱莲草、肉桂、鹿茸、人参、党参、阳起石、阴起石、朱砂、鱼膘、母丁香诸药构成。历史悠久，名列甘肃省名牌中成药产品之首，素为人们珍用。

相传参茸固本还少丹，为云游道人传授皋兰知府李氏养身秘方流传而来。清道光初年，陕西富平人李敦任皋兰知府。此人善医爱药，广览药方，为强健身体，按照中医传统理论研制立方。后结识了一个云游道人，传授给他许多秘方，并在其指导下，将这健身方进行了修改，经不断尝服改进而成。道光九年兰州著名药店“安泰堂”创办时，从李知府处索取此方，配制发售。

还少丹的绝妙之处在于用料和炮制，“安泰堂”选用珍贵上等道地药材，专人选配。炮制、酥制、酒制法从不外传，声誉渐高，名传天下。但在旧社会，由于虎狼横行，反动统治阶级对中药采取扼杀政策，还少丹几经艰险，曾走了一段日趋衰亡的里程。新中国成立后，中医中药重获新生，1953 年，兰州市卫生局在制定国药固有成方统一配方时，将参茸固本还少丹收载为优良古方。1956 年，由兰州中药厂成批生产，销售西北五省区和上海、北京、天津等大、中城市。从 1974 年开始，还少丹步入国际市场，行销我国港澳地区，以及新加坡、马来西亚等国，深受好评。

参茸固本还少丹，性温补、平和，味甘，有强身健脑、补血养肾、固本保元、益气延年、返老还童之功，历来为朝廷官员和文士艺人所喜用，尤其在科举之时，为应试者所争购，以滋补身体，故不断流向省外，行销陕西、山西、河北、四川、浙江等 11 个省区，后经重庆、宁波、温州与海外侨胞往来，相继传入香港、南洋等地。

二益丹

二益丹素有“灵丹”之誉，是一剂历史悠久的妇科良药。因其既有益于防病治病，又有益于健身活血，而且男女均宜，故此而名。

二益丹是一种民间秘方，相传在甘肃省广泛应用已有 300 多年历史。在清乾隆年间，兰州精通医术的民间医生蒋云山，用玉果、砂仁、紫蔻、广木香、公丁香、元桂、附片、炙草、蛇床子、母丁香、橘红、花椒、檀香、煅龙骨、吴茱萸、北细辛、枯矾、当归、白芷、山柰、海螵蛸 21 味中草药共为细粉组成。以当归为首的集诸温辛药物，为妇科温经散寒、养血调经的首要方剂。蒋氏在谋求生计的一生中，采取施舍的办法，问病给药，对不同疾病采用不同的调引服用，治好了许多妇女经血不调、赤白带下、不孕之症。如心血不足，用生熟枣仁汤；经血不调，用姜汤；干血痨用红花汤；两肋鼓胀用草果汤；肚腹疼用黄酒服；心口疼用姜汤或烧酒服等。效果显著，尤其对久不孕育、子宫寒冷等效果特别好，故以“生子得灵丹”之誉，在民间广为传播，成为蒋氏家族的传家宝。蒋云山为了家族的生计，对此方只传直系的长子、长孙，不传他人。后来蒋氏家族在兰州开设“坎离堂”，坐堂卖药。新中国成立前分成大房、二房，分别由蒋福、蒋诸先经营，生意兴隆，名传西北。

1953 年，蒋诸先在党的政策感召下，将“二益丹”原始配方献给了人民的医药事业。1956 年交由兰州中药厂生产。1974 年行销国内市场以及港澳地区，同时出口至新加坡、马来西亚等国，深受国内外用户的欢迎。

当归丸

被评为 1981 年甘肃省优质产品的“岷山”牌当归丸，是甘肃的传统历史产品，畅销全国，出口东南亚地区，在国内外声誉很高。

“岷山”牌当归丸，是兰州佛慈制药厂的名牌产品。它采用道地的岷县当归，提取浓缩制成，工艺精细、方法科学，因而产品疗效显著。具有剂型小、服用方便、便于携带、不易变质等特点。

当归丸的主要用途是主治月经不调、痛经、赤白带下等病症，兼具调经活血、补血之功效。

2009 年，兰州佛慈制药厂以“浓缩当归丸”向瑞典国家药品管理局申请欧盟传统草药注册，并于 2011 年获得瑞典国家药品署植物药产品司的正式受理。

兰州安泰堂药店

地处黄河上游的甘肃，山川纵横，温差悬殊，日照充足。在这里的崇山峻岭中生长繁衍着许许多多药用植物，著名的五大国药党参、当归、甘草、大黄、红芪，使甘肃成为全国闻名的中药材产区。这些得天独厚的条件，造就出遍布陇上的众多药店。在金城兰州有一家历经 170 年风雨沧桑盛名不衰，迄今依然兴隆红火的国药店，这就是地处繁华闹市的安泰堂药店。

安泰堂药店始建于清道光五年（1825 年），创建人李敦，号睦堂，陕西富平盘龙湾人，时任清朝甘肃县令。他学识渊博，博古通今，喜文好武，通医爱药，广结良缘，常为人们拟方医疾。他还结识了一云游老道，两人相交甚密，此人善医道，多有疗疾活人之术，遂授李氏许多秘方，其中尤以“打虎壮元丹”药方疗效最佳。此方专治气血亏虚，身体衰弱之症，具有补气养血、强肾健脑、固本保元、延年益寿之功效。老道嘱李氏配成方剂，在甘肃科举开考期间赠给赴考武举子们，以强筋壮骨，培补元气，通经活血，助武举子们金榜高中，以弘扬“打虎壮元丹”之神效。李氏遵老道所嘱，如法配制并施药与武举子们。果真疗效非凡，气力顿增。武举子们考中功名分赴各地上任后，便广为传颂，相互荐举，“打虎壮元丹”遂声名大振，一时间索者纷纷。

李氏卸任后，遵“不为良相，便为良医”之古训，萌发开药铺之念，即筹措银两，开办了国药店，命名“安泰昌”药铺。当时诊病开药，生意十分兴隆。后验之临证，李氏悟出“打虎壮元丹”之名较为偏俗，遂改名为“壮气丹”。同时将“安泰昌”更名“安泰堂”，寓有设堂审病治病、保民安宁康泰之意，并由当时金城著名书画家唐琏、陕西书法家谢威风题赠门匾。

清道光中期，西北地区连年疫病流行，安泰堂因有名医坐堂诊病、药材道地、炮制精良而闻名。且丸散膏丹剂型众多，医药并蓄，患者就医购药方便，来诊者踊跃如云，重病康复者日众，使其声名鹊起，消息不胫而走，遍及甘、陕、宁、青、新诸省区。清末李敦故去，由其寡居夫人接传掌店，经营持续发展。直到李氏后裔第三代李子宏掌管。安泰堂在李子宏主管时期，在甘肃天水、徽县、成县设立了安泰堂分店，收购配制中成药所需的优质鹿茸、麝香、熊胆、大黄等道地的名贵药材。在武威设立分店，通过丝绸之路从印度、尼泊尔、不丹等国家进口红花、青果等优质名贵药材作为名牌成药用料。随着生意的发展，又延至省外，在陕西三原、富平设立了“恒心堂”和“福泰堂”等店，其中尤以“恒心堂”配制的妇科良药“妙剂丹”，以专治妇科病疗效卓著而闻名于西北、东北各省。此外，安泰堂还投资兴办了银号、盐号、商行，在甘肃永登县连城镇开办了“祥泰木厂”等产业。

安泰堂是陇原乃至西北药界的骄子，是靠经营国药发展起来的，因而店主十分珍惜起家名药“打虎壮元丹”，百多年几经修改和完善，凝聚了众多医药专家的智慧、经验和心血。据史料记载，大的修订就有两次：第一次是在清光绪年间，安泰堂的后任老板朱某邀请兰州诸家名医对配方做了加减改进，更名为“固本还少丹”；第二次于 1937 年，安泰堂邀请当时兰州名医柯与参、牛孝威、董静安等人，对配方又做了大的修改完善，正式定为现名“参茸固本还少丹”，简称“还少丹”。并于同年在南京国家商标局注册，用“双鹿灵芝”下加“睦记”字样为商标，以示对创业者李敦先祖的纪念。经几次修改，使“还少丹”秘方疗效更加显著，声誉更高，销路更广。

安泰堂发展到 1933 年，资金已增至 2 万块银圆。但到新中国成立前夕，已是风雨飘摇、经营惨淡、奄奄一息。

中华人民共和国的成立，使安泰堂这家清代名店获得了新生。1956 年安泰堂组建为兰州市公私合营药材商店。后又改为兰州市药材公司庆阳路商店，业务量不断扩大，经销川、广、云、贵、东北等地的名贵道地药材达 800 余种，自制各种丸散中成药百余种，还经销各省市名牌药品百余种。

多年来，安泰堂在经营管理上形成了富有特色的规程和传统，并被后继者遵循、发扬。坚持“管鲍遗风、雷公炮制、货真价实、童叟无欺”的优良传统，其加工配制中成药选料精细，调剂配方切、炒、蒸、煨、煅、炙，道道工序严格，坚持以质量取胜，以服务取信，以品种全、质量优、服务好、信誉高来换取好的效益，吸引顾客。

佛慈制药

创建于 1929 年的佛慈大药厂，是“中药西制”的倡导者和先行者。当时中国中药制造行业还停留于“前店后厂、草皮树根、火煎水煮、手搓炮制”的落后作坊生产阶段。佛慈的创始人玉慧观先生，深感“惜吾国科学之落后，西药之盛行，中药遭天演之淘汰”，毅然踏上“科学提炼、改良国药”的探索之路，引进了西药的生产工艺和提取设备，把传统用火煎熬的汤药，变成了利用现代生产工艺浓缩的药丸。佛慈首次将中医药理论与现代提取工艺相结合，提取了中药的有效成分，开创了中药制剂工业化生产之先河。

“中药西制”使古老的中药焕发青春。1931 年第一批“佛慈”浓缩丸制剂漂洋过海，来到了东南亚的参茸大药行。浓缩丸以外观漂亮，服用方便，改变了许多人对中药的认识。浓缩丸更以“选材道地，工艺精良，疗效明显，服用方便”的优势，赢得了日本和东南亚民众的青睐。

“佛慈”用药品“普救众生”的理念，在东南亚市场上得到了丰厚的回报。当时媒体以“风行遐迩，供不应求”来形容佛慈的市场盛况。然而日本帝国主义的入侵及其居心不良的企图，迫使佛慈辗转于重庆。其后国内战乱，佛慈在举步维艰中继续其中药浓缩丸的生产。直到上海解放，佛慈才得到了一个稳定的发展时期。

1956 年上海佛慈药厂整体迁来偏僻的黄土高原，初来兰州时全厂职工只有 30 多人，在兰州的两年时间里，佛慈的产品由过去的 20 多种迅速增加到近百个品种；厂里还添置了粉碎机、冲压片机、紫铜浓缩锅、蒸发锅、糖衣锅、制丸真空泵和不少先进化验设备，一年年发展壮大。

改革开放后，佛慈制药厂迎来了新的发展机遇。佛慈制药厂与美国美威行贸易公司合作建立佛慈制药有限公司。传统的中药浓缩丸制剂产品在欧美市场的份额开始增加，曾一度占领了美国东部同类产品市场 50%的份额。佛慈在欧美市场的畅销，导致假货开始在美国出现，佛慈不得不用法律保护自己的知识产权，坚持一方面打假，一方面解决省内在外贸出口体制转型时遗留的问题。在漫长的半个世纪里，产品顺利登陆日本。迄今佛慈保持着中国中药出口覆盖面和出口品牌两个第一，产品行销世界 27 个国家和地区。

20 世纪 90 年代，国际通行的药品质量管理 GMP 标准在国内全面推行，以便入世后与国际接轨。一向以稳健著称的佛慈，这次又成了中药制药企业“第一个吃螃蟹的人”。1994 年斥资 5 000 万元兴建 GMP 制剂大楼，这座面积 12 000 平方米的现代化生产基地，奠定了佛慈未来的发展基础。次年 12 月顺利通过澳大利亚 TGA 组织的 GMP 认证，拿到了第一张国际通行证；1999 年佛慈又率先通过国家 GMP 认证，成为当时全国医药行业为数不多的几家达标企业。紧接着佛慈先后通过了日本、乌克兰等国家的质检认证，出口市场日益扩大。如今佛慈已成为兰州的另一张特殊名片，被海外华人亲切地称为“兰州药丸”。东南亚的医生开“六味地黄丸”处方时要加注“佛慈”二字。实际上佛慈的历史，就是一部将传统中草药推向现代化的传奇故事，也是一曲浓缩佛慈创新精神的动人旋律。

在佛慈迁兰50多年的历程中，佛慈人利用甘肃道地的中草药材生产出许多新产品，还对一些老产品进行了二次研发。新开发的“六味地黄胶囊”，给神奇的小药丸穿上了新“外衣”，使之更符合现代人生活需求。同时还不懈地研制新品种，妇科新药“花百胶囊”就是其中之一，此药耗费整整10年时间，终于取得国家批号。几十年来，佛慈产品种类和生产规模日益扩大，以浓缩丸系列中成药为主的加工片剂、胶囊剂、颗粒剂、液体制剂等7种剂型的200多种产品遍布神州，并得到世界各国消费者的认可和好评。生产规模由初来兰州时的1亿多粒，发展到现在生产浓缩丸60亿粒、片剂3亿粒、胶囊剂1亿粒、中药颗粒剂300吨的水平。

兰州庆仁堂药店

清同治十二年（1873年），河北武人王辅仁，随陕甘总督左宗棠军队来兰州，与一起来的刘庆泰、马果丰合伙，在兰州西栅子（今张掖路）开设三顺和京货铺，经营人参、鹿茸等贵重中药材、中成药及绸布、食品等日用品。当时有门面五间，并在天水、西安设有分店。各店均门庭若市，深受民众欢迎。特别是兰州庆仁堂药材以精良道地，赢得了十里八乡群众的赞誉。后因经营乏人、市场萧条，刘、马两人抽走股金而歇业。

第二代掌门人王约亭有医学基础，在接管庆仁堂之前已开设药铺，专营中草药生意。王约亭在祖传经验基础上结合自身体会，认为经营中药店与别的生意不同，药材质量好坏是赢得信誉的根本，必须以医德为本，讲仁义、守信用。他接管庆仁堂后，生意日渐兴隆，经营的药材品种精而全，各类药材达千种，当时凡市场上买不到的缺货，到庆仁堂都能买到。药店前堂销售，后堂炮制加工中成药，制作丸药、贴膏。为保证药品质量稳定，高薪从北京请来专家把关，如饮片师是北京第一流的名师，炮制中成药的也是由经验丰富、技术全面的行家里手亲自操作。

药铺请有丰富医药知识的老药师坐台应诊，负责解答顾客提问，问病发药，调解患者的情绪，嘘寒问暖，免生误会和纠纷。要求店员必须具有一定的药理知识，上岗前进行道德、技术培训，做到对顾客服务热情周到，语言平顺和善。配方时不仅药材道地、质量上乘、外形美观，又注重数量准确、一药一称、每药分包并附药性说明。付药时须经本人检查，专人校对品种，确保无误后才能交付顾客。一丝不苟的精神，高质量的服务，为其赢得了信誉，赢得了顾客。

王约亭精于经营，善于用人，以德服人。他以其良好的医德和药学知识，处处以身作则，并经常请专业人员为店员授课示范。还规定店员轮流参加当日销售汇总，以便随时掌握经营状况。坚持以人为本，进行民主管理，关心职工切身利益，福利明显好于其他同行。职工定期理发、洗澡，还允许请假探亲访友，夏天有午睡，这在当时是独一无二的。员工有了特殊困难，则优惠对待，大家以店为家，接待顾客热情周到，药店呈现出一派和睦向上的气象。

第三代传人王文其，早年受教于甘肃革命老前辈张一悟的父亲张绍庭老先生。1937 年抗日战争爆发后，张一悟从山东回到兰州，后因日寇对兰州狂轰滥炸，老师疏散下乡，王文其从此弃学经商，在庆仁堂药店学做生意。他在学习中不断改进，1941 年见到改进中药的论文，药店以此为依据，逐步摸索，土法提炼浓缩的药丸。当时提炼的妇科良药月事丸，因服用方便，疗效显著，颇负盛名。药店还重视宣传工作，其橱窗内陈列有一只威风凛凛的老虎标本，是庆仁堂字号的标志，成为兰州街头一道亮丽的风景。

1949 年 8 月兰州解放时，庆仁堂开门迎接解放军进城，临时指挥部电话就设在庆仁堂。此后王文其被选为兰州市工商联主任委员，几十年先后担任过不少重要职务。

兰州天益堂药店

天益堂药店的创建人郗耀亭，为陕西华阴市南洛村人，从小喜爱中医药，得长辈和名医的传授。1907 年他携家来到兰州，经过对经营场地选择和资金筹集，于 1907 年在今秦安路建店。开店伊始场地很小，由其家人经营。郗本人学识渊博，医术高超，坐堂应诊，为患者诊病卖药。他精通中药的药源药理，能熟练鉴定中药的真伪，熟悉中药材的生长环境，了解中药性能、配药关系及中药禁忌。对中医的阴阳辨证掌握得很好，依据其长期实践中得到的验方大胆试用，再经几年观察，若觉疗效好，无副作用，便加工成固定剂型，长期让患者服用。他配制的蛤蚧养肺丸对伤痨咳嗽、神经衰弱、四肢疲倦等症疗效良好；散剂活胃散对胸痛胀满、胃部偶痛、大便秘结、不思饮食等症疗效显著。这两个处方用的中药材，都经过郗耀亭精选加工配制而成。如用杏仁时，先把杏仁水煮去皮，除去尖部。蛤蚧用火烤酥油涂抹数遍，至烤为金黄色为佳，然后用巴豆取油制霜，取皮打碎为泥，再用麻纸裹好，夹在两块用火烤的砖中间，经多次直至油被取尽才能得到霜。这些工艺全由他本人亲自操作，直至成品剂型。所制成品得到了众多同行的确认，给予高度评价，被列入《地方成药组方集》，为后人沿用。诊病时他不让患者先说病况，而经自己把脉，观其面色，然后把病情讲出来，让患者说明是否与自己感觉相符，久而久之，得到了患者的信赖，被誉为“神医”。

后来天益堂积累资金，招收学徒，扩大经营规模，生意日渐兴隆。1943 年，郗耀亭积劳成疾逝世，其妻卢生祥继承夫业，同其子郗鸿昌管理经营。1944 年不断充实资产，扩大经营场地，把作坊式的平房拆迁扩建为两层楼房，院内平房为库房和加工丸散的场地。扩建后楼房面积 420 平方米，平房 200 平方米。经营品种增多，环境优雅，收益倍增。1956 年，郗氏家人响应党的号召，实行公私合营，仍由郗妻负责经营。同时扩充人员，拓宽服务范围，为客加工丸散药品，代客煎药并送至家中。经过艰苦工作，优质的服务，销售有了长足进展。改革开放以来，药店经营上了一个新台阶，年销售额达 40 万元，比原来提高了 20 倍。1993 年，根据城市建设规划的要求，由原址搬迁到现址静宁路 142 号。

万全堂药店

万全堂药店始建于 1920 年，由天津人刘万芳、刘培芳兄弟在兰州创办，取名万全堂草药庄。1928 年刘万芳回天津老家，药店交给刘培芳经营。万全堂一直经营中草药和稀有药材如西洋参、羚羊角、藏红花等，生意很红火。由于万全堂以经营中草药为主，兰州人称它为“国药店”。当时药店炮制的药材，选料道地、加工精细、质量上乘，加之坐堂大夫医德医术高尚，生意一天比一天兴隆。1955 年由省供销社管理。

1956 年公私合营后，成立了兰州市药材公司，万全堂归市药材公司直接管理。“文化大革命”期间改名为器械经营部。改革开放后药店恢复了老牌号，并由过去单一经营中草药增加了西药品种。

改革开放的春风使百年老店焕发了青春。药店发动职工不断深化改革，强化管理，使药品质量提高。品种不断增加，炮制的中成药力求规范，人员业务素质不断提高，管理更加科学合理，体制逐渐完善，由原来承包经营发展成立了兰州药业有限责任公司。现在经营的中草药有 800 多个品种，中成药、西药有 1000 多个品种。经营的名贵药材有当归、党参、黄芪、西洋参、羚羊角、红花、阿胶等。由于万全堂秉承优良传统，坚持选材道地、经营童叟无欺、一视同仁、方便群众，受到顾客的青睐，一时间门庭若市，生意恢复了昔日的火爆，省内外客商和患者纷纷慕名来店购药，有些中草药还销往东南亚各国，以及我国港澳地区。

怡泰堂药店

怡泰堂原名益泰堂，始建于 1927 年，有怡然自得和泰然处之之寓意，是医患双方对疾病处理的理性思维方式，颇有新意。创建人党子宜，陕西大荔县人，自幼喜爱花木，了解各种花木药草的秉性，且精通医术。他少年拜师学医，熟读我国著名的医书、医案。还通读过《本草纲目》《内经》《伤寒论》《金匮要略》《脾胃论》等古典药书，并在学习和就诊中积累了丰富经验，为他创建怡泰堂奠定了基础。初建时以经营地方名特中药材当归、党参、大黄、甘草、红芪、黄芪、柴胡、防风、羌活、冬虫夏草为主。所加工炮制的岷党、纹党，以选料精细、工艺独特、疗效显著而誉满兰州城，许多名医为患者开的处方，也指定到怡泰堂抓药。

老板党子宜不仅医术精湛，且经营有方，一时间怡泰堂门庭若市，与安泰堂、同泰堂、万泰堂并称为陇上“四泰堂”。

抗日战争爆发后，日本侵略者轰炸兰州，怡泰堂惨遭战火焚烧。但生性倔强的党子宜，不忍同胞手足受病痛折磨，不愿自己的医药技艺被湮没，他联合潘子新、党换文、李兴华，每人投资2500元，重新在旧址开业，改名益泰堂，用他精湛的医术，为战火中受害的百姓疗伤止痛。

1940年以后，药店经营规模不断扩大，不仅为周边各乡镇和市内外各小型药店批发药材，而且给当时的药房批发各种中草药材和香料，由原来的单一零售扩大到批零兼营。为保证药材质量，专门派人前往西安采购生地、瓜蒌、蝉衣、槐米，天水陇南的当归、党参，宁县的枸杞，青海的冬虫夏草和麝香。对主要客户采取先记账，每年到端午、中秋和春节前集中收款，取得了信誉，赢得了客户。

中华人民共和国成立后，怡泰堂由老药工王学仁代理经营。到1956年公私合营前，怡泰堂沿袭老传统加工丸药。销售二益丹、还少丹、六味丸、山楂丸等多种中成药，同时精心研制出外用药“红膏药”，主治肿毒、粉刺等。1958年由原来的庆阳路迁到今酒泉路南，与陈兰英的西药店合并，开始中西药经营并延续至今。改革开放后，怡泰堂恢复了老字号招牌，继续以优良的品牌、服务、质量和信誉，引来众多回头客，年销售不断上升，多次被评为市级先进企业。

德兴隆药店

德兴隆药店始建于清光绪二十八年（1902年）。创始人为刘骥德，原名刘马德，敦煌人，祖籍张掖。刘骥德先是在肃北等地以贩运皮毛为业，后开设“复德和”商号，亲自率领驼队往返于包头、绥远、北京、天津之间进行贸易，购进商品及参茸药材等运回敦煌经营。当时敦煌疾病流行，缺医少药，为普救灾民，医病化疾，刘骥德将商号更名为“德兴恒”，专营中草药，药铺为前店后坊。前店不仅出售中草药及其制品，还恭请各地名医坐堂行医，从而方便了群众就诊之需，也提高了药铺知名度。后堂承袭传统中药雷公炮制之法，用切、炒、蒸、煮方法炮制各类药材，并以精良配方自制丸、散、膏、丹。药品以“货真价实”取信于民，坚信“药非道地，则虚有其名而无实效”。因此专门从京津、陇东、西安等地购得各类正宗药材，并恭请京城名药师指导药材的加工炮制。坚持配方计量分剂，务必秤准量足，名实相符，受到医师信赖，患者称道。通过严格规范的管理，德兴隆经营日趋兴隆，刘骥德也以德优望隆之绩，被推选为敦煌商会会长。

刘骥德长期主持本邑商务要事，热心地方各项事业，捐资兴学、贷粮助耕、帮困扶贫、放粮救饥、散衣济寒、舍药疗疾受人称道。1927 年，他首先捐资 1 000 大洋倡导修建莫高窟九层楼。他依靠本县民众，依靠民间资金和人力，克服种种困难，耗资 12 000 大洋，历经八个春秋寒暑，终于使巍峨雄壮的九层楼屹立在大漠之高处，成为敦煌标志性建筑。1937 年，刘骥德以重道德而求兴隆之古训，改商号为“德兴隆”，交其独生子刘铸烈经营。

刘铸烈承袭父训，以道德仁和为宗旨，以祖传之精良炮制技术服务于民众。在经营中他深感已有的知识技术不能满足经营的需求，便毅然穿越荒凉的戈壁大漠，投身北京同仁堂拜师学艺，从而更新了知识，开阔了视野。回敦煌后，融合老工艺和新技术，把药品加工提到更新的水平。他以谦和待人、敦厚处事赢得了公众的信任，故德兴隆药铺长盛不衰。

1956 年，他主动将家产无偿捐献给国家，受到文化部的嘉奖。刘铸烈逝世时，将药店经营重任交给了三儿子刘鼎汉。

刘鼎汉自幼受家庭熏陶，酷爱医药事业。在学业结束后进入药材公司工作，跟随其父学习中草药知识和加工技能，很快成为公司业务骨干。他在经营中坚持“以德兴隆，以质取信”的理念，严把药品质量关，坚决杜绝假冒伪劣药品，按药典要求，亲自炮制中药材，保证药品疗效，以良好信誉得到群众的好评。十数年间，在各级领导和有关部门的关怀扶持下，在同仁的共同努力下，药铺规模由小到大。2002 年，刘鼎汉将药店交于其长子刘呈东、次子刘呈文经营。

刘呈东在医药世家成长，热爱医药事业，秉承祖训，以道德仁和为信条，坚持“以德为本，以质取信”的宗旨，不断提高自身业务素质，扩大企业发展步伐，2000 年加入中国工商业联合会，2003 年加入敦煌市医药协会，2004 年为充分发挥德兴隆的优势，组建成立敦煌市德兴隆药业有限公司。

德兴隆药业有限公司始终尊奉“以德为本、以质取信”的宗旨，做人坚持以德为先、待人亲和的行为道德标准。在药品经营中以“货真价实”取信于民，坚持发扬传统炮制工艺与现代科学技术相结合，将祖国中医药发扬光大，为人民健康做出贡献，赢得了百姓的厚爱。

崇信万春和药店

“乾隆开业起死回生二百载，当今振兴扶贫济困万春和。”这副对联形象生动地概括了崇信万春和药店的历史和现状。崇信万春和药店是一个有200多年历史的私营药店，位于崇信县城新西街最繁华地段。

崇信万春和药店创建于清乾隆五十九年（1794年），取创始人马万春之名，加和字为店名，以祈众生百年和泰，生意不衰。在僻壤一隅的崇信县城，万春和药店实属首家。马万春为人忠厚，经营医道重信义，济世活人，童叟无欺，炮制药物依理遵法，为人处事乐善好施，因而誉满城乡。

1949年崇信解放时，万春和药店已经历了马家四代154年的苦心经营，生意愈盛，基业愈丰。1956年当时店掌柜马良钜，响应国家公私合营号召，以店入公，遂为全民企业，成为国药商店。1962年再改名为合作药店。1978年恢复个体私营，仍取原名。现任经理马建中，系马万春第六世孙。

200多年来，万春和药店数代掌门人始终坚持“进药按渠道，售药按定价，诊病不收费，出诊无定时，困难可欠账，待人殷诚实”的30字方针，赢得了群众的信赖和称赞，奠定了久盛不衰的社会基础。

道地药材与食疗佳品

地理、人文对甘肃道地药材形成的影响

甘肃为“秦药”或“西药”的主要产地。自古以来，由于丰富多样的地理气候环境和黄河流域悠久的文明、多民族医药文化相互融合等诸多因素的影响，历史上甘肃出产的药物开发利用一直呈现出繁荣的局面，发展至今，中药材不但种类丰富多样，而且形成了许多闻名全国的优质中药材品种。甘肃地产药物历经 2 000 多年的形成与发展，药材品种、道地产区的变更复杂，个中原因，既有自然环境因素，也有人文因素。

甘肃省简称甘，又称陇，位于我国西北部，地处黄河上游。北纬 32°11′~42°57′、东经 92°13′~108°46′，东接陕西，南邻四川，西连青海、新疆，北靠内蒙古、宁夏并与蒙古人民共和国接壤。省境疆域辽阔，具体包括陇东和陇中黄土高原、陇南山地、甘南高原、河西各地、柴达木盆地西北部五个区域。占据我国大陆部分的地理中心，位居东部季风区、西北干旱区和青藏高原三大自然区交汇处，这一独特的地理位置对甘肃省的自然特征产生了多方面的深刻影响。地处东亚和亚洲中部分野及亚欧大陆内外流域分水岭两侧，远离海洋，与青海、新疆同为我国三个距海最远的省（区），远离海洋的地理位置对甘肃省气候尤其是降水量影响极大。

甘肃地貌复杂多样，山地、高原、平川、河谷、沙漠、戈壁交错分布。地势自西南向东北倾斜，地形狭长，主要地貌单元与主要地质结构单元密切联系。植物种类丰富，以温带科属为主。据调查，甘肃省约有维管植物 4 350 种，全世界广布的科与温带分布的科在甘肃省均名列前茅，其植物区系具有典型的温带特征。单种、少种科属及特有属植物多，由于甘肃大部分地区在第四纪冰期中没有直接受到冰川的破坏，为植物的生存和演化提供了良好条件，因而特有植物异常丰富。温带植被类型齐全，甘肃省大多数地区处于温带，受东南季风影响，降水由东南向西北递减，因而发育了全套的温带植被。荒漠植被类型多、分布面积广是甘肃植被的又一特色。主要地带性植被有陇南山地森林植被、陇中黄土高原草原植被、甘南高寒植被和河西荒漠植被。

这种特殊的地形地貌和多样性的气候条件，为甘肃丰富的药物种类奠定了环境基础。从而造就了甘肃省中药材种类的丰富多样性，使之成为全国药材主要产区之一。

调查资料显示，1974 年甘肃省卫生局编制的《甘肃中草药手册》收载了 1 081 种。目前收载药物比较全面的《甘肃省中草药资源志》共收载植物药 1 713 味，动物药 185 味，矿物药 52 味。根据 1956~2000 年调查所得标本，甘肃省计有药用植物 2 000 多种。其分布以南部种类最多，自南部混交林带经草原、草原带向西北戈壁大荒漠，种类逐渐减少，至安西、马鬃山一带仅有几十种。

药材分布与植被区系密切相关。陇南山区具有与华中（湖北西部）、秦巴山地、云贵高原相同的组分，如杜仲、华中五味子，还栽培有柑橘等。陇中、陇东黄土高原具有与华北区系相同的药物，如防风、黄芩、柴胡、远志等。甘南高原本身就是青藏高原的边缘，因此很多品种属喜马拉雅区系成员，如冬虫夏草、雪莲。而黄土高原北部和河西走廊，则主要显示出中亚、蒙新区系的特点，尚有裸果木等少数地中海组分。这些区域独特的自然生态气候，形成了甘肃药用植物区系分布上的多样性，为中药材生产创造了得天独厚的条件。

药材分布与地形气候影响有关。木本药材及林下药材主要分布于陇南山地，如女贞子、杜仲、五味子、黄连、连翘、桑叶、葛根、猪苓、竹节参、白芷等。

喜阳耐旱药材主要分布在中东部黄土高原，如党参、柴胡、黄芩、防风、黄芪、半夏等。旱生、沙生药材主要分布在北部黄土高原和河西走廊沙漠边缘，如甘草、麻黄、锁阳、肉苁蓉、红花、枸杞子、小茴香、葫芦巴等。动物药材和喜高寒阴湿药材主要分布于陇南高海拔山地、甘南高原和祁连山地，如秦艽、羌活、红芪、当归、大黄、冬虫夏草、贝母、甘松、麝香、鹿茸等。受气候影响，各地均有特色鲜明的代表性药物。

药材资源水平分布与垂直分布互相交错，情况复杂。甘肃省地域广阔，同一地区高度差异大，种类东南多西北少，定西、陇南两地区是栽培药材的主产区，野生药材蕴藏量则以陇南、甘南两地区为多。

由于甘肃省域平面形态呈西北—东南方向延伸的狭长带状或哑铃形，这一特殊的平面形态使其向东伸入华北暖温带，向西进入亚洲中部腹地，直达塔里木盆地东缘。因此甘肃省在《中国中药区划》的 9 个一级区划中占有 4 个，分别是：华北暖温带家生、野生中药区，甘肃中东部地区属于此区；西南北亚热带、中亚热带野生、家生中药区，甘肃东南部属于此区；西北中温带、暖温带野生中药区，甘肃西北部属于此区；青藏高原野生中药区，甘肃西南部属于此区。

河西走廊温带荒漠干旱西药区。包括武威、金昌、张掖、酒泉、嘉峪关五市。东起乌鞘岭，西至甘新边界，南倚祁连山和阿尔金山，北接腾格里和巴丹吉林沙漠，大部分地区为典型的内陆干旱区。海拔 900~3 600 米，年降水量 50~250 毫米，年均气温 5~10℃，大陆性荒漠气候特征明显。该区有药用植物资源 200 余种。主产甘草、麻黄、锁阳、肉苁蓉、红花、枸杞、小茴香等。人工大面积栽培的有甘草、麻黄、板蓝根、小茴香、红花等。

青藏高原东部高寒阴湿西药藏药区。包括甘南州、临夏州大部，定西市南部的岷县、渭源县、漳县，祁连山北麓的天祝县、民乐县、肃南县、肃北县的南部。平均海拔在 2 000 米以上，年降水量 400~1 000 毫米，年均气温 2~7℃。该区高寒阴湿，气候冷凉，有药用植物资源 280 余种。主要品种有冬虫夏草、雪莲、川芎、秦艽、羌活、丹皮、地黄、益母草、祖师麻、丹参等。大面积种植的有当归、党参、黄芪、红芪等。

陇中、陇东黄土高原温带半干旱西药区。包括定西市、天水市大部及平凉、庆阳、兰州、白银等市。海拔1 400~3 000米，年降水量300~600毫米，年均气温6~10℃。该区土层深厚，光照充足，干旱少雨，适宜于喜阳耐旱药材的生长，有药用植物资源200余种。代表品种如党参、柴胡、黄芩、防风、生地、黄芪、红芪、半夏、远志、百合、车前子、蒲公英、地骨皮、苍耳子、苦参、槐米等。大面积栽培的有党参、柴胡、大黄、黄芪、红芪、防风、生地、板蓝根、黄芩等。

陇南山地亚热带、暖温带秦药区。包括陇南市、天水市清水县、秦巴山地和甘南州舟曲县的东部。海拔700~3 600米，年降水量400~1 000毫米，年均气温6~15℃。该区山大沟深，地势陡峭，草木茂盛，气候温和，药用植物种类繁多，素有“天然药库”之称，有药用植物资源1 000多种。天然药材品种有黄芪、红芪、纹党、杜仲、大黄、黄连、半夏、山茱萸、银杏、川贝、天麻、辛夷、川楝子、女贞子、连翘、五味子、葛根、猪苓、竹节参、白芷等。大面积栽培的有黄芪、红芪、纹党、大黄、杜仲、川贝、半夏、天麻等。

甘肃地理位置的特殊，位居古代文化和政治中心区域和边缘区域的交界地带，自古就是中原文化与西域文化、汉文化与兄弟民族文化的交汇之处。长期频繁的文化互动促使甘肃成为一个多元文化相互融通，共同繁荣的文化高地，甘肃也是多种外来文化在中国传播扩大的先驱之地。同样，甘肃的中医药文化也具有兼收并蓄的特点。古代甘肃拥有众多光辉灿烂的文化，如秦文化以及以藏文化、伊斯兰文化、羌文化、蒙文化等为代表的少数民族文化和西域文化，这些久远的文明极大地丰富了甘肃医药文化。

秦文化对甘肃道地药材的影响。西周时，秦人的祖先在省境东部的秦州（今天水）定居下来。开始了由游牧经济向农业经济的缓慢过渡，而游牧生活仍占据主要的地位。他们本以游牧、狩猎为经济生活的主要内容，《史记·秦本纪》云：“秦先祖非子，居犬丘（即今甘肃西和礼县），好马及畜，善养息之，犬丘人言之周孝王，孝王召主马于汧、渭之间（今甘肃东部地区），马大蕃息。”所以，他的首领非被周孝王后来封秦的祖先为“附庸”，“邑之秦”，在秦亭（今张家川回族自治县城南）筲城建邑，始有立足之地。战国时期，秦国的疆域已达今甘肃的东南部（天水、陇南一带）。《本草经》时代，道地药材的观念就萌芽了，道地药材往往以“地名加药材名”的形式出现。《本草经》所载的365种药物中涉及古国名有巴、蜀、秦，如花椒有秦椒和蜀椒之分；秦蘅、秦归、秦皮、秦艽、秦椒等药物皆以“秦”字开头，当为古秦地出产药材的代表。

少数民族医药的影响。中国历史上有四夷，东夷、南蛮、西戎、北狄。其中西戎泛指我国甘肃、青海等大西北地区。因此，甘肃历来被称为西戎之地，羌胡之地，三陇之地。自古以来甘肃就是多民族聚居区，在这片广阔的土地上，从来就没有存在过单一的民族。羌、月氏、乌孙、匈奴、回纥、吐蕃、党项、吐谷浑等少数民族迁徙往来，活动频繁；中央王朝则擘画经营，统一治理。后虽有分裂割据，但在长期的经济文化交往中，各民族人民互相依存，互相融合。最终形成今天的汉、藏、回、蒙、羌、东乡、裕固、保安、撒拉、哈萨克、土等民族。各民族自身固有的传统医药必将对中医药带来影响。

我国秦汉时期代表性的方书《武威汉代医简》记述了丰富的药物，除了当归、人参（党参）、大黄、甘草、秦艽、狼毒、款冬等甘肃省大宗药材，还有比较特殊的戎盐、骆苏、白羊矢等河西地区的特产药材。骆苏，即骆酥，骆驼奶制成的酥，而骆驼系沙漠地带之动物，我国西北地区盛产之，骆苏亦是本省少数民族喜爱的日常食品，简牍中以骆酥入药。用白羊矢干之烧炕熏灼治病的方法，具有西北的民族色彩。从药名学来考证，胡桐泪、戎盐、羌活等药无不打上西部少数民族文化的烙印。羌活不仅是中药材当中的大宗之品，更是羌族医药的常用药物之一。羌活之名首载于《别录》，为独活之异名，其云“独活，一名羌活，二物类同，产于雍州或陇西南安”，说明独活和羌活在早期药用并未分开，其产地“雍州”在陕甘宁一带，而“陇西南安”位于今甘肃陇西县及临洮周边。可见甘肃是独活和羌活最早的道地产区。古老的“羌人”，早在西周时期，甘肃武都、临洮，祁连山区、河西走廊等大片地区就有其生活的影踪，至今甘肃陇南宕昌地区仍生活着羌族人民。因此，羌活极可能是羌医药中发展而来的，并且羌活一直是羌医药最常用的药物。

甘南地处青藏高原东麓，藏文化十分浓厚。甘南藏传佛教最大的寺院——拉卜楞寺珍藏了卷帙浩繁的各类典籍，涉及宗教、哲学、文化艺术、天文历算、工艺技术以及医药等各个方面。藏医药对甘肃有着十分深远的影响。甘南许多特产药物，如蕨麻（人参果）、冬虫夏草、雪莲、大黄等都是藏医使用的药物。有趣的是，甘肃省有家专门生产藏药的企业名称就以藏药“独一味”来命名。独一味，《晶珠本草》又名巴拉努努，藏语亦称“大巴”“打布巴”，其活血化瘀的功效卓著。

自两汉张骞、甘英通使西域始，伊斯兰医学就传入中国，文化的交流碰撞出了火花，回医学正是阿拉伯医药学与中国医药学高度融合并深化了的带有深厚民族特色的民族性医药学，是东西方医药文化交流的结晶。回族比较重视香药推广应用，如用香药防治疾病、熏洗衣物、化妆美容、调味食品、祛邪防腐等。唐代就有香药输入中国，唐末五代李珣著的《海药本草》就是一部以进口香药为主的药物学著作。从事香料和药物贸易的穆斯林商贾，早在唐代就已驻足河西了，到了元代中亚穆斯林大量东来，甘肃的穆斯林人数急剧增加，并逐渐形成了甘肃和整个西北社会中的重要力量，伊斯兰文化构成了甘肃地域文化的重要组成部分。甘肃的临夏和张家川回族为现今两个重要的聚居区。回族人善于应用香药的传统习惯对其饮食有着重要影响，如在饮食中多用胡荽（芫荽）等香料。

西域文化、丝绸之路与古代对外开放的政策对甘肃中药材发展的影响。汉武帝时，甘肃河西走廊归入汉朝版图，开通了影响深远的丝绸之路，西域方物源源不断传入中国，中国的特产物资也出口国外，药物的交流亦十分活跃，这对增加药物品种，促进人民健康有着重要贡献。红花、大蒜、葡萄、石榴、胡桃（核桃）等皆是由张骞出使西域时带回中国，很快扩种到中原，河西是中原与西域交通的主要干线，甘肃自然首当其冲，红花、核桃、葡萄、大蒜等在境内种植广泛。《博物志》云红花“张骞得种于西域，今魏地亦种之”。甘肃大部分地区属三国时期魏地。河西张掖所辖山丹县城东南 50 千米处有一座燕支山绵延在祁连山和龙首山之间，是山丹河与石羊河的分水岭。燕支山是匈奴语的音译，又作焉支山、燕脂山、胭脂山等。名之为名，必有其因。《五代诗话》中有记载：“北方有焉支山，上多红蓝草，北人取其花朵染绯，取其英鲜者作胭脂。”可知，燕支山得名是因为山中盛产红蓝花（红花），花开之时被整朵摘下，制成鲜艳的红色染料或者妇女美容的胭脂。至清代道光《靖远县志》卷5物产载：“红蓝花淀胭脂染作亦佳。”这些史料表明红花在甘肃河西一带种植广泛，并且有着比医药更为广泛的用途。明清甘肃各地方志几乎都有出产红蓝花的记载。大黄行销海外。如前所述，燕支山中盛产大黄，所以又称为大黄山。《马可·波罗游记》所载：“肃州境内有不少城镇和城堡……山上出产一种非常好的大黄，别处的商人都到这里来采购，然后行销世界各地。”又：“甘州人民大部分信佛教……同时又出产最优良和价值最高昂的麝香。”可见，至少元代时甘肃河西的大黄、麝香已经传入中亚和欧洲各国，并且受到了人们的赞誉。大黄性寒味苦，具有泻下攻积的作用，可消牛羊肉食用过多引起的热病，为西域特需药物。

丝绸之路从西汉到唐末，繁荣了10个世纪。河西走廊位于丝绸之路黄金路段，是其唯一不变的必经之路，是历史上东西方政治、经济、文化交流的大动脉。丝绸之路对中原中医药文化及其甘肃道地药材与中亚地区的流通发挥了重要的作用。

汉唐时期，丝绸之路从东到西横穿全甘肃省，使甘肃成为中国国际贸易交往活动最早、四海商贾云集的地区之一。《汉书》卷28记载，秦汉以来，包括北地、安定、天水、陇西、武都、金城、武威、张掖、酒泉、敦煌即河陇地区在内的“秦地天下三分之一，而众不过什三，然量其富居什六”。史书还提到这里“西有羌中之利，北有戎翟之畜，畜牧为天下饶”（《史记》卷129）。魏晋十六国时期，中原战乱，社会经济遭到毁灭性破坏，唯独河陇地区相对安定，社会生产能够继续进行和发展。数百年积累渐进的结果，到唐玄宗天宝年间（742—756），河陇地区乃出现了“闾阎相望，桑麻翳野，天下称富庶者无如陇右”（《资治通鉴》卷216）的繁荣景象。这一时期商业贸易的繁盛对甘肃道地药材的形成、发展、流通产生了重要的影响。西汉时期贡赐贸易十分活跃，即便在东晋十六国战乱时期，西域各民族政权也“无岁不奉朝贡，略如汉氏故事”，河陇割据政权与内地的贡赐贸易也从未间断。其中，不乏药材贸易，宕昌羌多次向南朝奉甘草、当归。《梁书·诸夷列传》云：天监四年，（宕昌国）王梁弥博来献甘草、当归。南梁天监五年（506年），邓至王象舒彭遣使向梁武帝献黄芪250千克、马1匹。唐代前期，国家统一，丝绸之路畅通，富饶的物产和兴旺发达的民族贸易、民间贸易、贡赐贸易，大大促进了河陇商品经济的发展，《新修本草》《元和郡县志》《千金翼方》等唐代典籍所载的产于甘肃新增药物也达到57种，为历代之最。

宋元以来，由于海路交通方便，大有取代陆路之势，但波斯、大食、印度等中亚、西亚及欧洲等地的使臣、商人、旅行家经西域、河西来华者仍然很多。著名的马可·波罗就是从西北陆路来大都的。元代河陇与内地的民间贸易除了粮食、畜牧产品，还有大量的药材，较为著名的有枸杞、红花、大黄、甘草、麝香、鹿茸、羚羊角、锁阳、肉苁蓉等，在中西市场上享有盛誉；硇砂、石膏也是河陇物产中的珍品。“安史之乱”以后，吐蕃乘机占领了河陇广大地区。此后，回鹘西迁，党项北上，蒙古从大漠勃兴，南下踏平了西北各民族政权，建立了统一的蒙古大帝国。落后的民族歧视和压迫政策，使得河陇地区的民族冲突不断，破坏了社会经济发展的安定环境和社会生产力，阻碍了经济发展的进程。直到明清乃至近代晚期，民族冲突一直是困扰河陇社会经济发展的主要因素。这对甘肃地产药材生产与外界的交流造成了阻碍，此后甘肃的药材能够见之于本草，其大多数是以前本草中有记载的，明代时鲜有新增药物。至清代时，甘肃出产的中药材大多只能依靠地方志来记载下来。《药物产出辨》云：当归以陕西汉中府兴安县西固等为最。可见至近代时，甘肃作为当归道地产区也几近被人遗忘。

经济对中药材的流通至关重要，甘肃汉唐时代繁荣的经济对甘肃道地药材的形成、发展、成熟和流通起到了促进作用，甘肃道地药材的大宗品种几乎在唐代以前基本定型。这无不得益于河陇之间繁荣的经济贸易。而“安史之乱”后，甘肃各地民族冲突破坏了社会经济的稳定，阻碍了经济的发展，再者，海上丝绸之路的兴起，对陆上丝绸之路是一种冲击。这些不利因素都制约了甘肃地产药材与外界的贸易和发展。

甘肃道地药材的种植已有上千年的历史，并且积累了丰富的种植和加工经验，如当归、甘草等，但有些品种并不是甘肃原有的，而是经过多年的适应性种植，才形成当今的道地药材，如党参等。药材的道地性是与中药质量和中医疗效的一致性分不开的。发展道地药材生产对发展我国中药材生产和对外贸易具有重要意义。道地药材的产生和演变，并不是一成不变的，它的形成和发展经历了较长时间的演变，如就地取材、野生变家种、引种、试种均为道地药材的形成创造了条件。

甘肃地处西北腹地，为青藏、黄土、内蒙古三大高原交会地带，其地形地貌特征、气候条件、生态环境等因素的复杂性，对于各种野生植物的生长提供了适宜的生态条件。中药材的生长和分布具有品种多、分布广、蕴藏量大的特点。道地药材品种的选育，水土、气候条件适应，是一个漫长的过程。然而，从某一特定历史阶段来看，药材的“道地性”又是“相对固定”的。经验的积累，药效的稳定，建立了在当时认为最佳的生产基地，如当今的“四大怀药”“浙八味”等。而甘肃传统的道地药材有当归、红芪、党参、大黄、甘草、贝母、款冬花、秦艽等。

主要道地药材

1. 岷当

岷当是伞形科当归属的当归，又名秦归、云归、西归、岷归等。《居延汉简》《武威汉代医简》和我国第一部中药专著《神农本草经》对岷当入药都有记载，至今已有2 000多年的历史。明代著名医学家李时珍在《本草纲目》中曰：“当归调血，为女人要药，有思夫之意，故有‘当归’之名。”《药学辞典》则称：当归因能调气养血，使气血各有所归，故名当归。甘肃岷山山脉的岷县，宕昌所产的当归主根长、皮细质坚，品质上乘，特称为“岷当”，古今中外享有极高盛誉。据《梁书·宕昌国传》记载：天监四年（505年），其王梁弥博来朝，献甘草、当归。当时的宕昌国，即今甘肃之岷县、宕昌一带。可见，在一千四百多年前，岷当就作为贡品。现在野生少见，多为栽培，并已扩展到甘南、陇南、定西、天水、武山、华亭等地。陕西、湖北、四川、云南、贵州也有引种，但品质则大为逊色。

岷当原产于甘肃岷县和宕昌的山区，该区位居甘南高原东缘与陇中黄土高原及陇南山地的接合地带。北秦岭山地横贯该区。洮河、渭河分水岭的木寨岭与岭罗山居北；长江、黄河分水岭的大拉梁及岷峨山居东南；西南是南秦岭系的岷迭山地。北秦岭海拔一般为 2 500~3 000 米，南秦岭海拔 4 000 米左右。河流北有黄河水系，东有长江水系，西为洮河干流。全境大小河流数百条，较大的有洮河、迭藏河、闾进河、纳纳河、湫山河、岷江、白龙江等。从自然景观看，全区地表切割较小，相对高差 400 米左右，河谷宽浅，呈高原形态。地貌可分为山地、丘陵、河谷川坝。气温由东向西从温带半湿润气候向高寒湿润气候过渡。太阳辐射强，春季冷暖多变，夏季暖而不热，秋季阴雨连绵，冬季干燥严寒。年平均气温 5.5~8.7℃，无霜期 90~120 天，冻土期 100 天左右。年降水量为 635~662 毫米，且多集中于 7~9 月。山地植被为针叶林和针阔叶混交林，主要树种有云杉、冷杉、落叶松、华山松、油松、白桦等，此外灌木林和草地也有相当面积。主要经济植物是药材，岷当就分布在海拔较高的阴湿山区。

岷当属多年生草本，药用的是当归干燥的根。岷当具有主根长、皮细质坚，且全株散发一种特异香气的特点。秋季采收，抖净泥沙，通风晾至半干，按个大小扎成小把，架在烘架上用微火慢慢熏烤至八成干，表皮呈灰棕色或棕褐色后取下，让其自然干燥。岷当烘干时，香气极为浓郁。使用前，水洗闷润切片，干燥。另外入药还有当归炭和当归酒。当归炭是将当归片大火炒成浅黑色，洒水适量，取出晾凉。当归酒是将当归片用黄酒喷淋均匀（黄酒用量约为 1/10），稍闷，用微火稍炒，取出放凉。

岷当颇具综合开发的价值。岷当是妇科要药，在国内外有很高的信誉。现根据对它的成分分析，说明还有许多功效值得开发，除有补血活血、调经止痛、祛瘀生新、润肠通便等许多功能外，长期服用可防止动脉粥样硬化，增强冠状动脉血流量，防止心肌缺血。中医临床经验也发现，当归头止血，当归身补血，当归尾行血，全当归和血。这都说明，当归的作用是多方面的，而且具有双向调节作用。在镇静、消炎和提高免疫力等方面值得研究开发。岷当所含氨基酸、微量元素和其他活性物质都比较多，除了治病以外，还有健身强体、提高免疫功能等功效，所以是用作保健食品的理想原料，如可以单方、复方经研制开发低度保健酒、各种口服液和食品添加剂等。古代有用当归配制化妆品的，近代也有这方面的应用，证明具有防晒、抗氧化、消炎止痒，调理皮肤，防止色素斑的形成，增强末梢血液循环，抗皮肤衰老等作用。20 世纪 80 年代末，兰州康妮化妆品公司生产的当归美容霜曾一度走俏市场，但因生产工艺和产品质量未能赶上人们对化妆品更新换代的要求，所以现在销路又有所下降。如能进一步改进工艺，调整配方，提高质量，甚至综合研究，系列开发，岷当化妆品定将冲出国门，走向世界，再度辉煌。

2. 红芪

红芪系多序岩黄芪的干燥根。与黄芪同科异属，中医用药常两者不分，在我国西北地区以红芪代用黄芪尤为普遍。红芪以其根皮带红棕色而得名，梁代陶弘景在论述黄芪时曾说："又有赤色者，可作膏贴，俗方多用，道家不须。"这里所指黄芪类药材赤色者，即指红芪而言。商品红芪由于产地不同，共有 4 种，除多序岩黄芪外，还有北部产西康岩黄芪等，其中以甘肃产的多序岩黄芪为红芪的主流品种，质量最佳，应用也最久。

作为甘肃道地中药材，红芪具有益气、补血等功效，是传统中医药养生保健的主要药物之一。甘肃省野生红芪主要分布于宕昌、武都、峡县、舟曲、临潭、卓尼、文县、礼县、武山、西和及临夏等地。由于红芪根入药，茎、叶可作饲料和燃料，野生红芪只有甘肃偏僻的高寒山地有部分分布，现多为人工栽培红芪。

作为传统中药，红芪在中医临床上主要用于补气固表、托毒排脓、敛疮生肌。现广泛应用于气虚乏力、食少便溏、中气下陷、久泻脱肛、便血崩漏、表虚自汗、气虚水肿、痈疽难溃、血虚萎黄、内热消渴以及慢性胃炎、蛋白尿、糖尿病等。

3. 纹党

文县纹党，中草药党参的一种，甘肃文县特产，中国国家地理标志产品。为甘肃省四大名药之一，文县是纹党的原产地，纹党的野生家种始于清代的同治年间，历史悠久。因其种子、种苗异地引种后发生变异，不能保持内在品质和优良特性，故为文县特产。纹党以根入药，其外形特征明显，即狮子盘头菊花心，外松内紧体柔韧，身长粗壮肉质厚，味清甜润嚼无渣。有细密横纹，通达根体过半是其外观主要特征，"纹"党由此而名。因有效药用成分含量居各类党参之首而享有盛誉。曾在中国各路党参评比中名列第一，荣获中国外经贸部对外出口商品荣誉证书。远销东南亚等 130 多个国家和地区，为甘肃大宗出口中药材。纹党在文县历来普遍种植，文县 20 个乡（镇），其中 17 个乡（镇）种植纹党，尤以博峪乡的纹党因功效显著、质量好、商品价值高而驰名中外。

文县位于甘肃最南部，地处西秦岭山脉，南秦岭山带，是中国纹党的唯一产地，种植区域多在西北部海拔 1 600~2 500 米的高山林缘地带。境内最高海拔 4 187 米，最低海拔 550 米，平均海拔 1 500~2 500 米，境内河谷与高山落差大，气候垂直变化较明显，年平均气温 15℃，年有效积温 4 517. 8℃，无霜期 262 天，年平均降水量 445 毫米，特殊的地理位置及气候条件，使文县境内具备了良好的纹党生长条件。

纹党属桔梗科多年生缠绕性草本植物，有白色乳汁。根圆柱形。茎细柔，多分枝。叶对生或互生，卵形或广卵形，有波状钝齿。夏秋开花，花钟状，淡黄绿色带紫色斑点。生长于海拔 1 500 米以上温暖湿润地区。根入药，性平、味甘，有补中益气的功效。它的化学成分含有生物碱、蔗糖、菊糖、葡萄糖、淀粉、黏液质及微量元素、维生素 B_1、维生素 B_2 等。兰州医学院中草药化学教研室化验纹党含有 21 种微量元素，其中 12 种为人体必需的营养元素，特别是硒的含量较高，硒能抑制癌发病率。纹党中含有很多糖，经药理证实，具有重要的生理功能，是低毒免疫促进剂，对肿瘤、心血管疾病及放射病等均有一定的防治效果。《本草正义》记载，纹党性能与人参相去不远，是党参中的上品，“健脾运而不燥，滋胃阴而不湿，润肺而不犯寒凉，养血而不滋腻，鼓舞清阳振动中气而无燥之弊”。因此，纹党除有补中益气、健脾强身作用外，还对脾胃虚弱、血气亏损、体倦无力、贫血、白血病、妇女血崩、产后诸病有显著的疗效。

4. 大黄

大黄为蓼科植物掌叶大黄、唐古特大黄或药用大黄的干燥根及根茎，前两种习称“北大黄”，后一种习称“南大黄”。大黄既是我国传统中药，又是甘肃道地大宗药材之一，有 45 个品种和 2 个亚种，但载入《中国药典》可供药用的只有以上 3 个品种。《本经》曰其可“下瘀血，血闭寒热，破癥瘕积聚，留饮宿食，荡涤肠胃，推陈致新，通利水谷，调中化食，安和五脏”。《本草纲目》曰其可治“下痢赤白，里急腹痛，小便淋沥，实热燥结，潮热谵语，黄疸，诸火疮”。可见，在古代的本草中就有诸多大黄功效的记载。东汉末年的著名医家张仲景创立了 36 张大黄复方，如桃核承气汤、茵陈蒿汤、大黄牡丹汤、大承气汤、大黄附子汤等，沿用至今，久盛不衰。

魏晋时期的《名医别录》记：“大黄生河西山谷及陇西。二八月采根，火干。”唐代雷敩云：“凡使细切，内文如水旋斑紧重，锉蒸，从巳至未，晒干，又洒腊水蒸，从未至亥。如此蒸七度。晒干，却洒薄蜜水，再蒸一伏时，其大黄臂如乌膏样。于日中晒干用之为妙。”《本草拾遗》云：“大黄，用之当分别其力，若取和厚深沉，能攻病者，可用蜀中似牛舌紧硬者。若取泄泻峻快，推陈去热，当取河西（今甘肃武威）锦纹者，有蒸、有生、有熟，不得一概用之。”此句的意思是说若以泻下作用来衡量，甘肃所产北大黄和南大黄二者其功效明显优于四川所出产者。此外，大黄的药力不仅与产地有关，详尽的中药采集修治也是道地药材较早形成并流传至今的历史缘由。《新修本草》曰：“大黄性温润，而易壤蛀，火干乃佳。二月、八月日烈，恐不时燥，即不堪矣。叶、子、茎并似羊蹄，但粗长而厚，其根细者，亦似宿羊蹄，大者如碗，长二尺。作时烧石使热，横寸截着石上煿之，一日微燥，乃绳穿凉之，至干为佳。”由此可知，早在唐代以前，我国的劳动人民就已经掌握了大黄的炮制方法，随着品种的变迁和产地的沿革，正品大黄则以甘肃为道地。实际上，如此特殊的产地加工方法可能成为现代炮制工艺的雏形，并且逐步摸索实践成形，为改进药材外观、提高药材内在品质打下了坚实的基础。

甘肃大黄历来被认为产量大、品质佳。随着人们对道地药材品质重视程度的提高，随着国家对道地药材规范化种植面积的扩大，视甘肃为大黄的主要种植产区，在发展规划中把发展中药材产业提升到战略高度去认识和研究，高度重视中药材产业链的建设，不断加大政策扶持和资金投入力度，加强大黄规模化无污染的“绿色中药材”生产基地的建立。岷县、礼县等地建立起掌叶大黄规范化种植示范园，在当地政府的引导下，逐步改变农民单一的、分散的种植方式，积极解决大黄品种退化、抗性减弱、品质降低等问题，以期提高甘肃道地药材大黄的品质，发挥大黄的药用价值，增加当地农民经济收入，提高农民生活水平，带动当地建设发展，使其成为甘肃省经济产业的重要支柱。

5. 羌活

羌活为常用中药之一，药用历史悠久，历代本草多将独活与羌活相混。其名始见于《神农本草经》独活项下，视为别名，直至唐代的《药性本草》始将独活、羌活分列。《本草纲目》中仍将羌活、独活合并，但又说“乃一物二种也”“西羌者为羌活，羌活须用紫色有蚕头鞭节者”。苏颂曰：“独活、羌活今出蜀汉者为佳……本经云二物同一类，今人以紫色而节密者为羌活。”按上述记载，与现在羌活的主产地甘肃、青海、四川等地一致。

羌活性温、味辛苦，具发表散寒、祛风除湿止痛之功效，用治外感风寒，头痛身痛，四肢酸痛，恶寒无汗发热，风寒湿痹，肩背酸痛，骨节酸痛等。

羌活喜凉爽阴湿，多生长于高海拔地带。由于甘肃省的地形、气候特征，形成了甘南高原、祁连山地和其他高山地带两大羌活自然分布区。羌活主要产自甘肃省岷县、康乐、天祝、渭源、夏河、永登、积石山、临夏及酒泉等地；宽叶羌活及川羌活在甘肃省各地均产，陇南地区分布较多。

甘南高原位于甘肃省西南，海拔多在 3 000 米以上，气候温凉湿润，冬寒夏凉，年均气温 2 ~ 4℃，年降水 550 ~ 750 毫米，土质为山地棕壤和亚高山灌丛草甸土。

羌活主要分布在该区的迭部、临潭、卓尼、碌曲、夏河等地海拔 1 600 ~ 3 000 米的高山灌木林、阔叶林及草丛中。宽叶羌活分布在该区的玛曲、夏河、碌曲等地 1 700 ~ 3 500 米的草丛及灌木丛中，临潭、卓尼及迭布也有少量分布；川羌活在该区的玛曲、夏河、碌曲等地 1 700 ~ 3 500 米的高山丛林中分布较多，临潭、卓尼、迭部也有少量分布。

祁连山地位于青藏高原的北部边缘，东部气候比较湿润，海拔 2 500 米以上的北坡是羌活的主要生长区，年降水 400 ~ 800 毫米，年平均气温低于 2℃，干燥度小于 1，土壤为山地灰钙土、山地森林灰褐土等。该区羌活主要在天祝县的朱岔、毛藏、西大滩、哈溪及肃南县的康乐、马蹄等地的高山林下、灌木和草丛中，其次在古浪县的大靖、昌林和肃南县的皇城、祁丰、大河等区也有分布。

甘肃野生羌活资源丰富，分布地区亦广，作为道地药材和常用药材。由于羌活的生长环境要求严格，生长周期长，随着药材用量的不断增加，野生资源渐趋枯竭；加之畜牧业的发展，很多适宜羌活生长的高山草地成为牧场，对羌活的生长繁殖造成影响；还有采挖周期的不断缩短，也会影响羌活的质量。因此应该加强羌活的资源保护，使其资源得到合理的开发利用，林、牧、药三者兼顾，协调发展；另外在现有基础上进一步加大研究羌活丰产保质栽培技术的力度，扩大栽培面积，以保证羌活资源得以可持续利用。

6. 甘草

甘草始载于《神农本草经》，列为上品。《名医别录》曰："生河西川谷积沙山及上郡。"《本草经集注》云："河西、上郡不复通市，今出蜀汉中，悉从汶山诸夷中来。赤皮断理，看之结实者，是抱罕草，最佳。抱罕，羌地名。"根据古代本草文献的记载，甘草原产于河西（甘肃）、羌地一带，即甘肃自古为甘草道地产区之一。

目前，全世界甘草属植物共有 20 种之多，我国境内分布有 8 种，甘肃省分布有 4 种：甘草、光果甘草、胀果甘草和黄甘草。前 3 种为《中国药典》收载品种，以其根及根茎入药，而黄甘草为地方用药品种。随着人类对自身生存环境的日益重视和回归自然浪潮的兴起，具有悠久历史和独特疗效的中药——甘草，备受人们的关注。除了临床药用，甘草也广泛运用于食品、饮料、化妆品、日用品、肥料、杀虫剂、饲料添加剂等领域。

甘肃省地处亚洲内陆，为典型的大陆性气候特点。气候干燥，气温日差较大，光照充足，太阳辐射强，气候条件尤为适合甘草的生长，基本吻合全省野生甘草的分布状况，且为人工种植甘草提供了良好的自然环境。

目前甘肃省中药材人工种植面积位居全国第一。根据甘草的商品规格和等级划分，以甘肃为主要产区的"西甘草"，以其上乘的质量，优良的品质闻名于世。人工种植的甘草品种以乌拉尔甘草为主，全省大部分地区均有人工种植区，主要集中在永昌、景泰、武山、凉州、民勤、金塔、阿克塞县等地区。近年来，甘肃省各级政府本着"保护与人工种植并举"的原则，重视人工资源并与自然恢复资源相结合的方式，运用“科研+公司+农户+基地”的产业模式，解决了生产及市场中存在的实际问题，通过保护好现有的连片种植，使得甘草资源枯竭、土地沙漠化等问题得以缓解，同时实现社会效益、经济效益、生态效益的有机结合，为甘肃省道地药材甘草的可持续发展提供有利条件。

7. 陇马陆

陇马陆，又名摔子虫、花鞭杆、马百虫、百节虫。马陆之名，始载于《神农本草经》，列为下品：“马陆，味辛，温。主腹中大坚癥，破积聚，息肉，恶疮，白秃。一名百足，生川谷。”《雷公炮炙论》载：“凡使之，收得后，糠头炒，令糠米焦黑，取马陆出，用竹刮足去头了，研成末用之。”至宋 · 寇宗奭《本草衍义》始对其形态做了比较准确的描述，云：“马陆即今百节虫也、身如槎节、节节有细蹙纹起，起紫黑色，光润，百足，死则侧卧如环，长二三寸，有的如小指，西京上阳宫及内城砖墙中甚多，入药至鲜。”明代《本草品汇精要》载：“百足、马轴、土虫、飞环虫，生天时，夏月取之，暴干用身，质类蜈蚣而粗，色黑色，味辛，性散温，气厚于味阳也，腥，主破坚积，消恶疮。”《本草纲目》称马炫，云：“马炫处处有之，形如蚰蚓，紫黑色，其足比比至百，而皮极硬，节节有横文如金钱，首尾一般大，触之即侧卧局缩如环，其主治破积聚，疗寒热痞结，恶疮等。”《本草衍义》与《本草纲目》所载马陆、马炫，其形态及特性与陇带马陆属宽跗陇马陆基本一致。

甘肃独特的地理环境为陇马陆的生长提供了良好的生长条件。陇马陆喜居于海拔 1 200~2 000 米阴暗潮湿的环境，主要在阴天或夜间活动，以地衣类、草根或腐败植物为食；秋天钻入深土层冬眠，7~8 月是交尾盛期。宽跗陇马陆的天敌主要有蝎子、蜘蛛、壁虎等。

甘肃省首先研究与使用该药材，开始由临夏州卫校从民间发现，后兰州中药厂等单位研究出陇马陆胃药片、复方陇马陆胃药片等制剂，治疗胃溃荡和萎缩性胃炎，疗效确切，目前未发现有不良反应。陇马陆胃药片于 1982 年载入《甘肃省药品标准》，1983 年兰州中药厂投产，1995 年又被载入《中华人民共和国卫生部药品标准》，这是国内首次使用陇马陆研制的胃药，除抗酸作用之外，该药最大的特点是拥有抗菌、增进食欲、减轻疲劳、提高免疫力等疗效。目前陇马陆的使用有限，仅开发出陇马陆胃药片、复方陇马陆胃药片、陇马陆胃药胶囊等制剂，具有进一步开发利用价值。

8. 肉苁蓉

肉苁蓉属列当科濒危种，别名大芸、寸芸、苁蓉、查干告亚（蒙语）。肉苁蓉是一种寄生在沙漠树木梭梭、红柳根部的寄生植物，它们没有叶绿素，从梭梭寄主中吸取养分及水分。对土壤、水分要求不高，是一项较有前景的产业。在甘肃分布于河西，素有“沙漠人参”之美誉，具有极高的药用价值，是中国传统的名贵中药材，也是历代补肾壮阳类处方中使用频度最高的补益药物之一。有补肾，益精，润燥，滑肠功效。

传说五代时的卢质，好谐谑。在任后唐庄宗记室时，医官陈玄补为医学博士，有司请卢质写奏章为陈赐官，卢的奏章中有“既怀厚朴之才，宜典从容之职”的句子，意思是说陈某忠厚朴实，宜做闲适的官。其中“厚朴”与“从容”（苁蓉）皆中药名，这两句话用在这里，亦庄亦谐，庄宗看后，连称：“妙！妙！”

北宋著名史学家刘贡父请苏轼等文人学士喝酒，苏轼的子弟有事找他回家，苏便起身告辞，此刻刘贡父正喝得高兴，意欲挽留，笑曰：“幸早里，且从容。”苏轼不假思索，答道：“奈这事，须当归。”在座宾客们听见这般对答，都纷纷称赞两位才智过人，出口成对。原来，刘贡父的出句表面意思是时间还早，不要着急，这六字中却包含了三味水果和一味中药，即杏、枣、李和苁蓉。答句的意思是怎奈这事，必须我回去处理，妙的是六字中也含三果一药，即奈（音 nai，苹果之一种）、蔗、柿和当归。刘、苏在随意谈话中，特别是苏轼于急忙回家前，迅速而贴切地对出这样的妙对，好似信手拈来，非有捷才者不可。

肉苁蓉属列当科多年生寄生草本植物苁蓉的肉质茎，入药较早，始载于《神农本草经》中，被列为“上品”之药，本品补而不峻，“有从容之号，从容和缓之貌”，故名肉苁蓉。又因它色黑质润入肾，填精补髓，精足则气充也。历代均认为肉苁蓉是味补肾抗衰老的良药，自《神农本草》起即有记述，说它能“养五脏，益精气，久服轻身”。唐代名医甄权亦云：“肉苁蓉益髓，悦颜色，延年。”还有医家称之为滋肾补精血之要药，久服则肥健而轻身。古代产肉苁蓉地区的老百姓，还把它当作食品常吃，“刮去鳞甲，以酒净洗去黑汁，薄切，合山药、羊肉作羹，极美好，益人，食之胜服补药”。

在明代以前，许多医生都不了解肉苁蓉还有润肠通便的功效，明代著名医家缪希雍在实践中发现肉苁蓉有润肠的作用，并为后世医家所采用。据说，一位名叫唐震山的耄耋长者，来邀请缪医生治病，老人白发苍苍，形体消瘦，容颜憔悴。他对缪医生说：“胸口闷，大便不畅。”缪替他切脉察舌之后说：“你这个病是因血液枯槁引起的肠燥便结，用肉苁蓉治之有效。”唐震山服后，果然大便通畅，胸中快然，精神矍铄。又一日，唐震山旧病复发，请另一位医生诊治，并将缪医生所开的处方拿给那位医生看，医生看后摇了摇头，说：“苁蓉乃温燥之品，有助火劫阴之弊，岂可通便?”于是改用其他药物治疗，症状不仅未有改善，病情反而加重。唐震山说：“坏事了。”仍用缪方配服，病去人爽。事后，有人向缪请教，缪说：“苁蓉是滋补精血的良药，骤用之，反通大便，古人药书早已有记载，唐震山年迈力衰，精血不足，运化失常，肠燥便结，胸闷不舒，大剂量的肉苁蓉能补精填虚，滋液而润燥，自然药到病除。”那人听了缪氏的谈话后，深有感触地说：“有些医生治不好常见的疾病，原来就是读书不认真，治病不会辨证的缘故啊。”

对于老年性便秘，当代著名中医、北京董建华教授也擅用苁蓉治疗，董以肉苁蓉、当归为主药，配加麻仁、蜂蜜，四味合用，滋肾养血，体内精血自生，每获良效。古人云：“老人燥结，宜肉苁蓉煮粥食之。”这不失为中老年便秘患者的一种保健粥膳。方法是取肉苁蓉15~30克，入砂锅，忌铁器，先煮烂，然后去渣，再放入精羊肉100克，粳米100~150克，如同常法煮成稀粥，待粥将成时，加入葱姜少许，再煮一两沸即可。这一粥膳可供老年便秘者在秋冬季节，当早晚餐食用，对健身和通便，颇多裨益。

9. 锁阳

锁阳，又名不老药，多年生肉质寄生草本。一种寄生植物，药物别名地毛球、锈铁棒、锁严子，野生于沙漠戈壁，-20℃生长最宜，生长之处不积雪、地不冻。有补肾润肠，治阳痿、尿血等功效。茎呈类圆柱形，略扁，长10~20厘米，直径2~5厘米。表面红棕色，极皱缩，有显著纵沟及不规则凹陷。有的可见三角形鳞片状叶及部分花序。质坚实，易折断，断面棕色或黑棕色，有多数黄色三角状导管束小点分布。气微香而特异，味微苦涩。

临床主治阳痿早泄，阴衰血竭，气弱阴虚，大便燥结，小便频数，血尿，淋漓不尽，惧冷，四肢疼痛，月经不调，宫冷带下，男女不育，失眠，健忘，脱发，早白，胃酸，溃疡等。用药禁忌：阴虚火旺，脾虚泄泻及实热便秘者禁服锁阳。长期食用锁阳，亦可致便秘。泄泻及阳易举而精不固者忌锁阳。大便滑，精不固，火盛便秘，阳道易举，心虚气胀，皆禁用锁阳。

唐贞观年间，边陲屡遭异族侵犯，唐太宗派名将薛仁贵西征，可是到了锁阳城（今甘肃定西地区东南50千米）时中了埋伏，被哈密国元帅苏宝同包围在城中，唐军屡次冲击突围不成，只能苦守。由于锁阳地处大漠，粮食匮乏，将士们只得挨冻受饿。一日，薛仁贵无意中得知大漠中有一种像棒槌的植物带肉质地下茎根可以充饥，于是，命人在大漠中挖此物充饥。不料，全军将士吃了此物，不仅饥饿顿消，而且精神倍增，薛仁贵率部队全力出击，把早已懈怠的敌军打了个措手不及，终于把敌军赶出边境。薛仁贵回京后，将此事向唐太宗奏明，唐太宗大喜，马上命人重赏献植物根茎者。因为此物长在锁阳城的大漠中，所以特赐名为“锁阳”。

还有一则故事。相传成吉思汗征战至河西走廊，突发恶疾，生命垂危。当时正值冬至夜，大汗已经就寝，突觉耳畔嗖嗖来风，睁眼时面前一片光亮，一位白发老者飘然而至。老者告诉他此病唯九头可治，成吉思汗正欲从榻前起身，留住老翁，然而全身乏力，不能动弹，原来刚才是梦境。随营将士遍地搜寻，奋战21昼夜，终于在三九第三天在锁阳城采得九头锁阳一根。成吉思汗食后昏睡三日，醒来病痛全无。从此，民间流传三九三的锁阳能治百病，锁阳能逢凶化吉，镇宅避邪，婚嫁、寿诞、节庆更盛行以锁阳为贵重礼物互赠。神秘的锁阳和古老传说一样经久不衰，因而人们认为拥有锁阳不仅能带来好运，更是一种尊荣的体现。

食疗佳品

1. 神仙粥

在举世闻名的敦煌莫高窟藏经洞里，在保存的数万件遗书中，发现了一件

1 000 多年前的珍贵食疗方——“神仙粥”方。

此粥方的组成、煮制和食用方法是：山药蒸熟去皮，鸡头实煮熟去壳捣为末，加入粳米后慢火煮之，空心食之。并说加入韭子末二三两“尤妙”，食粥后再饮“三杯好热酒妙”。方中还指明：“此粥，善补虚劳，益气强志，壮元阳，止泄精，神妙。”

山药属于薯蓣科多年生宿根蔓草植物，原名叫薯蓣。早在《神农本草经》中，已被列为上品药材，说它有健脾、补肺、固肾的作用，能补中益气力，长肌肉，久服耳聪目明，轻身，不饥，延年。唐人孟诜撰《食疗本草》载：“治头疼，利丈夫，助阴力，和面做傅饦（一种煮食的面食），则微动气，为不能制面毒也。熟煮和蜜，或为汤煎，或为粉，并佳。干之入药更妙也。”薯蓣后来改为薯药、山药。山药是一种药食兼用的植物，极富营养，南宋大诗人陆游云：“久因多病疏云液，近为长斋煮玉延。”玉延即玉延花，乃秦楚之间对山药的叫法。从陆游的经验当中可以看出：山药的滋补性是很强的，体弱多病的人，久食能令身体健康。眼科著作《银海精微》中，不仅有不少用山药的眼科诸病治疗药方，而且在卷下《药性论》中讲“山药补肾不足，生精。”明代大医学家李时珍说，山药“益肾气，健脾胃，止泻痢，化痰涎，润皮毛”。《药品化义》说：“山药，温补而不骤，微香而不燥，循循有调肺之功，治肺虚久嗽。因其味甘气香，用之助脾，治脾虚腹泻，怠惰嗜卧，四肢困倦。”从历代医药学经典所载山药用于食疗、医疗方面的临床经验来看，山药确实有神奇的效用。

作为“神仙粥”重要成分的粳米，有极好的健脾胃、补中气的功能，前人对此颇多赞誉。《本草经疏》誉粳米为“五谷之长，人相须赖以为命者也”，《随息居饮食谱》谓：“粳米甘平，宜煮粥食。粥饭为世间第一补人之物。贫人患虚证，以浓米饮代参汤……病人、产妇粥养最宜。”无怪乎《医药六书·药性总义》称赞：“粳米粥为资生化育神丹，糯米粥为温养胃气妙品。”而鸡头实也是一种食补食物，《神农本草经》将它列入上品，说它“味甘平，主湿痹，腰脊膝痛，补中除暴疾，益精气、强志，令耳聪目明，久服轻身不饥，耐老神仙”。唐代孙思邈《千金要方·卷九十七食治》果实第二中就有鸡头实。

敦煌遗书中的“神仙粥”是一种“呼吸静功妙诀”的附方，在练气功的文献前面还有五种有关道教修仙练术之法。根据对这些材料及有关遗书的综合研究，结合历史上“山药”之名的出现及变更情况，我们认为这一食疗方的时代为唐末至五代。因此，它不仅是我国最早出现的以山药为主的食疗粥方，也是我国最早的“神仙粥”。

2. 兰州冬果梨

冬果梨俗称“西园梨”，产于兰州市郊区及皋兰、靖远和河西一带，兰州市七里河区花寨子乡水磨沟和西园一带的为最佳，有几百年的栽培历史。为著名的陇上“八梨”之一。因兰州七里河区水磨沟特殊的土质和水质，所产冬果梨肉质细嫩，皮薄多汁，香脆纯美，为全国独有。冬果梨 9 月收获，可贮藏到来年 6 月，其色味不变。有洁肺祛痰，止咳散寒之药效。熟食对老年人哮喘、气管炎患者效果甚佳，在众果中享有盛名。

兰州水果中，最为有名的是兰州冬果梨，它色泽鲜艳，形体美观，皮薄肉细，酸甜适度，能长期贮存，久负盛名，畅销国内外市场。兰州冬果梨有大小之分：大冬果梨，果实呈倒卵圆形，果大，重 320~500 克，熟后果实呈金黄色，皮较厚而粗，果肉白嫩，汁多而脆，味浓，酸甜适度，含糖量约 9%；小冬果梨由大冬果梨的芽条变异而来，果实呈圆形或椭圆形，其果重平均 157.5 克，果汁不及大冬果梨多，贮期不如大冬果梨长，但果皮薄，果肉细，果味甜，因其味佳，成为甘肃省地方最佳品种之一。

兰州冬果梨在医学上应用甚广，疗效颇高，具有生津止渴、清心润肺、除烦利尿、清热解毒、润喉消痰、降火止咳的功效。若把冬果梨掏空去核，再装入蜂蜜、冰糖煮熟，连汤带果食用，更有止咳散寒、清肺祛痰的功效。

冬果梨含有丰富的营养物质，脆嫩多汁，清爽可口，能帮助消化，增进食欲。它的最大特点是耐贮性强，用普通窑贮藏，能贮到次年 5、6 月，有的地区可以贮到 7 月。

兰州地区人民喜吃热冬果梨，寒冬腊月，冰封雪飘之时，把冬果梨的核取出，内盛生公猪油、花椒、冰糖、大香、草果、桂皮等各种原料，放在砂锅里封口炖煮8小时取出，烂而甜酸、香味浓郁。尤其是连汤食用，可以清心润肺、止咳化痰。

冬果梨，树势强健，寿命长，结果早，一般嫁接后四至五年结果。芽萌发力强，成年树新梢长约22厘米。以短果枝及短果枝群结果为主。果枝寿命四至五年。兰州冬果梨为丰产树种，平均株产250~300千克，高的500千克，最高达三四千斤。它四月上旬花芽萌动，中旬开花坐果，十月采摘，性喜沙质壤土，抗旱，抗盐碱力强，适应性广，果实品质好，极耐贮藏，是甘肃省最佳地方品种之一，可在大部分地区大力推广。

小冬果梨，主产兰州市孙家台和靖远县迎方滩等地。据考，这种梨最早见于北园和孙家台。当地老农说："这种梨其所以品质最佳，一是龙尾山的脉好，即土质好；二是水磨沟的水甜。"科研部门认为，兰州小冬果梨是在特定的水土、气候条件下，由大冬果梨芽条变异而来。它的果实为倒卵形和椭圆形，或近圆形，纵横径6.9厘米×6.5厘米，因比大冬果小，故名。单果重157.5克，色呈黄绿，外围果阳面略有红晕，果汁虽不及大冬果梨多，贮期亦不如大冬果梨长，树势不如大冬果梨旺，树龄不如大冬果梨长，叶色不如大冬果梨深，但树姿比大冬果梨开张，果皮比大冬果梨薄，果肉比大冬果梨细，石细胞比大冬果梨少，风味比大冬果梨甜，品质比大冬果梨好，是甘肃省最佳地方品种之一。其味夺冠，脍炙人口，闻名遐迩，远在260年前成书的《甘肃通志》载："梨兰州者佳。"据考，最佳的梨即兰州小冬果。

所谓"热冬果"，其实就是梨子。兰州梨子品质极佳，取名为"冬果梨"，就是引魏征医母的典故。《本草通玄》说：梨之生者，清六腑之热，熟者滋五脏之阴。我国古时人们对梨子保健功能已经熟知。兰州人食用"热冬果"极为普遍，正常人食梨也大有好处：生津解渴、滋润心肺。如果将冬果梨和冰糖一起煮食更佳。因为冰糖甘甜湿润，归经入肝，和中助脾。对心腹胀饱、口干咽痛、肺肠燥热均有疗效。冰糖和冬果梨在一起煮了吃，会甜上加甜，而且性温祛寒，使食疗效果倍增。每逢冬季来临，兰州人家家贮存冬果梨备用的习俗已沿袭了千百年。热冬果也确实是冬令最佳美食，诗人们夸赞的也确实有道理。有兴趣的人，不妨小试，会自有分晓。

传说唐太宗李世民一连数日上殿过问国家大事，许多大臣送上奏本等候圣上御阅之后回复。李世民也想尽快处理完事，偏偏见不到宰相魏征上朝，一时难作定夺。说来也怪，魏相本是皇上最宠信的人，一应大事小事需和他商量之后再决定如何办理的，再说他也是最循规蹈矩之人，哪会见不到他呢？太宗皇帝急命近侍去宰相府中询问何故。近侍回禀说宰相老母年过九旬，连日咳嗽起不了床。

宰相以孝道闻名天下，自然伺侍老母，不敢离开半步。皇上闻知，心中石头才落下地。老母有病，他倒不怕，万一魏相真的病卧不起了，天下大事可找谁商量呢？皇上又问宰相何日上朝？答曰：“明日。”

次日魏征果然第一个上朝拜见皇上，再三请罪。皇上并不责怪于他，只是关心地问老人可否康复？所用何药？魏征答母亲大愈，实因热冬果治好的病。皇上记住了热冬果的好处，自己遇上风寒感冒，也如此食用热冬果，果然很有疗效。朝中文武大臣全都仿效，无不奇验。

3. 兰州灰豆子

灰豆子是兰州特有的小吃之一。灰豆子是用麻色豌豆制成的独特食品，是用麻色豌豆煮成的粥状食物。做法是先将麻豌豆洗净，加水煮，加入食用碱，再用小火熬，适当时加入红枣，当红枣煮破时的香甜汁液流入汤内时，有一股浓香。

原料：豌豆（500克）、冰糖适量、碱（一小勺）、红枣适量。吃的时候加入白糖，别具风味。

兰州的灰豆汤风味独特，枣甜味香，富含营养，价格便宜，闻名全城，夏日冷饮可以祛暑，冬日热食可以滋补。

4. 兰州百合

兰州百合属多年生草本植物，因其地下茎块由数十瓣鳞片相叠抱合，有百片合成之意而得名。百合是一种有较高营养保健价值的蔬菜，有极高的食用价值。味道美，又名野百合、喇叭筒、山百合、药百合、家百合等。百合在欧美各国主要作为花卉栽培，而我国栽培百合主要采收其鳞茎作为食用或药用。“兰州百合”含糖量高，粗纤维少，肉质细腻，还含有其他有益成分。始载于明万历三十三年

(1605年)，至今已有400多年的历史。

中国有关百合的最早记载见于宋代罗愿的《尔雅翼》。书中说番韭就是百合蒜，并说："百合蒜，根小者如大蒜，大者如碗，数十片相累，状如白莲花，故名百合花，言百片合成也。"关于百合之名，李时珍说："百合之根，以众瓣合成也。"或云专治百合病，故名："亦通"。

《千金翼方》(编写于581年至682年)中记述的百合栽培法已很详细："上好肥地加粪熟属介讫，春中取根大者，擘取瓣于畦中种，如蒜法，五寸一瓣种之，直作行，又加粪灌水苗出，即锄四边，绝令无草，春后看稀稠所得，稠处更别移亦得，畦中干，即灌水，三年后其大小如芋，又取子种是得，一年以后二年始生，甚小，不如种瓣。"《本草纲目》中也提到了按徐锴岁时广记"二月种百合，法宜鸡粪"的栽培方法。我国自古以来，就有"药食同源"的说法。提出："五谷为养、五果为助、五畜为益、五菜为充，气味合而极之，以补益精气的膳食营养原则。"百合不仅是营养价值很高的蔬菜，也是一种有很高药用价值的中药。张仲景在《金匮要略》的《百合病篇》中记述了百合的药用价值：清热解毒、润肺等作用。百合的主要药用成分：蛋白质、脂肪、多种生物碱，百合苷A、百合苷B、秋水仙碱，以及磷、铁、钙、锌、维生素C、维生素B_1、维生素B_2、胡萝卜素等。

百合的主要功效是清热解毒、补肺滋阴、润肺美容、止咳化痰、清心安神、止血止痛、止流泪，并有抗癌作用。主治：肺燥咳嗽、肺虚久咳、痰中带血、热病后余热未清、虚烦失眠、惊异易醒，对白血病、皮肤癌、鼻咽癌、乳腺癌、宫颈癌等均有明显疗效。清蒸百合可治胃病、肝病、贫血。

以食用价值著称于世的我国百合，在甘肃省《临洮府志》和《平凉县志》中记载，距今已有500多年。兰州栽培百合的历史从引种到现在有130多年了。据《皋兰县志》记载，兰州百合系七里河区黄峪沟农民杨万贵（世称杨百合）于清咸丰八年（1858年）从陕西长武、彬县引种，清同治二年（1863年）试种成功，到清光绪九年（1883年）由于当时陕甘总督谭钟林的重视和大力支持，百合得以大力发展。当时种植的百合只供一些达官贵人食用和地方官僚向清朝政府官员和皇室进贡，到1890年开始作为蔬菜上市。当时的种植面积355亩，每亩产量600千克。兰州百合是甘肃省的名优特产，色泽洁白如玉、肉质肥厚香甜。我国著名植物分类学专家孔宪武教授评价：“兰州百合味极甜美、纤维很少、又毫无苦味，不但闻名全国，亦可称世界第一。”其品质闻名于天下，故有“兰州百合甲天下”的美誉。

5. 白兰瓜

白兰瓜，又名“兰州蜜瓜”，以兰州市城关区青白石乡的产品最为有名。

本种为我国最早利用为果品的瓜类，《诗经》等古籍多有之，发掘材料如马王堆女尸胃中也有，贾思勰《齐民要术》称为小瓜，以别于古已有之的冬瓜（大瓜）。因本种栽培历史悠久，品种繁多，果实形状、色泽、大小和味道也因品种而异，园艺上分为数十个品系，例如普通香瓜、哈密瓜、白兰瓜等均属不同的品系。

白兰瓜是甜瓜的一种，原产于美国，美国人把它叫“蜜露”。1943 年美国生态学家及水土保持专家罗德明博士一行到兰州考察水土保持时，参观了甘肃省建设厅厅长张心一在兰州黄河北徐家山上挖水平沟拦蓄雨水种树的试验，并问甘肃省建设厅厅长张心一：“明年（注：1944 年）美国副总统华莱士将访问兰州，他和你既是同乡又是同学，你要他带些什么东西给你？”甘肃省建设厅厅长张心一说：“请他带些能抗旱的饲草种子。”罗德明回到华盛顿后就向华莱士讲了其要求，同时，根据甘肃的生态环境特点，他自己建议华莱士也带些美国的“蜜露瓜”即白兰瓜种子和小脚妇女可以站着锄草的三角锯齿铲子。第二年 6 月底，华莱士到兰州，带来了几十种饲草种子、“蜜露瓜”种子和几个铲子送给建设厅厅长张心一。很快种子被分配到各地试种。瓜种子交给了甘肃农业改进所在兰州的旱沙地中试种，铲子让雁滩的妇女们试用。从此这种香瓜便在兰州安家落户，繁衍生息。1945 年，兰州收获了第一批美国“蜜露瓜”，当时，大家就把它叫作“华莱士瓜”，也就是现在的白兰瓜，瓜形滚圆，皮白，甜美多汁，直到今天还是西北瓜果市场的主要品种，行销全国。1946 年兰州有沙地的农民开始推广这种瓜。因为河西走廊的气候及各种自然条件适合白兰瓜的生长，阳光辐射强烈，昼夜温差甚大，这一得天独厚的条件，使白兰瓜富含糖分，其糖量高达 15%左右，享有“香如桂花，甜似蜂蜜”之誉。兰州青白石所产的白兰瓜个头均匀，一般个体重 1.5~2 千克；

色泽美观，靠地的一面白，向阳的一面黄，瓜色白中泛黄。瓜肉淡绿且呈半透明状，宛如翡翠。其瓜味甘甜、汁液丰富、香气浓郁、芳醇爽口，堪称一绝。白兰瓜不仅香甜可口，富有营养，还有清暑、解渴、开胃、利尿之功效。它既是夏令清凉解暑的佳品，又是餐桌百食不厌的珍馐，声誉日著，驰名中外。每当盛暑炎夏瓜果应市，南来北往，西去东走的旅客途经兰州，都要购买白兰瓜给亲人品尝或馈赠亲朋至友。1956 年，时任甘肃省省长的邓宝珊先生，根据此瓜皮纯白并源于兰州之意，提意更名为“白兰瓜”，沿用到今天。

6. 临泽小枣

临泽小枣适宜在西北干旱地区大面积栽培。该枣树树势较强，树体中等偏上，枣头红褐色，叶片较大。果重 6 克左右，最大 9. 5 克，果型大小均一，果皮较厚、光滑，紫红色，果肉较厚，质地致密，较脆，味甘甜微酸，汁液较多。鲜枣可食率为 95%左右。适宜制干，制干率达 50%以上，品质中等偏上。

临泽小枣主要用于制干。为当地主栽品种。树势较强，树体中大。该品种树势中强，产量较高而稳定。果重 6 克，长柱形，皮黄红色至紫红色，肉质致密，多汁，鲜枣可溶性固形物含量 35%~43%，维生素 C 含量高，一般为 6. 627 毫克/克，制干率 56%，含糖分 72%~80%，果皮韧性强，极耐贮藏运输。抗旱、耐盐碱，黏土，沙土皆可栽植。抗风力较强，成熟后不易裂果。品质上等，9 月中旬成熟。《诗经》有“园有枣，其实可食”和“八月剥枣”的记载。春秋战国时，枣树在我国已有广泛栽培。到周代，红枣在我国的食用已很广泛。之后，孔子的弟子曾参的父亲就很爱吃红枣。我国古老的辞书《尔雅》、后魏贾思勰的《齐民要术》，乃至明代徐光启的《农政全书》等著名农书中，都把红枣列为果木之首。可见自古以来，红枣在人民生活中就占有重要地位。

枣树适应性强，易于栽培，收益快。“桃三、杏四、梨五年，枣树当年就还钱。”山区、平原、丘陵、沙荒、旱地、碱地都可栽培。南北各地分布很广，种类很多。甘肃为全国红枣主要产区之一。年产红枣 1 500~2 000 吨，以张掖、临泽两县产量最多，占全省红枣的 70%。次之为兰州、宁县、永靖、泾川等地。临泽小枣，香甜味美，肉质细脆。鲜枣维生素 C 的含量比苹果多 70~100 倍，干枣含糖量亦很高。据测定，临泽县的沙河枣，含糖量为 72.2%，含酸量为 1.78%。鸭暖枣含糖量比沙河枣还高 1.5%，含酸量比沙河枣低 0.31%。临泽小枣还具果实红艳、皮薄肉厚、核小等特点。平均果重 3.87 克，可食部分占 95%左右，肉核比例为 10∶1，而且坚韧富有弹性，打落、装袋、挤压不易破皮，晒干率达 64%，易于贮藏。红枣营养价值很高，它含 12%的碳水化合物，1.2%的蛋白质，以及钙、磷、烟酸、维生素 B，还含有大量维生素 C 等。除生食，红枣还可加工成乌枣、蜜枣、醉枣、酒枣等。用临泽小枣所制的临泽枣泥，更是誉满陇原。至于日常生活中用红枣所制的甜黏食品，琳琅满目，各具风味，如粽子、黏糕、发糕、八宝饭。

红枣性平味甘，无毒，归脾、胃二经，有补脾益阳、调和营卫、补血安中、润肺止咳、固肠止泻、和百药之功效，主治过敏性紫癜、自汗、尿血，是驰名的滋补品。中医常用红枣来和百药，老、弱、产妇常用红枣来补气养身。相传我国汉代杰出的医学家张仲景，吃了河南伏牛山南麓的广洋枣，极为赞赏，称其“肉多、味甘”，“有治心腹邪气化顽肉之功”。《神农本草经》云：红枣有“补五脏、治虚劳、健脾、滋阴”之功效。至于后世关于红枣入药的论述就更多了。

临泽小枣以其适应性强和应用性广一直为我国人民所喜爱。据科学分析，临泽小枣不仅含有丰富的碳水化合物、蛋白质、氨基酸、矿物质、维生素、环磷酸腺苷等。最令人惊叹的是，鲜红枣的维生素 C 含量达 380~667 毫克/100 克果肉，是苹果的 70~80 倍，香蕉的 60 倍，柑橘的 10 倍，比号称“维生素 C 之王”的中华猕猴桃还高 3~4 倍，真可谓“王中王”了。民间有“一日吃三枣，一生不显老”的俗语。

7. 甜醅子

在兰州大街小巷都可以看到兰州的一种小吃。甜醅子是甘肃的一种有名的小吃。应该是临夏的特产。主要产地为临夏的广河县。有一说是永登县特产。

清明一过，便是兰州人普遍制作甜醅子的时节。尤其是在端午节前后，在农村家家都有制作甜醅子的习俗。甜醅子的主要原料和米酒有些区别——用的是麦子类，其品种有二，一是莜麦所制，二是青稞所制，青稞是青藏高原独有的原料（在部分地区也有用小麦和大米作为原料的，尤其在白银靖远地区）。两种做法大致相同，制作时先拣去莜麦或青稞中瘦瘪的，再把莜麦装入口袋或放在编制簸箕内再三搓拌，去其浮皮，青稞则要舂净精皮，然后放进锅内煮八成熟捞出放案上晾，以分量多少按比例加入曲子拌匀，入瓷盆内，置热炕头或灶上捂严发酵，待两三天闻到清香酒味时便成。此物吃起来又香又甜，还有醇芳的酒汁，故名甜醅子。

甜醅子的主要原料是莜麦和青稞类，和糯米做的甜酒有一定的区别，主体比甜酒耐嚼，酒味芳香浓郁，无论是在冬天还是在夏天吃甜醅子都是一种享受。将莜麦或青稞（去外皮）簸净，清水洗去杂质，入锅煮熟（表层开口），沥出凉冷，加入甜醅曲和匀，装进坛中密封，保持恒温（15℃上下），经3~5天发酵，开坛食用，醇香、清凉、甘甜，夏能清心提神，冬则壮身暖胃。

甜醅能否发酵成功关键在于掌握温度，而揭盖时间却因季节而不同，这就全凭酿造者的经验了。更值得一提的是，甜醅发酵时反复生成的甜醅酒可谓稀罕之物，醇美香甜，营养价值高，夏季食用避暑效果尤佳。

甜醅极受群众喜爱，除居家酿制自食外，出售者亦不少。无论在县城的大街小巷还是村集镇市上，随处可见甜醅摊。一根扁担两只箩筐，脸盆里满是白生生、蜜旺旺的甜醅。一碗下肚，甘甜如饴，满嘴生津，倍觉神清气爽，这酒香醇厚的甜醅实在是让人受用无比。

8. 浆水面

浆水面是用浆水做的面食类小吃。浆水菜的菜多为芹菜，清热解暑，颜色通透、味道较为酸爽。浆水面是以浆水做汤汁的一种面条。浆水面广泛流行于兰州、天水、定西、临夏等地，而以兰州的最为考究，天水的最为味美。它含有多种有益的酶，能清暑解热，增进食欲，为夏令佳品。三伏盛暑食之，不仅能解除疲劳，恢复体力，而且对高血压、肠胃病和泌尿系统疾病有一定的疗效。夏天的浆水，还常常当作预防中暑的清凉饮料，直接饮用。陇上气候干燥，土地含盐碱过多，所以常食味酸性凉的浆水，不但能中和碱性，而且还可以败火解暑，消炎降血压。夏日常食有利健康。浆水和甘肃的杂粮面一起做，成一种特色饭，全国仅有。在甘肃的农村地区，浆水是面食中必不可少的原料，在面条、面片、搅团、馓饭中都会加入浆水，这样做出来的饭略有酸味，再加上咸菜后，就是一道美味的主食。清末兰州进士王煊所写《浆水面戏咏》，颇能道出浆水面的绝妙之处："消暑凭浆水，炎消胃自和。面长咀嚼耐，芹美品评多。溅赤酸含透，沁心冻不呵。加餐终日饱，味比秀才何？"

浆水出现的历史最早可以追溯到西周时期。据《吕氏春秋》记载："文王嗜菖蒲菹，孔子闻而服之。"菹在这里的意思就是酸菜，所以这两句话的意思也就是：周文王爱吃菖蒲做成的酸菜，孔子听说后也就试着去吃它。周人起源于陇东，已被学术界所公认。由此推断，酸菜浆水最早出现在天水一带也就是顺理成章的事。明代医学家李时珍在其《本草纲目》中也有关于浆水的专门记述，说浆水"调中益气，宣和强力、止咳消食、利小便"。

在天水，有许多和浆水有关的传说，流传最广的是当年诸葛亮六出祁山时的一件事。故事说诸葛亮带领蜀汉军队长途跋涉到了天水，却因陇上地气干燥暑气严重，不少士兵又拉又吐。情急之下，有人建议让这些中暑的军士喝些当地一种叫浆水的汤汁。结果三两天之后，那些中暑的军士很快就康复了。见此情景，诸葛亮便让蜀汉军士将出门时所带的家乡泥土堆在一处，放手与曹魏军队厮杀。这也就是天水八景之一的诸葛军垒的来历。

"饭后常添水，春残便做浆。"这是一位近代诗人记述浆水的诗句。而民间两句顺口溜说得更好："三斤辣椒十斤盐，一缸浆水吃半年。"从这些诗句民谚中我们不难看出，浆水在天水人的生活里曾经扮演了怎样重要的角色。的确，在以往那些物质生活极其贫乏的年代，浆水酸菜不光是日常饮食里的调味品，更重要的是它还担负着储藏蔬菜、聊以充饥的重任。过去的岁月里，饥饿的阴影曾经长久地笼罩着天水这片土地。那时候，幸亏还有浆水缸，幸亏还有遍布山川的野菜，让我们的许多先民能够等到又一个麦黄的季节。

9. 苦水玫瑰

苦水玫瑰是指盛产于甘肃兰州市永登县苦水镇的玫瑰，是兰州市市花，历经200多年的栽培，形成了闻名遐迩的"苦水玫瑰"品牌，其特点是花繁汁多、清香纯正，苦水镇也因此享有"中国玫瑰第一乡"的美誉。其花朵主要用于食品及提炼香精玫瑰油，玫瑰油要比等重量黄金价值高，主要应用于化妆品、食品、精细化工等工业。随着经济社会的不断发展和苦水玫瑰的深层次开发，苦水玫瑰的经济价值和社会价值日渐凸显，产品附加值越来越高，用途越来越广泛，现已成为集观赏、油用、食用、药用、酿酒及香料等多种用途于一身的特色经济品种。

据有关史料记载，苦水玫瑰的栽培距今已有150多年的历史。相传在清道光年间，苦水下新沟有位名叫王乃宪的秀才，赴西安科试，返乡时从西安带回几株玫瑰苗，栽培在庭院内。由于苦水的土壤和气候适合玫瑰生长繁殖，很快玫瑰就长成了一大片。每年5月，玫瑰花竞相开放，浓郁的花香从几里外都可以闻到，惹得当地群众争相移植。几年时间，玫瑰花就染红了苦水川。民国时，开始有外地商贩来收购玫瑰花瓣，当时仅作为酿酒、糕点之佐料。

据中科院检测，用苦水玫瑰生产的玫瑰精油中香茅醇含量是保加利亚玫瑰的8.3倍，法国玫瑰的5.6倍；而香叶醇的含量更高，是保加利亚玫瑰的249.8倍，法国玫瑰的124.9倍。且保加利亚玫瑰含苯较高，可作化妆品，不宜食用；而苦水玫瑰获取质料既可作化妆品，又可食用。苦水玫瑰精油具有极好的美容养颜、生理调整等功效，能有效增强皮肤免疫功能，改进皮肤天然保湿体系功能；增强弹力纤维、胶原纤维活性；舒缓、冷静、消炎，逐渐调度和收敛微细血管，对微血管扩大形成的脸颊发红有一定效果；能有效调理内分泌平衡，以内养外淡化斑驳，促进分化及代谢黑色素，对干性、敏感性、老化皮肤的治疗效果特别显著。

玫瑰精油是世界上最贵重的精油，被称为“精油之后”。能调整女人内分泌，滋补子宫，减轻痛经，改进性冷淡和更年期不适。特别是具有极好的美容护肤效果，能以内养外淡化斑驳，推进黑色素分化，改进皮肤枯燥，康复皮肤弹性，让女人具有白净、充满弹性的健康皮肤，是最适合女人保健的芳香精油。

10. 蕨麻

蕨麻是蔷薇科委陵菜属植物。多年生草本。蕨麻亦称人参果，含有维生素及镁、锌、钾、钙元素。具有较高的医疗和营养价值，它有健胃补脾、生津止渴、益气补血的功能，故藏医称其为卓老沙僧，常以其入药。主产于甘肃甘南藏族自治州，其中以夏河、卓尼、临潭三县所产的蕨麻（即块根）个体肥大而饱满，质佳肉厚。六七月间开花时的全草，还可用来收敛止血，止咳利痰，亦作滋补，适用于腹泻、脾虚、病后贫血、痔疮出血、营养不良、脾肾阳虚等病症。春夏季采蕨麻嫩苗或幼嫩茎、叶，洗净用沸水焯一下，再用冷水浸泡去涩味，可炒食。每年秋季或早春挖其块根，煮粥，味道香甜可口，营养丰富。根部可作药用，因富含淀粉，又可酿酒。

11. 西北茗饮三泡台

中国是茶的故乡，大江南北，家家有茶，户户品茗，客来敬茶已成为中华民族的一种美德。由于地理位置、生活方式的不同，饮茶习俗也各有差异。在南方各种凉茶颇为盛行，而在西北，很多人则更喜欢喝一种叫“三泡台”的药茶饮。

从三泡台的传统饮用方式上讲又可称“盖碗茶”，民间亦称“盅子”，上有盖，下有托盘，盛水的花碗口大底小，精致美观。此种饮品一年四季皆宜，因为它根据人的体质、口味差异和四季变化等方面的情况可进行配料上温热寒凉的灵活搭配，中医药理论在它身上有着突出的体现。

（1）三泡台的历史起源与发展。三泡台的历史可追溯到盛唐时期。据考证，三泡台是由当时西川节度使崔宁之女在成都发明的。因为原来的茶杯没有衬底，使用易烫手指，于是崔宁之女就发明了用木盘子来承托茶杯。为防止喝茶时杯易倾倒，她又设法用蜡将木盘中央环上一圈，使杯子便于固定，这便是最早的茶船。后来茶船改用漆环来代替蜡环，使用得到了很大的便利。到后世，环底做得越来越新颖，形状百态，有如环底杯。于是，一种独特的“茶船文化”（亦称“盖碗茶文化”）就在成都地区诞生了。这种特有的饮茶方式逐步由巴蜀向四周地区浸润发展，后来就遍及于整个南方乃至西部。

这种盖碗茶文化在明清时期传入西北，与当地穆斯林饮茶习俗相结合，形成了独树一帜的、具有浓郁地方特色的茶品，由此奠定了现在西北三泡台的基础。

（2）三泡台的饮法与文化内涵。确切地说，盖碗茶不是一种茶，而是泡茶的器具和茶的一种饮法，它的喝法也很“高档”，比较讲究。中国的茶具据《茶经》载，有25种之多，一般按其选型可分为碗、盏、壶、杯等几类，其中碗居其首位。三泡台器具主体是一只茶碗（茶杯），上加一个碗盖（杯盖），下附一个衬碟。所以盖碗是由茶碗、掌盘和盖子三个部件组成的。掌盘是碗的底座，其作用有两点，一是喝茶时不会烫手，二是溢出的茶水会盛于其中，不会洒于人身。茶盖则刚刚嵌入茶碗内，除了盖于茶碗之上防止尘物掉入茶中和热气散发之外，更重要的是一“刮”件，若要茶汤浓一些，就用茶盖对茶水轻轻刮一刮，使整碗茶水波翻浪起，沉于碗底的糖、枣、荔枝、葡萄干、茶等许多东西被带起。轻刮则茶淡，重刮则茶浓，其妙无穷。同时，茶盖还可防止茶叶进入口内。因此，喝盖碗茶的技巧重在一“刮”。所以，老百姓把喝盖碗茶又叫“刮碗子”或“刮盅子”。

从茶具材料来看，盖碗有瓷制的，也有用铜、白银和景泰蓝掌盘的，还有玉制的，一套精制的盖碗，更具华丽和富贵。作为一种上有盖、下有托、中有碗的茶具，又称“三才碗”。盖为天，托为地，碗为人。将“天、地、人”的大概念融入日常生活是盖碗茶的神秘之处，因此品盖碗茶也是品尝天地自然和人生，巧妙地融入了中国传统“天人合一”的哲学思想。

（3）三泡台的组成及其中医保健文化。三泡台是一种配制的茶，因配料不同而有不同的名称。回族人喝茶十分重视配料，最常见的茶有“三香茶”和“八宝茶”等。“三香茶”通常含有茶叶、冰糖、桂圆三种原料，是一种普通茶。然而在招待贵宾时，则用春尖茶或云南下关沱茶加福建桂圆、广东荔枝干、新疆葡萄干、上等的菊花、甘肃临泽小枣、宁夏枸杞以及杏脯、红糖、山楂、玫瑰、核桃仁、芝麻、优质白冰糖等为佐料配制的“八宝茶”。香而不清则为一般，香而不甜为苦茶，甜而不活不算上等，只有鲜、爽、活才为茗中佳品，才具有茶的清、干果的香、冰糖的甜。如今，人们生活水平提高了，大都一般喝的是“八宝茶”。

此外，根据不同的季节和人的体质差异，可配制出不同类型的茶品，如红糖砖茶、白糖清茶、冰糖窝窝茶等。清热泻火可用冰糖窝窝茶；胃寒的人，可用红糖砖茶；欲促进消化，可用白糖清茶等。泡盖碗茶，须用滚烫的开水冲一下碗，然后放入茶料盛水加盖，泡茶的时间为2~3分钟。

需要说明的是，以上材料成分可因人因时灵活加减，唯有此才能更大程度上显现三泡台的价值。

许多西北百岁老人长寿的奥妙之一，就是注重饮茶养生之道，“不吸烟，不喝酒，盖碗茶子不离手”是他们信奉的准则。三泡台的茶料，都是植物的精华。人们在长期饮用三泡台之后深深体会到它具有温中健胃、补脾益气、消食化痰、养血安神、消肿利尿、止咳平喘、清肝明目、理气解郁、养颜驻颜等延年益寿的作用。

三泡台成分当中首当其冲是茶，茶有助于降脂助消化，唐代《本草拾遗》中对茶的功效有“久食令人瘦”的记载。唐代即有“茶药”一词。宋代林洪撰的《山家清供》中，也有“茶，即药也”的论断。可见，茶就是药，并为药书所收载。三泡台所用的春尖茶，属于绿茶系列，是凉性的茶，能够提神清心、清热解暑、清心除烦、生津止渴、降火明目等。而所用沱茶减肥降脂作用更甚。

枸杞是驰名中外的滋补佳品，对肝肾阴亏、腰膝酸软、头晕目眩、目昏多泪、虚劳咳嗽、消渴、遗精等治疗有很好的作用。陶弘景曾说到枸杞能“补益精气，强盛阴道”。《药性论》记载：“能补益精诸不足，易颜色，变白，明目，安神。”《食疗本草》曰：“坚筋耐老，除风，补益筋骨，能益人，去虚劳。”王好古曰：“主心病咽喉干，心痛，渴而引饮，肾病消中。”《本草纲目》记载：“滋肾，润肺，明目。”

桂圆甘、温，归心、脾经。有丰富的营养和滋补作用，以滋补营血、安神养心、补灵长智、开胃养脾著称，长期食用，强体魄，延年益寿。李时珍说：“食品以荔枝为贵，而强身健脑则以龙眼为良。”因为荔枝性热，而龙眼性平。

红枣具有补虚益气、养血安神、健脾和胃等功效，是脾胃虚弱、气血不足、倦怠无力、失眠等患者良好的保健营养品。《食物本草会纂》记载：“久服轻身延年，补中益气，坚韧强力，除烦闷。”此外，红枣还能滋润肌肤，益颜美容，民间有“一日食仨枣，百岁不显老”和“要使皮肤好，粥里加红枣”之说。

芝麻味甘性平，入肝、肾、肺、脾经。有补血明目、祛风润肠、生津通乳、益肝养发、强体抗衰之功效。《神农本草经》说到芝麻有“补五内、益气力、长肌肉、填精益髓”之功。古代养生学家陶弘景曾曰：“八谷之中，唯此为良，仙家作饭饵之，断谷长生。”

菊花具有平肝明目、散风清热、消咳止痛的功效，在《神农本草经》中，把菊花列为药之上品，认为“久服利血气，轻身耐老延年”。用菊花泡茶，气味芳香，可消暑、生津、祛风、润喉、养目、解酒。

核桃仁味甘、性温，入肾、肺、大肠经，其营养价值比鸡蛋、牛奶、瘦肉都高，经常在茶水里泡核桃仁，对增强记忆力、保持旺盛的精力大有益处。还能补肾、固精强腰、温肺定喘、润肠通便。《神农本草经》将核桃列为久服轻身益气、延年益寿的上品。唐代孟诜著《食疗本草》中记述，吃核桃仁可以开胃，通润血脉，使骨肉细腻。宋代刘翰等著《开宝本草》中记述，核桃仁“食之令肥健，润肌，黑须发，多食利小水，去五痔”。《本草纲目》记述，核桃仁有“补气养血，润燥化痰，益命门，处三焦，温肺润肠，治虚寒喘咳，腰脚重疼，心腹疝痛，血痢肠风”等功效。

玫瑰花作为可供食用的药物，是正式载入《食物本草》的。三泡台常用玫瑰花，既香甜可口，又能行气活血。《本草纲目拾遗》曰：“玫瑰纯露气香而味淡，能和血平肝，养胃宽胸散郁。”

葡萄干具有补血强智利筋骨，健胃生津除烦渴，益气逐水利小便，滋肾益肝好脸色的功效。多食可以缓解手脚冰冷、腰痛、贫血等现象，提高免疫力，提高人们身体的代谢功能，快速地消除疲劳和消除多余的脂肪，使血流畅通，消除肥胖，使胃肠功能转好，消除便秘。

山楂味甘、酸，性微温，归脾、胃、肝经。主要能开胃消食，特别对消肉食积滞作用更好，亦能增强机体的免疫力，有防衰老、抗癌的作用。

冰糖味甘、性平、无毒，入肺、脾经。入三泡台不仅可以提升其口感，更具有补中益气、和胃润肺、止咳化痰和去火的作用。红糖性温、味甘，入肝脾经，具有益气补血、健脾暖胃、缓中止痛、活血化瘀的作用，性温的红糖通过“温而补之，温而通之，温而散之”来发挥补血作用。

杏脯能健脾消食、生津止渴、润肠，更能提升三泡台的口味。

以上各种茶料配合在一起，成为集品茗、保健、养生于一体的三泡台，能达到品茗无闲事，养生不觉中的效果。

三泡台虽然历史悠久并且极具保健价值，但饮用范围仅限于西北部分地区，并未发挥其最大价值。如今，我国中医药文化产业方兴未艾，我们应该抓住历史机遇，深入发掘民间类似于三泡台这样有价值的中医药资源，从文化层面着力推广便能起到四两拨千斤的作用。如果让它们最大程度上进入寻常百姓家，这不仅能够带动中医药产业的发展，更是普通大众的福祉。

民族医药

藏医药

1. 藏医药简介

藏医药是广泛吸收了祖国中医和印度、尼泊尔、斯里兰卡等国民族医学的精华，结合藏区的自然条件和丰富的药物资源，并通过漫长的生活实践，不断总结与疾病斗争的经验所形成的体系完整的、具有藏民族特色的医药科学。

藏医药至今已有2 000多年的历史。早在远古时代，藏族先民们就已认识了自然界里的某些动物、植物和矿物都具有解除人体病痛的作用，懂得了“调节饮食治病，融酥油治伤止血，酒糟敷疗疮伤”等。相传在3世纪，世居西藏高原雅隆地方的藏族先民孜拉嘎玛云丹在回答聂赤赞普提问时已得出“有毒就有药”的结论。当时，西藏地区尚无藏文，诊断医治和药剂使用等技术往往通过“口口相传，代代接替”而留存于民间。此时，藏族先民们已有了原始的医药之术，古藏医药已经萌芽，这就是《宇妥·云登贡布传》记载的西藏最早流行的医学“本医”。

外来的先进技术对藏医药的发展产生了积极的推动作用。4世纪，大竺的著名医学家碧棋嘎齐和碧拉孜入藏，传授了《脉经》《食经》《药物经》《放血火灸经》《医械工巧经》等医典，对“本医”的发展起到了积极作用。在长期同疾病做斗争的过程中，他们的医疗水平亦逐步提高，能把药物区分为寒热两种，能用简单的措施预防某些疾病，也有治疗眼科疾病的经验。在唐代，从祖国内地传来了历算和医学。文成公主和金成公主进藏时又带领了大批医药人员，携带了许多医学书籍，中医名著《医学大全》以及根据中医著作整理而成的藏文医书《月王药诊》在西藏广为流传。755～797年，吐蕃王赤松德赞十分关心藏医药的发展，耗费巨额黄金特从内地、印度、尼泊尔、克什米尔堆布等地邀请九大名医来藏传授医疗技术并制定颁布了《尊医十三法》，九大名医行医治病，撰书立著，培养人才，对藏医药的形成和发展做出了巨大的贡献。

2. 甘肃甘南藏医药学

自古以来，生息在甘南这片神奇土地上的藏族人民，在漫长的岁月里，充分运用藏医药这种有力武器同疾病进行了顽强的斗争，积累了丰富的防病治病经验，为种族的生存和发展起到了积极的作用。

7～8世纪，新兴的吐蕃王朝逐渐兴盛。随着唐、蕃在政治、经济、文化领域的广泛交流，藏医药这门科学也随之传入了甘南地区。甘南地区特殊的地理位置使其形成了藏汉政治、经济、文化交流的桥梁与纽带。随着人才的大量流动，藏医药及其他民族的医学也随之得以广泛的流传。敦煌吐蕃医学文献是9世纪前出现的西藏最早的医药文献之一，该文献记载的独特治疗方法等内容，充分反映了包括甘南在内的整个安多地区古代藏医医疗活动的情况。

从那时起，藏医药也在这片土地上扎下根来，逐渐形成了以民间藏医为主流，以师带徒、父传子为主要传播形式相传至今。而甘南地区藏传佛教特别是格鲁派的兴起，给藏医药的传播注入了新的活力。具有一定学位的寺僧，需普遍掌握大小五明，作为大五明之一的医学更是必修课之一。另外，西藏等地的医学高僧来甘南传播藏医，甘南地区的学者去西藏求学，也进一步深化了甘南民间藏医的传播和发展。

3. 甘肃藏医学家——图布旦

图布旦又名图旦南杰，男，著名藏医学家，主任医师，传统医学博士。

1932年图布旦出生于甘肃夏河的一个藏医世家。7岁时剃度为僧，在安多拉卜楞寺医学院时，他先后从师于智华达吉、洛哲嘉措及桑智布等高僧大德，潜心攻读藏医学以及相关的诸如语言文字、历算、佛学等学科，16岁时，能熟练背诵《四部医典》之小三部。1957年以优异的成绩毕业于该学院高级班，获得噶然巴学位（相当于硕士学位），同年开始行医。

1972年协助进行《甘肃中草药手册》的编纂工作，还参与了国家药典和地方药品标准推荐以及日格尔（洁白丸）、八味沉香散等藏成药标准的起草。1979年在夏河县藏医院从事门诊工作。1980年调入甘南州藏医药研究所，在门诊部和临床研究室工作。1998年荣获美国世界传统医学科学院授予的传统医学博士学位证书。

至今，他已从事藏医临床工作40余年，擅长藏医各科，尤精于内、妇、儿科及疑难杂症的临床治疗。他用药轻灵，却常于平淡中见神奇。他总是以高尚的医德、精湛的医术为各族患者服务，在藏区享有盛誉。他主持国家中医药管理局和甘肃省卫生厅下达的科研项目多项，曾先后数次自费赴西藏考察藏药，已整理出版《藏医如意大全》《藏医北方派鼻祖南杰扎桑传》等藏医古籍6本。他曾多次主办藏医学习、培训班，为藏医药学的发掘、整理、发展和人才培养做出了重大贡献。

4. 藏医教育——曼巴扎仓及其历史功绩

历史上，藏医传统教育形式不外乎两种，即师徒传承和学校教育。师徒传承早在藏医萌芽时期便已存在，藏医创始人协吾赤西和宇妥·东格尔托觉尖等即是运用这一形式传教授业的一代宗师。学校教育则形成于8世纪。据《藏医史》记载，763年，宇妥·宁玛元丹贡布在西藏工布地区创办“工布曼林”（工布藏医学堂），培养出“曼然巴”（博士）50人，“然尖巴”（硕士）50人，“嘎居巴”（医师）100人，“堆热巴”（医士）100人，共300余人，开创了私人办藏医教育的先河。

17世纪后，各大寺院内均建立曼巴扎仓（汉译为“医明学院”）。其中在甘肃较为著名的是甘南拉卜楞寺的曼巴扎仓。1784年，二世嘉木样佛晋美旺波建时轮扎仓时，其内附设曼巴扎仓。后二世嘉木样与青海蒙古亲王丹增昂秀去拉萨觐见七世达赖格桑嘉措，请求达赖派名医主持曼巴扎仓。达赖选派药王山藏医学院名医藏曼·益西桑布来青海。藏曼在二世嘉木样佛的支持下另修曼巴扎仓，并按药王山学院教规，严肃制度，充实教学内容，从而成为西北地区较为著名的曼巴扎仓之一。

17世纪中叶至18世纪初，在寺院中建立曼巴扎仓绝非偶然现象，这与格鲁派势力的发展，特别是寺院以医扩大影响、招揽信教群众有直接关系。满族入主中原后，便认识到“卫藏安而西北之边境安，黄教服而准蒙之番民皆服”的道理，积极推行“以教化导”的政策。清顺治年间，曾数次派员赴藏迎请五世达赖进京。顺治九年（1652年），达赖应召进京，并得到殊礼。从此，达赖喇嘛在藏传佛教中的统治地位得到中央王朝的承认。由于格鲁派利用清廷赏赐的大量金银丝帛在各地修建寺院，并拨给一定数量的田庄和佃农，以供养寺院，从而大大提高了它在诸派中的威望，使许多寺院纷纷改宗，投奔到格鲁派门下，格鲁派势力日益兴盛。不但寺院数量剧增，而且其组织结构不断加强，这为曼巴扎仓的建立创造了条件。另外，由于藏医学具有独特的疗效，使无数患者直接受益，人们便感恩于寺院，从而使寺院招引了更多的信教群众。这样，不但扩大了寺院名望，而且增加了香火收入，这就为建立曼巴扎仓提供了物质基础。再者，藏传佛教寺院历来以培养精通“十明”文化的高僧和学者为己任，如果缺乏医明，难以成为十明。这也是各寺创建曼巴扎仓的一个重要原因。

历史上，为了办好曼巴扎仓，各寺采取了许多措施，主要有以下几条：

首先，由各寺有名望的高僧活佛出面赴拉萨，邀请具有较高水平和名望的医学博士主持曼巴扎仓的管理。拉卜楞等寺的曼巴扎仓都曾由七世达赖及第司（摄政王）钦派的药王山藏医学院最好的藏医博士担任主持或教长。

其次，套用药王山藏医学院的组织结构、管理办法和教学规程。拉卜楞寺等大寺院曼巴扎仓都设立法台（主持）1人，教长1人，小僧官1人，翁则（引经师）1人，相佐1人，业日哇（总务）1人，干巴（老者）若干人及郭业（执事人员）等处理日常事务和教学管理工作。学僧则划分不同班次开展教学工作。

再次，采取理论与实践相结合的教学方法。拉卜楞寺曼巴扎仓院墙上绘有人体解剖图、树喻图（以树的根、干、枝、叶形象比喻医理内容），平时还组织学僧外出诊病或派高级班学僧坐堂诊治。曼巴扎仓除了讲授医学外，还要求学僧修习佛学理义，诵念佛经，参加佛事活动等。

曼巴扎仓历经沧桑，经久不衰。在300多年的发展过程中，曾对藏医药事业做出了不可磨灭的功绩。主要培养了大批高质量的僧医，使藏医后继有人，代代相传。拉卜楞寺医明学僧多达百人，其中不仅有本省学僧，而且也有很多来自内蒙古、新疆等地的学僧。毕业后他们的足迹遍及甘青地区和内蒙古草原。另外，在佛教寺院曼巴扎仓培养出的学僧中，拥有数以百计的医学博士和著名医药学家。如毕业于拉卜楞寺曼巴扎仓的有多杰热贤巴、索布美日干安其洛桑达杰，这二人曾任该扎仓教长。还有五世嘉木样的保健医桑科久美、措西热杰、阿库桑珠、华丹扎巴、巨嘉金巴、阿库洛哲、格桑金巴、果洛曼巴阿库丹达尔等。此外，许多藏医学家在曼巴扎仓执教及行医活动中，积累、总结了丰富的经验，其中不少人著书立说，留下了宝贵的医学财富。

5. 研究机构——甘南州藏医药研究院

甘南州藏医药研究院的前身甘南州藏医药研究所，成立于1980年。下设行政办公室、基础理论研究所、临床研究所、药物研究所、附属藏医院和附属制药厂等机构，是甘肃省藏医药科研医疗、制剂研发、临床教学的中心基地。

在科研方面，研究院主要工作重心在藏医药古籍文献的抢救整理、临床研究、药品研发、教学实习等方面。图书资料中心收藏以藏医药学为主的经典古籍3 000多函（部），其中有20位高僧大德的全集木刻本系列。整理出版了藏医药名著《千万舍利》、古籍《四部医典总则释义明灯》《藏族气象历书》及专著（文殊喜著）。积十多年临床经验筛选收集320个藏药方剂而编写并出版了《藏药金方集锦》，此外还有《疾病诊断明镜》《藏医根本医典详释》等著作。承担了“藏药洁白丸、八味沉香散、九味石灰华散的整理与提高”等四项科研课题和藏药“仁青佐钛”的研制工作。主持实施的重大项目国家科技部“十一五”国家科技支撑计划重点项目“民族医药发展关键技术示范研究”课题中的“藏医治疗萎缩性胃炎、脑中风后遗症、类风湿性关节炎的临床疗效评价研究”“藏药佐钛、寒水石特色炮制技术及其安全性评价研究”“民族名老专家医技医术的抢救性传承研究”等三项子课题已顺利结题，这标志着甘南藏医研究院正式参与和承担国家科技支撑计划项目，发挥了研究院的科研优势。承担实施的甘肃省科学技术攻关计划项目“藏药传统保健方剂康速能补胶囊的开发与研制”课题，该项研究结合临床实际，选题新颖、设计合理、试验规范、数据翔实，达到了国内同类研究的领先水平，通过科技成果鉴定；承担实施的甘肃省中医药管理局“常用藏药制剂质量标准的研究与提高——藏药二十五味鬼臼丸”课题，通过了甘肃省中医药管理局组织的项目鉴定结题，该项研究成果达到了国内先进水平，通过科技成果鉴定；上报的甘肃省委组织部“陇原青年创新人才扶持项目——藏药金灯降脂片的研究与开发”，已经获得审批和项目资助，各项工作正在顺利实施。2010 年申报立项的甘肃省重点中医药科技项目“藏药仁青佐钛的炮制工艺及质量标准的研究”正在实施阶段。

在临床方面，附属藏医院根据医院发展规划和现状，提出了“以患者为中心，以藏医药专科特色为中心”“以医院特色文化建设为基础，以提高服务质量为基础，以建立内外培训体系为基础”“以现代诊疗手段为辅助”“以创新管理为特点”“实现社会效益和经济效益的双丰收”的办院方针。2004 年，鉴于藏医药治疗消化系统疾病的优势，经积极申报附属藏医院被国家中医药管理局审批为“藏医胃病重点专科基地建设项目”，该项目 2006 年通过评审验收，2010 年参加国家中医药管理局“十一五”重点专科胃病诊疗方案的专家点评及筛选，制订了三个病种的诊疗方案，同时上报国家中医药管理局医政司胃病专科协作组。建立了胃病专科专线视频平台，并同北京藏医院协作搭建了五省区藏医药远程会诊、网络讲座平台，为医务人员提供了学习交流平台，为患者提供了多省区、名专家会诊的平台。藏药浴中心的“风湿病专科”已通过甘肃省卫生厅专家验收审批为省级专科重点基地建设项目。

在制剂方面，制剂实验药厂已完成医疗机构制剂配制质量管理规范（GPP）标准十万级净化改造制剂许可证的换证工作，按照 GPP 要求健全了规章制度，有一批技术过硬的专业人员和较为先进的工艺和设备，已经成功完成藏药尖端技术“仁青佐钛”的研制十二批次，研制藏成药方剂 380 多种，共有丸剂、散剂、胶囊剂、片剂、颗粒剂等五种剂型，其中 305 种取得藏药院内制剂批号、“二十五味松石丸”等四种重点产品获国家中药保护品种。下设重点制剂实验室通过二级实验室达标。

研究院不仅有一支生机勃勃的青年藏医药专业技术队伍，更有中国藏语系高级佛学院教授、著名藏学专家赛仓·罗桑华尔旦却吉多杰大师，西藏藏医学院院长、中国民族医药学会常务副会长、国家级藏医药专家措如·次郎教授的常年业务指导，特别是著名藏医药专家、中国民族医药学会副会长、主任医师旦科教授担任名誉院长，常年指导业务工作，甘南州名老藏医慈智木副主任医师、副教授承担了全国老中医药专家学术经验继承指导工作。

6. 拉卜楞寺藏医药

中国大西北的甘肃省夏河县藏医院，是于1979年专门为挖掘和继承拉卜楞寺的医学遗产而创建的。经过初步挖掘，沉睡了100多年的医学遗产已经复活起来，为各族人民的健康服务。

著名的拉卜楞寺创建于清康熙四十八年。作为一座喇嘛教名寺，它有巍峨壮观的讲经坛、藏经楼、印经院、金铜塔以及众多的佛像、佛塔。更重要的是它还设有六大学院，集藏族的哲学、文史、医药和历法知识于一寺。这是拉萨以外我国最大的喇嘛教学府。

新中国成立后，拉卜楞寺及其文化遗产得到了妥善保护和管理。“文化大革命”中，虽遭到破坏，但其主体建筑和文物还是被保存下来。现在，拉卜楞寺已被列为全国重点文物保护单位。国家几次拨专款对寺院进行了修葺、装饰，各种文物资料的整理工作也已陆续展开。其中，成绩最卓著的，要算对藏医药的研究。

拉卜楞寺六大学院之一的医学院——曼巴扎仓，建于1874年。教学内容有两项：一是藏医经典著作，二是采药、制药。就学于曼巴扎仓的喇嘛如怠于学，必遭严责和处罚，甚至被赶出寺院。曼巴扎仓经100多年苦心经营，积累了大量资料，培养了不少“曼巴”（医生）。现在珍藏在这里的医学遗产，有集藏医理论之大成的《四部医典》，以及《本草晶珠》《月王药珍》等藏医药经典著作，又有寺院长期积累的各种临床资料，卷帙浩繁，整整装满了两大房间。尤其在寺院培养的老一代藏医中，尚有多人健在，是难得的“活遗产”。

目前，当地卫生部门正在从理论和临床两个方面挖掘、整理这份珍贵的医学遗产。一方面成立了甘南藏族自治州藏医研究所，组织一批曾在曼巴扎仓潜心治学行医的老“曼巴”，对各种藏文医籍、资料，抓紧整理和翻译；另一方面在寺院所在地创办了夏河县藏医医院，集中30多名藏医药人员，开展藏医临床工作。

几年来，老藏医旦巴、果洛合、老哲等通力合作，采撷寺内所藏藏医经典医籍之精华，编写出《藏医简史》《四续宝集》《藏医药物学》《藏医简明手册》《藏医整骨》等书籍。他们根据这里的牧民胃肠疾病发病率较高的特点，对曼巴扎仓保存的大量处方进行筛选、验证，自制了250多种藏成药。其中，“洁白丸”“八味沉香散”和“九味牛黄丸”三种藏成药，对胃肠和肝胆疾患有显著疗效，已被列入《中华人民共和国药典》。此外，还有8个藏成药处方和5个单味藏药，被列入西藏和西北五省、区的地方成药。

拉卜楞寺曼巴扎仓重视医德的教育。其《四部医典》中就绘印有独具一格的藏医“医德树”。在这棵图解树上，古朴淳厚的藏医医德，被分为“精通医术”“心地纯正”“不分贵贱”“不畏困苦”“精心制药”“谦和诚实”等。其中每一德又分为若干细目，形成一棵枝繁叶茂的“医德树”。这些藏医医德规范体现了医生必须全力为患者服务的思想，是一份难得的精神财富。

7. 民间藏医在甘南

（1）新中国成立前在甘南各地的活动。藏医学在甘南地区的传播和发展，呈现出多种多样的形式。有本地的有志之士赴西藏当地拜师学医的；也有西藏、四川、青海等地的著名藏医来甘南行医或定居的；还有更多的则是靠祖传或师授而掌握有一技之长的民间藏医。他们几乎遍布整个甘南地区，大到土司王府、寺院僧侣，小到一个部落一个村子，几乎每个地方都有民间藏医的足迹。他们有的擅长治疗内科病，有的擅长外科、骨科、儿科、妇科和五官科等。尤其在交通不便、生产生活条件十分艰苦的环境中，诸如骨折、昏厥等外伤病常常发生。所以，应用接骨、火灸、放血等疗法医治急慢性疾病的民间藏医应运而生，遍布各地，从而有力地保护了广大藏族人民的身体健康。如19世纪行医在卓尼地区的著名藏医贡却慈智木，还有在扎古录的著名藏医智华、慈智木加措、桑吉加措、藏医妇科大夫慈智木卓玛、藏医骨科大夫贡布塔，以及在完冒乡一带行医的道尔吉等名老藏医等，他们用自己的医术保障了人民的身体安康。

民间藏医的行医地域大部分是藏民族聚居区或藏、汉杂居区。这无疑给甘南藏医注入了新的活力，从而大大促进了甘南地区的发展。他们在治病救人的同时，继承、发展了藏医药学，并在生活条件艰苦、交通十分不便的甘南地区，创造条件，采集配伍药物，防病治病，为保护劳动人民的身体健康做出了不可磨灭的贡献。

（2）新中国成立后甘南藏医的发展状况。新中国成立后，国家积极发展藏医药事业，培养藏医药人才。20 世纪 70 年代以来，甘南州各地掀起了办合作医疗站的热潮，把分散在各地的大批老藏医药人才集中起来，发挥藏医的土医、土药、土方、自采、自种、自用、自制的优势，并得到了广大人民群众的热情协助，使合作医疗站迅速发展起来。

30 余年来，是甘南藏医蓬勃发展欣欣向荣的时代。如在 1979 年元旦，夏河县藏医院开诊；1980 年，碌曲县卫生局直属的郎木寺藏医门诊部和卓尼县直属的麻路藏医门诊部相继开诊；1981 年后相继有碌曲县藏医院、玛曲县藏医院、卓尼县中藏医院开诊营业；20 世纪 80 年代后期，卓尼县中藏医院临潭藏医门诊部、迭部县藏医门诊部、舟曲县拱坝藏医门诊部开诊。目前，县市的乡卫生院藏医门诊和寺院藏医门诊部，个体藏医行医者已经具有一定的规模，甘南州全新的藏医医疗机构网络已初步形成。

1979 年新建甘南州卫生学校，1989 年甘肃中医学院藏医系在甘南卫校成立。数年来甘南州选派 30 多名中青年藏医工作者赴西藏、青海、四川等地有关院校进修、培训、深造。新型的藏医医疗教育体系在甘南建立，并在不断地建设和完善；一代新型的藏医药人才正在茁壮成长，目前甘南地区藏医方面工作者有近万人。

1980 年全州第一所藏医药专业研究机构——甘南州藏医药研究所成立。经过十几年的艰苦创业，甘南州藏医药研究所于 2009 年提升为甘肃省藏医药研究院、甘南州藏医药研究院，成为藏医科研、医疗、预防、保健、康复、药物生产教学实习基地。

甘南藏医药在近 40 年的艰苦创业中，认识到学习和利用现代先进的医疗技术，提高诊疗水平，不断为藏医药的发展服务的重要性，提出以“藏医为主，西医为辅助”的发展理念，与时俱进，使其不断发展壮大。

8. 奇正藏药

奇正藏药集团创建于1993年，是集研、产、销为一体的大型民族药业集团。在藏药领域，集团拥有以西藏奇正藏药股份有限公司为代表的4家GMP药厂，2家GSP公司，公司有68个藏药批准文号，其中5种产品被列入“国家中药保护品种”，主导产品“奇正消痛贴膏”被认定为“国家中药保密品种”。在日用健康品领域，公司在西藏、甘肃均设有生产企业，生产独具高原特色的健康日用产品。拥有1个青藏绿色健康品，7个青稞系列保健食品，11个高原植物化妆品及日用系列产品。

奇正藏药实现了传统藏药与现代科技的较好结合，充分发挥了藏药产业的优势。

奇正藏药成功开发了自主创新与集成创新的产品，使传统藏药增加了全新的外观，为解决藏药历史上存在的工艺难题奠定了基础。奇正藏药创制的新剂型藏药“奇正消痛贴膏”获得国家专利，解决了传统外敷膏药药物活性成分不能长久保存和药效不能充分发挥的两大难题，实现了外敷药制剂的一次革命。“奇正藏药”品牌获中国驰名商标，企业零售额进入中国药业前50名排行榜，荣获“第26届日内瓦国际发明与新技术博览会金奖”“香港首届世界华人发明博览会金奖”、国家科技进步二等奖等多项国际、国内大奖，赢得了民族企业的自豪和尊严。

经10多年的探索，奇正藏药传承藏医药文化、创新传统工艺、融合民族情谊、发展藏药产业，逐渐形成了“向善利他、正道正业”的企业核心价值观；经10多年的探索，传承力、融合力、创新力、执行力、纠错力五大核心能力的有机结合，缔造了奇正藏药的核心竞争力。

回医回药

回族是甘肃人口较多的少数民族，回族医药的形成是伴随着回族的形成而产生的。

回族医药来源于阿拉伯伊斯兰医药，又包括经过咀嚼消化而保存下来的古代希腊、罗马西方古典医学遗产，还包括埃及、波斯及巴基斯坦和印度、斯里兰卡“尤纳尼”医学，是通过中亚的丝绸之路和印度洋航海贸易之路而实现传播交流的，还有就是经营香药传播医技医术这种民间传播交流方式。他们经营香药，传播伊斯兰医技医术为回族医药的形成奠定了基础。也有来华使者、医家定居中华成为蕃客，受中华文化的影响，将伊斯兰医药文化渗入中华传统医药文化，著书立说，行医施救，为回族医学的形成奠定了基础。再就是元朝统治者的开放政策、对阿拉伯医药文化的重视和对穆斯林的依赖，准予回族入籍，对上层委以重任，并设立回族医药机构组织编著回医著作，标志着回族医药的形成。

回族医药的理论基础是以人天浑同的理论为核心，以元气学说为基础，以阴阳七行为理论框架。安迪光将其概括为“真一七行论”。这与中华传统中医学的阴阳、五行、气血、脏腑、经络，以及药学理论的四气、五味、升降、浮沉、归经等中医理论同中有异，异中有同。

回族医疗技术同样是集阿拉伯伊斯兰医疗技术与中华传统医疗技术为一体，体现阿拉伯医技与中华传统医技、回族药物与中药并用的特点。回族药物主要以传统回药——香药和民间地方药为主。香药由阿拉伯等伊斯兰国家传入，时称“海药”“舶药”，有的品种已在华夏落地生根，种植繁衍。回族药物，特别是地方药大都产于国内，大部分引进的植物类香药也在国内落地生根，成为道地的中药品种。

回族养生保健文化是在回族特殊的生活习俗中形成的穆斯林式的健康生活方式、行为准则和养生观念。回族的生活、饮食习俗和良好的卫生习惯无不包含朴素的养生思想和保健方法。其宗教习俗念、礼、斋、课、朝，是伊斯兰的五大天命功课。

回族医药是中华医学的有机组成部分，是中华医学之瑰宝。因为回族是中华56个民族大家庭中的一员，其医药必然是中华医学的组成部分。回族医学是阿拉伯伊斯兰医药文化与中华传统医药文化高度融合的产物，东西合璧的结晶，深深扎根于中华大地，是伊斯兰医药文化的回族化、中国化。这有别于阿拉伯伊斯兰医药文化和中国其他信仰伊斯兰民族的医学文化。

世医与流派

陇中正骨学术流派

陇中正骨学术流派，源于平乐郭氏正骨，始于西北郭氏正骨创始人郭均甫先生，后经郭宪章、宋贵杰、李盛华等传承人借鉴现代医学，不断探索、创新与完善，形成了以手法复位、夹板固定、药物辨证论治和功能锻炼为主，独具西北特色的陇中正骨学术思想体系。

陇中正骨学术流派对现代医学科学和相关前沿科学及边缘学科，也勇于探索和学习，吸收他人长处，为己所用。在用药方面，既强调全面继承，又要灵活运用、不断创新，针对相关疾病研制了效果明显的方药，如“熥敷合剂”“骨刺膏”“消肿止痛合剂”“损伤散胶囊”“活血定眩胶囊”“腰腿痛胶囊”“杜仲腰痛丸”“痛风圣液”等一系列疗效显著，深受广大患者好评的院内制剂，并且积极通过基础研究进一步明确这一类药物治疗骨伤科疾病的相关机制。

在学术研究上，本流派坚持衷中参西，广纳博采，克服门户之见，汲取各家之长，倡导走中西医结合的道路，认真学习新知识、新技术，包括西医诊断中先进设备和技术手段的运用，重视发挥西医在诊治骨伤疾患方面的独到特点和优越性，不断促进中医骨伤科事业的发展。

陇中正骨流派以中医学基本理论为依据，始终坚持“整体思想”和“辨证施治”理念。认为骨伤科疾患虽然是局部病变，但要确立整体治疗的观念，根据伤情辨证分析，采取不同的治疗措施，或局部，或全身，或局部与全身，给予整体上的治疗，这样才能得到满意的疗效。在治疗方面，陇中正骨学术流派始终坚持简洁、实用，痛苦少、愈后好的原则，通过多年实践和继承创新，总结出了一套疗效明确、特色鲜明的手法复位、内外固定及早期功能锻炼的新方法、新经验，提高了中医药治疗骨伤科疾病的科学性和技巧性。如锁骨骨折、肱骨髁上骨折、踝关节骨折、股骨下1/3骨折和髌骨骨折、颈椎病、腰椎间盘突出症等整复手法或固定都有新的改进，诸如经皮内固定技术，“三步三位九法”“二步三位五法”等手法，使之用最简便的方法和器械，达到了较高的诊断和治疗水平。包括对过去中医手法较少接触的一些病例进行实践和研究，如近关节和关节内骨折，采用徒手整复技术及其他方法，均取得了满意的疗效。

甘肃省中医院李盛华教授带领陇中正骨流派，在继承前辈正骨手法的基础上，通过多年临床实践经验的积累和理论的创新，系统总结了骨折、筋伤、脱位等方面的治疗手法，如骨折手法有触摸法、拔伸牵引法、屈伸法、收展法、提按法、按捺法、分骨法、折顶法、旋转法、回旋法、推拉法、叩击法、合骨法、牵抖法、摇摆法、拳击法、顶压法、撬扳法、快速背伸位配合牵引手法；筋伤手法有滚法（包括直滚法、斜滚法、侧滚法、指滚法）、一指禅推法、按法（包括指按法、掌按法、肘按法）、揉法（指揉法、掌揉法、肘揉法）、拿法、捏法、拨络法、摩法、擦法、推法、搓法、振法、摇法、扳法、屈伸法、叩击类手法等。

近年来，陇中正骨不断发展，通过培养本科生、硕士生、博士生及师带徒等方式，培养了大批中医骨伤科人才，陇中正骨已成规模。其主要学术思想不断发展，在治疗骨伤科疾病方面，既善用陇中药治疗骨病，如骨髓炎、骨结核、强直性脊柱炎、滑膜炎、骨质疏松症等，又擅长陇中手法治疗四肢骨折脱位及颈肩腰腿疼，且其操作简单、安全可靠、费用低廉，易为患者所接受，享誉陇原。在以李盛华教授为代表的第三代传人的努力下，在继承先哲智慧、结合中医学及现代医学、总结自身临床经验的基础上将陇中正骨学术进行了系统总结及大力发展，并在全省范围内每年举办陇中正骨手法学习班4期，每期培训50人，现已流传于甘肃各级医院，深受广大患者好评，惠及陇原大地。

附：平乐郭氏正骨简介

平乐郭氏正骨是中医骨伤科的主要学术流派之一，起源于清嘉庆年间。创始人是平乐郭氏十七代郭祥泰（字致和），其曾将正骨术先后传给其族侄郭树信（字敦甫），及长子郭树楷，树楷传其继子鸣岗，鸣岗传其长子金锡（即郭耀唐）、次子金诚。耀唐将其正骨术传俊生、耀先（即郭均甫）、云端、锡九、良珍、雷等多名弟子。平乐郭氏正骨第四代传人郭耀唐（1913—1970）（即郭耀堂），后任洛阳市第二人民医院骨科主任。1952年献出家传秘方。并举办中医正骨培训班亲自带徒十数人。以中药治疗破伤风效果颇佳。著有《秘授正骨心法》，1970年病故，终年57岁。

郭均甫（1901—1977）（即郭耀先）生于河南省洛阳市平乐村（现孟津县平乐镇），为兰州平乐郭氏正骨第一代，甘肃省已故十大名中医之一，自幼师事鸣岗、耀唐，得平乐正骨心要，1944年携眷来兰州，悬壶金城，1956年应名中医、甘肃省中医院院长张汉祥邀请，到甘肃省中医院工作，创建了甘肃省第一个骨伤科科室。为发展平乐正骨事业，他破除了不传外的保守思想，将家传秘方无条件贡献国家，得到有关领导的好评，并建议举办中医骨伤科训练班，把临床实践经验毫不保留地传授给骨伤科医生，为甘肃省和周边多省培养了大批骨伤科人才。

平乐郭氏正骨第六代传人郭宪章（1933—），兰州平乐郭氏正骨第二代。全国首届“中医骨伤名师”“甘肃省名中医”，全国名老中医药专家学术经验师承工作指导老师，中华平乐正骨协会顾问团顾问，曾为甘肃省中医中西医结合高级职称评委会成员，甘肃省骨伤科学会主任委员、名誉主任委员，为甘肃省著名的中医骨伤科专家。在结合家学，继承和发扬祖国医学遗产，开展医疗、科研和教学等方面，做出过一定贡献。曾撰写论文20多篇，如《郭均甫先生学术思想初探》《郭均甫先生学术思想再探》《肱骨外髁骨折翻转移位手法体会》《舟骨—月骨周围背侧脱位七例报告》《敦煌石窟与导引技术初探》《踝关节损伤1 368例临床分析》等。有多篇论文被评为国家及省、市级优秀论文奖。曾主编《中国中医骨伤科学》诊断学部分，《中国中医骨伤科学》一书曾两次获中南六省、西南西北十省优秀图书一等奖。他积极参加和领导骨伤科人才的培养和教学活动，在上级学会领导下开办骨伤科研习班、培训班、学术研讨会；举办全国性骨伤科学术交流大会。为提高甘肃省骨伤科专业人员的业务水平做出了贡献；在光明函授大学和中国中医骨伤函授大学期间，积极参加组织领导工作，为兰州地区和甘肃及周围各省培养了一大批骨伤科人才，现在大部分已成为各地的骨伤科骨干成员。

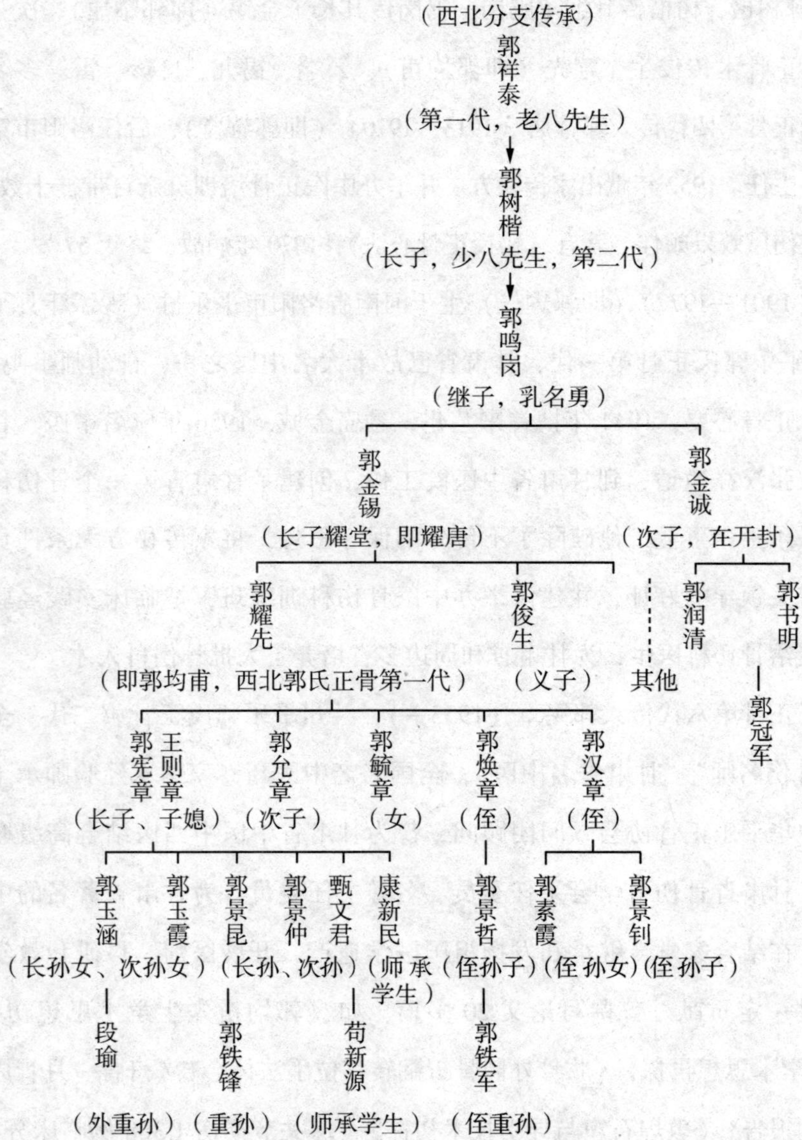

陇中正骨学术流派各代传承人名单

创始人：郭均甫

第二代：

郭宪章、宋贵杰、路焕光、张生禄

第三代：

甘肃省中医院：李盛华、赵道洲、王承祥、樊成虎、陈伯祥

甘肃中医学院：宋敏

甘肃中医学院附属医院：张晓刚

兰州中医骨伤科医院：潘建西、郭景仲、方敬歧

第四代：

甘肃省中医院：赵继荣、李卫平、柳海平、董林、邓强、李玉吉、鄢卫平、赵军、刘红喜、史文宇、裴生太、柳海平、安福、何志军、王想福、张天太、杨波、柳永明

甘肃中医学院：姜劲挺、吴建民

甘肃中医学院附属医院：徐克武、张乾军、杨国栋、宋鹏程

兰州中医骨伤科医院：王浩俭、苟新源、甄文君、张思胜、康新民、朱德祥

白银分院：张德宏、张亚维

第五代：

甘肃省中医院：谢兴文、李红专、张文贤、赵萍、尤从新、周明旺、宋渊、南学彦、汪俊红

甘肃中医学院：梁恬、蒋宜伟、李宁、杨晓锋、高国栋、董万涛、武天佑

甘肃中医学院附属医院：张岩、刘建军

兰州中医骨伤科医院：王临清、陶永明

第六代：

甘肃省中医院：叶丙霖、张彦军、王久夏、周君、郭平德、柴喜平、李晶、李非、孙凤歧、郭铁峰

甘肃中医学院：秦大平

甘肃中医学院附属医院：郭成龙、李元贞、强盛林、张虎林

白银分院：左宁

兰州中医骨伤科医院：段瑜

中医世家

1. 甘肃刘文魁中医世家

刘文魁（第一代）——失考（第二代）——刘思达（第三代）——刘正堂（第四代）——刘遇荣（第五代）——刘肇奎（第六代）——刘景泉（第七代）——刘东汉、刘东亮（第八代）

刘文魁（清雍正十二年五月至清乾隆五十五年正月）

失考（清乾隆二十六年六月至清嘉庆八年八月）

刘思达（清乾隆二十三年九月至清嘉庆二十年九月）

刘正堂（清嘉庆五年四月至清同治六年二月）

刘遇荣（清道光二十四年十一月至清光绪二十八年六月）

刘肇奎（清同治十一年三月至民国五年十月）

刘景泉（1904—1977）

刘东汉（1937—2014），刘东亮（1948—）

甘肃秦安魏店镇上街刘氏家族之一支，世代行医，代代相承，依靠家传秘方、验方及针灸、小刀针放血等医疗技术，男子行医乡里并兼营药材生意，妇女亦擅长接生和诊治小儿疾病，人称“刘家药铺”，声誉较高。至第七代刘源泉、刘景泉兄弟，在传承家学的基础上潜心攻读中医经典理论，发奋钻研医术，使祖传医术空前提高，于1935年自设中医诊所坐诊行医。刘氏兄弟以擅长妇科、儿科，善治多年沉疴而著称，且医德高尚，无论贫富贵贱，皆一视同仁，花钱少或不花钱就

能治病，颇受乡北各村贫苦农民的敬重。

刘景泉之子刘东汉、刘东亮，子承父业。刘东汉教授为国家级名老中医，兰州大学第一医院教授、主任医师，曾连续三年选聘担任甘肃省第一、二、三界老中医学术经验继承指导老师，现任第五届甘肃省名老中医学术经验继承指导老师。刘东亮，兰州大学医学院教授，副主任医师，兰州军区总医院安宁分院（原兰空医院）中医科主任，甘肃省医学会医疗事故技术鉴定专家组成员，2002 年 5 月被聘为空军第六届医学科学委员会中医专业委员会委员。

刘氏以《内经》《难经》为理论，以《伤寒杂病论》为临证指导，览百家学说，秉承张元素、李东垣、朱丹溪之说，结合临床辨证实践，总结出中医诊病以“阴阳为基础，脏腑为根本，脉象为依据，八纲为准绳”的思辨模式，逐步形成了刘氏独特的学术思想。

2. 甘肃石国章中医世家

第一代：石国章（清顺治初年，生卒年月不详）

第二代：石生茕（清康熙年间，生卒年月不详）

第三代：石季玉（清康熙年间，生卒年月不详）

第四代：石常吉（清雍正年间，生卒年月不详）

第五代：石坚（清雍正年间，生卒年月不详）

第六代：石承英（1790—1848）

第七代：石崧（1818—1897）

第八代：石永昌（清咸丰年间，生卒年月不详）

第九代：石寿仁（清光绪年间，生卒年月不详）

第十代：石瑞麟（1909—1955）

第十一代：石耀祖（1917—2000）

第十二代：石新勇（1963—）

第十三代：石靓恺（1989—）

清顺治初年，第一代石国章（生卒年月不详）在高台县开设“鸿宝堂”药铺行医治病，著有《家传太素脉诀》一本，上下两册。

康熙年间，第二代传人石生芫，生卒年月不详，幼承家业，医术精良，并撰《名医选要》昭示后人，现在原著被甘肃中医学院博物馆收藏。

雍正年间，第五代传人石坚，生卒年月不详，承上启下，潜行医术，著有《鸿宝堂医案》，后人对此推崇备至，可惜在“文化大革命”期间散失，无从考证。

光绪年间，第九代传人石寿仁，继承祖传医术，在高台县城西关开设门诊，悬壶济世。

民国时期至新中国成立初期，第十代传人石瑞麟，生于1909年，卒于1955年。苦读祖遗脉学，承其父业，行医于乡里和安西、酒泉，颇受患者欢迎。

新中国成立前到2000年，第十一代传人石耀祖，生于1917年，卒于2000年。幼承庭训，聪慧悟敏，遣方用药，独具匠心。行医70载，受祖传《家传太素脉诀》的影响，其脉诊功夫在当地他人莫及，同行及患者暗暗称赞，有口皆碑。辨证强调脉证相符，尤其是对小柴胡汤的运用，其灵活程度无人能及，在同行里有石家伤寒之传，对慢性病的治疗能够得其要领，处之泰然，深得患者及其家属的信赖，治愈了许多疑难杂症。经常语重心长地勉励后人“要会治病，先会做人，理通、法通、药通，临证方能得心应手”，寥寥数语，寓意深远，学识功底，彰然自见。

十二代传人石新勇，生于1963年12月，1983年8月参加工作，1991年8月取得甘肃省中医学校中医专业大专学历，现为高台县中医医院内科副主任医师。自小继承父辈遗志，家传遗训“细心而大胆，方行而圆志”乃行医准则。行医28年来潜行领悟医理，勤求古训，博采众方，根据家传秘方研制的院内中药制剂“喘咳安丸”获得高台县科技成果二等奖，被列入高台县新农合及城镇职工、城镇居民医疗保险药品报销目录，经临床应用效果显著，2011年被省卫生厅列入甘肃省第二批调剂使用中药制剂推荐目录。

追本溯源，根据《高台县志》记载，从清顺治初年祖先石国章在高台县城开设的“鸿宝堂”药铺，行医治病开始，石氏医学就代代相传，延续至今，共计13代，之所以繁衍昌盛就在于：

（1）治病务求其本，男女老幼，不论环境怎么变迁，一个人的根本是不会改变的，那就是脉象。石氏祖先根据古人的经验，结合自己长期的临床实践所编写的《家传太素脉诀》，详尽地描述了脉象的机制，为后人具体地掌握脉象提供了捷径。具体代表第五代传人石坚，据《高台县志》记载，石坚善治杂症，凭脉断病，使人起死回生，从此名声大振。

（2）长期积累的临床经验丰富，能够代代相传。具体代表第二代传人石生荛撰写的《名医选要》一书对脏腑辨证进行了较深的研究，理法方药俱备，为后世学者所崇尚。第五代传人石坚撰写的《鸿宝堂医案》，惜已散佚。

（3）治病注重调理，包括饮食调理、情绪调理和药物调理，处方用药顺势利导，能够把握火候。

（4）以德服人，正如十一代传人石耀祖所说："要会治病，先会做人，理通、法通、药通，临证方能得心应手。"

（5）积极挖掘先人遗产，使其发扬光大。在十一代传人石耀祖的指导下，多年失传的"三仙丹"炼制成功，十二代传人石新勇，承其父业，根据家传秘方研制的"喘咳安"，荣获高台科技成果二等奖，现产品已被列入甘肃省医保用药目录。

（6）以十一代传人石耀祖为代表的石氏伤寒把外感病的治疗发挥得淋漓尽致，尤其是对小柴胡汤的运用的灵活程度非他人能及，现留有遗作《伤寒六经辨证》，曾在《张掖科技》上发表。

3. 甘肃甘子明中医世家

第一代：甘定田，又名甘子明、映庚

第二代：甘惠廷，又名甘维哲、希先

甘惠廷自幼父母早亡（3 岁丧母，9 岁丧父），由三叔父甘定田家抚养。

第三代：甘文源

第四代：甘德成

第五代：任星宇

（1）甘氏中医世家简介。

甘定田（字子明，映庚）（1862—1899）甘氏中医创始人。

甘肃皋兰人，清廷西北名将甘汝霖之三子。清末甘肃官医药局局长，善治中医内科、外科、瘟疫、伤寒等诸疾。后辈整理医案、论著各4册。

少年聪慧，敏而好学，通经史，明星象，研哲理，善书法，尤精医术。14岁考为兰州府增生。兰山、五泉书院月试，屡列前茅，深得翰林张林炎、刘尔娇赏识。酷痴于岐黄大技，翻阅古籍病案，潜心钻研。先后拜诸多名医为师，先祖谦逊多礼，深得诸师喜爱，大多倾囊而授。搜集整理了大量民间验方，结合西北高寒地区疾病病理特点，因地、因时制宜，独创适宜西北地区的行之有效的理、法、方、药。对流行时疫、伤寒、温病等治愈率较高，对内、儿、妇、金创外科等疑难杂症有相当的造诣。行医于城乡之间，活人无数，声名鹊起，医名远播。拯生灵于危困，积德行善，时人称甘善人。求治者络绎不绝，门庭若市。因民众举荐，遂被清政府聘为甘肃官医局局长，同榜秀才名医关子廉为副局长（陇上名医甘惠廷之师）。

甘惠廷（维哲，希先）（1900—1978）甘氏医学集大成者。甘肃四名医之一，陇上名医，平民医生。

双亲早逝，在族人的教导下，研习甘子明遗书及病案，毕业于甘肃甲等工业学校。拜甘肃名医关子廉（清末甘肃官医局副局长）为师，学成后，游学江南。曾悬壶于河南、北京等地。民国时期曾任冯玉祥部队少校军医，中央国医馆甘肃分馆副馆长，中医研究室主任，并兼任皋兰同仁局医科主任。1939年，兰州成立红十字分会，义务应诊七八年。时年与名医牛孝威、董静庵、柯与参先生并称为甘肃四名医。新中国成立后，积极响应党的号召，组织联合诊所并任所长。曾参与筹建甘肃省中医院、兰州市中医院等。中华医学会第一批会员，甘肃省第一届人大代表，兰州市第四、第五、第六届人大代表，皋兰县第一届人大常委，皋兰县政府委员。行医50余年，活人无数。善治伤寒、脾胃、妇科等疑难诸病。一生独创数十特效医方，如治疗外感伤寒的“灵宝汤”“三清汤”“柴豉汤”“苏防杏仁汤”，调经的“加味逍遥汤”“加味少腹逐瘀汤”“荆炭柴胡汤”“柴胡桂枝鳖甲汤”，安胎的“苏梗归身汤”等，素有“甘氏一帖药”“平民医生”之美誉。现存有后辈整理的甘惠廷病案、论述十二册。

甘文源（1932—）甘氏医学承上启下者。

中医主治医师，2010年，被兰州市城关区政府授予“名中医”称号。先后在兰州市中医院、兰州市第一人民医院、兰州市第二人民医院中医科工作，“六二六”运动中，下放到庆阳农村工作，回城后，在兰州市城关区人民医院中医科工作至退休。

自幼随家父甘惠廷学习中医，继承甘氏医学。从医60余年，生性淡泊，唯嗜岐黄，虽年逾八旬，仍精勤不倦，悬壶济世。对妇科疾病、男女不孕症、脾胃疾病等有深入研究。搜集整理研究甘氏医籍、病案，独创治疗妇科十九法、四十二方；治疗风湿疾病七法、十六方等；发表论文3篇，整理病案20册。进一步总结完善了甘氏中医理论体系。

甘德成（1971—）甘氏医学继承发扬者。

研究生学历，中医主治医师，中华医学会呼吸专业学会会员，甘肃群众喜爱的中青年名中医，城关区政府命名为“名中医”“学科带头人”。兰州市第十四届人大代表，兰州市中医学会理事，兰州市城关区人民医院业务副院长。幼承庭训，精研家学。曾在中国中医研究院北京西苑医院进修深造，侍诊于陈可冀院士，史大卓（心血管病专家）、许建中（呼吸专家）、周建中（脾胃专家）、周文泉（老年病专家）等国家级专家，获益匪浅，进一步充实提高了甘氏中医理论体系。参与了北京西苑医院《老年性心血管病》的部分章节的撰写工作。撰写了《中医妇科》（卫生部社区乡镇教材待出版）。2009年对家方《益气活心丸》进行研究，其《益气活心丸对神经内分泌细胞因子和心脏重塑的干预及其机制研究》获得了2010年甘肃省重点中医药科研立项，发表论文多篇。擅长于老年病、中医妇科。

（2）甘氏医学特色。甘氏中医历经百年，薪尽火传，积淀深厚，非嫡亲而不授。经四代人不懈完善，具有独特的传统医学理论和实践经验。尤其在伤寒杂病、脾胃病、心血管、呼吸、妇科、养生等方面具有独特的诊疗方式。

1）精研五运六气理论，运用于治未病的医学思想。甘肃常年干旱、饥荒、瘟疫盛行，民众大多生活贫困、身体羸弱，每逢瘟疫，无良医良药，死伤无数，哀鸿遍野。所以，预防瘟疫、制止流行、治疗瘟疫则是当时医家的首要任务。甘子明担当甘肃官医局局长，自然首当其冲。根据遗留病案手记分析，每遇灾年，根据五运六气理论，推断瘟疫暴发状况，穷其病源，制定预防方药，下发各县区，以防蔓延流行，祸患百姓。

2）百病生于气，顾护脾胃，为治病首要。甘公依据西北干旱高寒等地域特点，依据四时节气变化，创立了独特的适宜本区域的理、法、方、药。他认为，西北高寒，天生阳虚，阴不足，故而治疗方面偏于温热滋补之法，尤以顾护脾胃为要。从整理的方药中，几乎方方可见健脾开胃之品。

3）善用甘肃道地药材，多以单味、小方之剂型。对甘肃道地药材黄芪、川芎、红景天、锁阳等有独特的应用方式，以及特有的中医辨证思路。应用在治疗心悸怔忡、虚劳等方面。擅长用小方治百病，其中有很多独特的辨证思想，正在整理中。

4）外科金创、痈疽疮疡，留有丸散膏药秘方。甘肃地贫民穷，往往外伤、痈疽疮疡不能延医。大多外伤感染无法控制，高热而亡。甘公自制很多丸散膏药，如赶毒散、驱脓膏、破脓膏、生肌散、五柳透毒膏、清热败毒散等。

5）注重针灸推拿正骨手法辨治，推崇外治。甘公认为，药皆有偏性，人参亦可杀人。对于疾病的认识，先八纲辨证，分清虚实、轻重、缓急。例如，针对胃脘痛证，辨明虚实后，多采用针灸手法治疗。尽可能少用药物内服。后辈分析，多由于患者贫穷所致。但是，在实践中，也总结出了一整套手法、针法，可惜后代继承不多，大多失传。仅存一本书，残缺不全。

6）预防春瘟、暑湿、秋痢、寒哮等，皆有良方。甘公针对不同季节的流行疾病，分别做出不同的方剂、熏剂、吸入剂等，如预防春瘟的“雷公避瘟散”“止痢散”“定喘丹”等，往往是广为散发，尤以“雷公避瘟散”（鼻腔吸入给药）最为著名。“非典”时期，作为中医世家，后辈曾广为无偿散发，预防感冒、瘟疫甚佳。

4. 甘肃裴绍俭中医世家

第一代：裴绍俭，生于1881年，卒于1921年，为清秀才，在秀才乡试中名列第一名，为远近闻名的中医。

第二代：裴慎，生于1917年，卒于1989年，毕业于南京中央大学文科，后改文从医，成为甘肃省内著名的中医药学家，曾任甘肃省政协第三至第六届常委，甘肃省劳改局职工医院名誉院长、中医主任医师。医学著作有《本草骈比》《伤寒方证释》《裴慎医案选》。除医学外，尚擅长古诗、词及书法、绘画，有《裴慎诗文集》《风雨集》问世。因擅长画竹，有“陇上板桥”之誉。

第三代：裴正学，生于1938年。1961年毕业于西安医科大学，主任医师、教授、博士生导师。《中国中西医结合杂志》编委、《中西医结合研究》杂志总编辑，甘肃中西医结合学会名誉理事长，甘肃省政协委员、甘肃省文史馆馆员。

裴正学的主要著作有《血证论评释》《新编中医方剂学》《大黄的药理与临床》《乙型肝炎的诊断与治疗》《裴慎医案选》《新编温病学》《中西医结合实用内科学》《高血压的中西医结合治疗》《糖尿病的中西医结合治疗》《肝病的中西医结合治疗》《胃脘痛的中西医结合治疗》《裴正学医学经验集》《裴正学医话医案集》等13部医学专著。另外，在全国各地医学刊物共发表医学论文80余篇。

裴正学多年来共获国家级优秀论著一等奖一项，省级优秀论文奖五项，获省级科技进步奖二等奖一项、三等奖一项，获厅级科技进步奖多项。裴正学教授编著的《血证论评释》在日本发行后，影响很大，1985年5月日本静冈医科大学校长田荣一教授专程来兰州向裴正学教授请教书中的有关问题。裴正学教授拟定的治疗白血病专方1974年在全国血液病会上定名为“兰州方”，10多年来在国内各地医院广泛使用，疗效显著。其传略先后收入《当代世界名人传略》《当代中医名人志》《当代中国名医大词典》《中国名人大词典》《英国剑桥世界名人录》（外文版）。由他主编的当代中国第一部中西医结合内科巨著——《中西医结合实用内科学》在1996年4月美国召开的世界第三届传统医学大会上，获“突出贡献国际金奖”，裴正学教授还获“世界百名民族医药之星”的殊荣。1997年国家中医药管理局认定裴正学教授为全国500名著名老中医之一，并先后被香港中医大学等四所国内中医院校聘请为客座教授。裴教授提出的中西医结合“十六字方针”，已为全国中西医学界所关注，成为当前中医领域重要学派，裴正学教授在20世纪八九十年代曾应邀在全国各地讲解“十六字方针”。裴正学教授1987年取得主任医师职称，1991年起开始享受政府特殊津贴。1994年被评为全国中西医结合先进工作者。2001年10月被授予全国中西医结合贡献奖。2004年10月甘肃省人民政府授予裴正学教授“甘肃省名中医”称号，在所有获得此殊荣28人中，裴正学教授的总记分名列第一。裴正学教授在本职工作外酷爱文学诗词书法，有大量散文诗词发表于报刊。小说散文集《大风曲》由甘肃文艺出版社出版。

第四代：裴新海，生于1965年，1985年毕业于西安医科大学，后赴美深造，获博士学位，现任美国赖密欧大学教授、生物遗传工程研究室主任。热爱中医，自学祖辈、父辈著作，在美国业余时经常用中药为周围人群治病。

裴新燕，生于1963年，1984年毕业于西安医科大学，1989年毕业于甘肃省西中班第七期，后赴美深造，现在美国某研究所从事基础理论研究，并坚持学习中医著作，以期回国后在中西医结合事业上有所贡献，曾有多篇中医论文发表。

5. 甘肃席铭生中医世家

第一代：席铭生

第二代：席梁丞

第三代：席兴贤、席英贤、席守贤、席书贤

席氏家族系祖传中医世家，从曾祖父席松龄至曾孙席孝虎到今已五代从医。

席松龄，生于清咸丰年间。早年为凉州城乡郎中，晚年坐堂行医，体恤民众，好施舍，治病救人，声誉遍乡邻，为地方一代名医。

第一代：席铭生（1878—1934），字维新，号师尧。清光绪四年生于一个书香门第富庶的中医家庭，自幼聪睿博学，无所不猎，加之受良好的家庭教育，时适22岁考举武威贡生后，潜心研读《周易》《黄帝内经》《金匮要略》《伤寒论》《温病条辨》等医学专著，常与其父和名医磋商岐黄救人之术，赢得医道同仁的赞许。

清末民初武威天灾人祸，兵荒马乱，瘟疫蔓延，庶民百姓生在炭火之间，夭者遍野莫救。席铭生秉承父业，开设“师尧堂”药铺，悬壶济世，坐堂行医，时年30岁。针对当时凉州地区传染病白喉发病率高的现状，自创验方——养阴复液汤，该方曾治愈了不少患者，深得凉州城乡百姓的爱戴。民国初年，献匾于武威文庙，以答谢乡亲的拥戴厚爱之情（此匾现仍悬挂在武威文庙大殿）。遗留的手稿、医案、随同书籍、字画不幸毁于“文化大革命”时期，实为惋惜。

席铭生在治病救人的同时，不忘对子女的教育和熏陶，常言“医者，仁也，当医生，要有仁爱之心”，这已成为家训。其长子席梁丞深受父亲的教诲影响，走上了医学的道路，后成长为甘肃乃至全国名医。

第二代：席梁丞（1911—1981），武威人，原甘肃省中医院内科主任医师。

席梁丞幼承庭训，年少时就在其父诊病问疾时，常立于案头，耳濡目染，倍受熏陶。高中毕业后，即随父学医问药，又曾先后从师于武威名医文仙舟、权爱棠门下学习。于1935年正式在武威城乡行医。新中国成立前，参加过北平国医砥柱研究社和兰州健民医学研究社等中医学术组织。

1960年奉调甘肃省中医院工作。先后任中医内科主治医师、中医内科主任医师、中华全国医学会分会理事、甘肃省政协委员、兰州市人大代表，多次被评为甘肃卫生系统和省中医院先进工作者。

1973年任首批全国名老中医师带徒指导老师，王自立、唐士诚、梁玉珍从师学习。

20世纪80年代后期，被家乡政府列为“武威文化历史名人”。

席梁丞从医50余载，勤求古训，师古而不泥古，博采众长，不拘门户流派，形成他独特的学术风格，在内科、妇科、儿科等方面积累了丰富的临床经验，对温病、脾胃病、肝胆病、妇女月经病及小儿泄泻、惊风的治疗，更有独到之处。著有《席梁丞治验录》，其学术思想收入《著名中医学家的学术经验》一书中。另有《辨证治疗小儿腹泻（消化不良）的初步认识》《凭脉与凭证》《阴盛格阳》《重在辨证》《治贵权变》《痛经随记》《温热伤阴》《补阳还五汤加味对瘫痪的治验》《燕窝粥治验婴儿久泻》等文章分别辑入《名老中医医话》《中医医案医话集锦》《中医医论医案医方选》等书，所著《席梁丞医话》一书定稿未梓。

第三代：席兴贤、席英贤、席守贤、席书贤。

6. 甘肃张子明中医世家

第一代：张子明

第二代：张仁义

第三代：张德宏、张德胤

第一代：张子明（曾用名张雷，生于1902年，卒于1987年9月）

甘肃榆中县人，早年参军入伍，积极投身革命，1933年3月，参加了由中共甘宁青特委组建的西北抗日义勇军，任参谋长，作战英勇，兵败后远赴银川。随后潜心研习中医，为当地百姓解除疾苦。1949年新中国成立后返回兰州，在甘肃省第一干部休养所工作，承担干部医疗和保健工作。1956年调入甘肃省中医院，从事中医内科医疗工作，1969年受“文化大革命”迫害，下放到榆中县人民医院工作至退休。

从医50余载，精研岐黄，对医术精益求精，以脾胃立论，重视照顾脾胃气血，擅长中医内科及疑难杂病的诊治，尤其对肿瘤、水肿（肾病）、脾胃病治疗有独到之处。现留有《张子明医案》文稿。他积极带教，多次参加榆中县卫生系统科技大会，享有较高的声誉。

第二代：张仁义，生于1942年8月，甘肃榆中县人。1962年毕业于兰州第八初级中学（现兰州十四中学），同年7月经卫生厅分配到甘肃省中医院畅家巷门诊部，师从周子飘老师学习中医内科四年。从医士、医师做起，一直工作在临床一线。于2002年退休。退休之后，仍在畅家巷开诊，为广大百姓诊病，解除疾患。

其在秉承先祖父学术思想的基础上，继承和发扬了周子飘的学术思想，在内科和妇科等方面积累了丰富的临床经验，对不孕不育、带下、月经病、崩漏、先兆流产等病的治疗尤为独到，深得广大患者的信赖。从医50余载，俭朴廉洁，为人朴实，平易近人，治学严谨。

第三代：张德宏，生于1968年1月，甘肃榆中县人，在甘肃省中医院骨科工作。任中医骨科主任医师。任甘肃省中西医结合学会副秘书长，甘肃省中西医结合学会骨伤专业委员会秘书长，甘肃鑫报评选的首届甘肃群众喜爱的中青年名中医。

其他

1. 崆峒武术

崆峒山，作为人文始祖黄帝曾经问道的圣地，被世人称为“天下道教第一山”。中华文化从此源远流长。同样，《尔雅》中记载：“空同人武。”因而，这里也成为中华武术的发祥地，开中华武术之先河，成为崆峒、少林、武当、峨眉、昆仑五大武术流派之一，史称崆峒派。

崆峒武术根源于道家文化，之后随着崆峒山在吸纳了从古印度西来的佛教和内地东传而来的儒教而逐渐形成的佛、道、儒三教合一的历史融合过程中，其内涵也随之充盈而饱满。至唐初，崆峒武术修炼者飞虹子游历敦煌，将飞天舞姿与武术动作糅合，创编成花架拳，至此，崆峒武术形成了完善的内容，成派后开宗明义，广传天下。

崆峒派武术之初，是在崆峒山山洞里修炼的道士们为活动经脉，采日月山川之精气，合宇宙万物阴阳互变其本质为空的自然规律而创造的一套形体动作。崆峒派武术的先辈们不但钻研武术技法，修炼功力，而且探讨兵法，以道家的太极八卦哲学为指导，排兵布阵，为保一方平安献计献策，冲锋陷阵。这些宝贵的知识被收入到奇兵门中。1956 年崆峒派第十代掌门派人燕飞霞出山征战国内高手，一战取胜，成为全国冠军。1957 年代表中国参战缅甸，一人独得刀、剑、棍、扇、拂尘五项世界冠军，惊动世界武坛。1989 年，中国体育史学会在北京人民大会堂召集国际武术界名流专家给予崆峒派第十代掌派人燕飞霞以鉴定，并载入史册，中外媒体纷纷报道。

时至今日，崆峒山仍然屹立于广袤时空中，崆峒派武术在发源圣地甘肃平凉崆峒山下根深叶茂，绽放着耀眼的光彩。在崆峒派武术现今的发展中，崆峒山佛教全山住持释妙林法师在总结前人经验的基础上，创编出了青龙扭丝鞭等优秀拳种及器械。带动僧众信徒习练崆峒派武术。为崆峒派武术的发展做出了突出的贡献。

2004年在崆峒山下甘肃平凉城中举办的全国第五届武术（馆）校武术大赛中。崆峒派弟子王镖率领崆峒文武学校学生参赛，一举夺得散打冠军等一系列奖杯，彰显了崆峒派武术之现代实力。

目前，在甘肃平凉崆峒山周边县区，均有大批群众习练崆峒派武术，并在广州、上海及日本的东京、大阪等地区都已成规模化发展。

崆峒派武术分八大门。初级功法中的飞龙门、追魂门、夺命门作为初学部的必修之课，其中所用器械以拳、掌、刀、枪、剑、棍、铲、钩、鞭等为主，其名以飞龙、追魂、夺命命名，注明了其招式的形、神、意。如飞龙门的特点似飞龙在天，形如流水，动作大开大合，杀伤空间大；追魂门的特点是招招紧逼，一气呵成，连绵不断，有排山倒海之势；夺命门的特点是刚劲凶猛，一招制敌，不留活路，招招致命。醉门、神拳门、花架门是崆峒派武术的中级功法。醉门主要强调动作中的跃、翻、扑、腾、宕等功夫。神拳门的特点是神出鬼没、招式诡秘、拳打不实、用意不用力，以内气攻击，多伤敌内脏，各种兵器亦以气伤敌。花架门表现了崆峒派武术阴柔的一面，看似飞天舞蹈的姿态中暗藏杀机，如笑傲乾坤风流扇、桃花扇、出水芙蓉、香飘宇庭等，其花架枪、花架剑也不失其风格。奇兵门和玄空门是崆峒派武术上乘功法，是崆峒派武术最具特色的一门，其特点在于所用兵器短小奇特及排兵阵法。其中兵器有风火五行轮、风火扇、分水峨眉刺、玄铃神鞭等。阵法有太极阵、七星回天阵、八卦阵、八十一通天奇门遁甲阵等阵法。玄空门是崆峒派秘传之宝，多是历代掌派独修之法。其内容有燕式古太极八式、无相神功、达摩神功，以此修炼内功；以针灸、中药、易经、气功结合而成的疗病方法“易通疗法”，是崆峒山镇山之宝，是中华医学的奠基石。其中针灸取用“灵龟八法”“子午流注”之时辰、穴位、脉络，借以《易经》之卦相推断，配合气功引导助力，再用几味中草药服用，达到疗病奇效，为苍生服务。

崆峒派第一代掌派为始祖飞虹子；第二代飞绥子；第三代云离子；第四代黄衫客，号飞云子；第五代眉姑（女）；第六代曲一洪，号飞尘子；第七代陆尘子，号飞云；第八代袁一飞；第九代胡惠民，号胡飞子；第十代王进，号燕飞霞；第十一代花舞影（女）、释妙林、尹腾剑、王镖、赵强、张勇、郭耀开等。

蕴涵着中华先古文化的崆峒派武术，穿越 5 000 年历史长河，为中华民族的健身启智注入了活力。

2. 敦煌拳

敦煌拳是敦煌武艺各套路的母拳和基础，是以莫高窟壁画经变图中的飞天散花、四天神托马、太子比武图、劳度叉斗、阿修罗退、维摩诘献书、反弹琵琶等为基本内容，动作充分体现了粗犷雄健、遒劲有力、刚中寓柔、柔中寓刚、飘洒大方、造型优美、古朴典雅、势式别致新颖的风格特点。它以浓郁的东方神韵和其独有的风貌立于全国武林丛中，别树一帜。

敦煌是一座文化宝库，无论是敦煌壁画、雕塑还是赤轴黄卷，其内容涉及政治、经济、军事、哲学、宗教、文学、医学、民族、民俗、语言、历史、科技等广泛领域，其中涉及武术的相关内容直到 20 世纪 90 年代初才为武术界所关注。

1990 年，兰州举办城市运动会期间，中国武术协会主席徐才认为兰州和敦煌距离很近，文化同源，应当做敦煌壁画与兰州传统武术结合的文章，创立敦煌武学，弘扬传统武术，这为时任甘肃武协主席的王得功增添了创新敦煌武术的巨大信心。经过近两年的揣摩酝酿，1992 年 4 月，王得功带领其女王素君、西北师范大学体育教师陈青、弟子李天华等对敦煌莫高窟进行了实地考察。莫高窟博大精深的文化内涵和丰富多彩的武术画面，深深震撼了考察组一行人。最令人感受至深的是敦煌壁画、雕塑中有关武术形象的造型，就是中华武术演变和传承的再现！

壁画和雕塑的武术造型：一是徒手格斗，又叫“拳勇”，是中国武术的发端和基本形式。在敦煌壁画中反映徒手格斗的内容很多，比较典型的是第428窟中的“对打图”。二是武舞，这在敦煌壁画中有大量的表现内容，像285窟中的“力士舞”、53窟中“蹲射图”等均有表现。三是剑术，以剑作为武器对阵的场面很多，而描绘剑术最生动的是61窟西壁佛传屏风画，画中动作刚劲有力，手、眼、身、剑，浑然一体。在整个考察期间，最令人欣喜的是，无论是敦煌民俗社火中保留的劈叉、拿鼎、扫腿、侧翻滚、乌龙绞柱等高难动作，还是要狮子时武士做的各种扑跌、搏斗等的武术元素，充分证明敦煌武术源于民间、散落民间。而最令人鼓舞的是敦煌壁画、雕塑表现的武术，竟有许多动作与兰州当地的武术拳路颇为相似。比如说掌形，在国内的拳法中一般都采用柳叶掌，也就是五指并拢，但在敦煌壁画的武术中，基本上都是“八字掌”，而兰州拳法就是使用的“八字掌”，即大拇指伸开。另如脚尖微翘、臀部突出等动作，都和兰州拳一样。

考察之后便是艰苦的临摹、构思、创编、修改、完善。如何将敦煌壁画优美的造型与传统武术的技击意义相结合，创造出独具特色的敦煌武术成为王得功不懈的追求。他以敦煌造型为功架，以竞技武术为外形，以兰州地方拳意韵为基础，以通背拳劲道为风格并吸收太极连绵舒缓的特点，采用移植柔和，融会贯通的方法，取众家之长，反复推敲，磨合演练，将壁画中的摩诘献书、阿修罗腿、四天神托马、飞天散花、劳度叉斗、反弹琵琶等动作巧妙融合，表现出的特点是动作古朴，拳猛势烈；造型优美，飘洒大方；刚中寓柔，柔中寓刚，既展示了西域古老敦煌拳威武剽悍的阳刚之气，同时又饱含着天女翩翩起舞的阴柔之美。1992年8月，第一套“敦煌拳”母拳一路终于正式面世，在“首届中国兰州丝绸之路艺术节”的开幕式上，由160人组成的方队第一次向中外来宾表演了走下壁画的“敦煌拳”母拳一路，成为首届丝路节最大亮点，博得了武术爱好者和中外宾客的一致好评。之后，在作者看来，王得功将竞技拳、兰州手臂拳、披挂拳、翻子、八极、戳脚等的拳理拳法进一步融合，使其“形似敦煌壁画，神通传统拳艺”，陆续创编出了敦煌基础拳、敦煌健身拳等套路。整个敦煌拳包括敦煌拳二路、敦煌基础拳三路、敦煌健身拳三路及敦煌刀术、剑术、枪术、棍术、铲枝等。敦煌拳是其系列套路中的母拳和基础。现经过 20 多年的借鉴融合、相通拳理，形成了现在以兰州地方拳艺为基础、以劈挂类为支撑、以长短棍为特色、以敦煌武术为代表、以各式招法为核心的体系完整、独具特色、璀璨瑰丽的敦煌武术体系。

敦煌壁画上站立了千年的武术，终于走下壁画，造福人间！

3. 温泉

温泉是泉水的一种，从地下自然涌出或人工钻井取得，泉口温度显著地高于当地年平均气温而又低于（等于）45℃的地下水叫温泉，含有对人体健康有益的微量元素。温泉水温一般超过 20℃。水温超过当地年平均气温的泉也称温泉。温泉的水多是由降水或地表水渗入地下深处，吸收四周岩石的热量后又上升流出地表的，一般是矿泉。泉水温度等于或略超过当地的水沸点的称沸泉；能周期性地、有节奏地喷水的温泉称间歇泉。

温泉浴是一种自然疗法，大部分的化学物质会沉淀在皮肤上，改变皮肤酸碱度，故具有吸收、沉淀及清除的作用，其化学物质可刺激自律神经、内分泌及免疫系统。

甘肃著名的温泉点有 3 处。分别是通渭、清水、武山温泉。

通渭温泉位于县城西南 8 千米处的汤池河谷中，历史悠久，饮浴效果独特，浴可医治百病，饮可提神美容。其因水温高、水量大、水质优而居西北温泉之首，有“陇上神泉”之美誉。通渭是敦煌莫高窟至天水麦积山古丝绸之路旅游线上的中转站，这里交通便利，位置优越，最吸引人的是，这里还拥有距离省会兰州最近的天然温泉。早在 1 000 多年前的北魏时期，郦道元在《水经注》中就有记载：“渭水自黑水峡至岑峡，南北十一水注之，北则温谷水，导平襄县南山温溪……”“温谷水”即温泉，“平襄”即今通渭。明成化年间，温泉是“通渭八景”之一，工部郎中通渭籍诗人王攒就写过《温泉冬涨》：“万壑琼瑶早雪天，灵泉汩汩泛青烟，路人莫讶色如涨，谁煮金鹅不记年。”清代诗人顾竟成在诗中写道：“和气氤氲沸焰沦，不容霜雪近游人。涧边绿草迎风舞，别是人间二洞春。”清道光年间，通渭知县屠旭初在此主持修建二亭，以分男女之浴，并署名写成《温泉志》。他在碑文中说："地无茂林绿荫交加，山非秀岭层峦红云缭绕。四季温暖，可以熟鸡蛋，多年疾病，入池久浴，汗出病愈，立起沉疴。"这就充分说明了通渭温泉历史悠久，饮浴效果独特。因泉水日夜涌冒，顺山谷自然流失，故温泉被当地人叫"汤地河"。千百年来人们通过对温泉的体验和其功效的研究，给予通渭温泉"浴可医治百病，饮能提神美容"的由衷赞誉！

清水温泉位于距天水市清水县城东8千米处的汤浴河畔。这里山高谷深，满坡披绿，花香鸟语，溪水潺潺，环境十分幽静。相传这里原建有龙神庙一座，庙前有温、寒二泉。自古以来当地人民视为"神水"，纷纷前来洗浴治病。今庙宇已毁，现存温泉石碑两通。一通为诗碑，刻于明崇祯十五年（1642年），诗曰："水性原皆冷，此泉何独温？天留千载泽，池贮四时春。善洗身心病，蒸销眼耳尘。好乘天际马，洒鬣暖吴民。"另一通为清乾隆十六年（1751年）所刻，内容除赞美温泉外，还记述了温泉龙神庙的扩建情况。从明代诗碑可见，温泉在明代是陇上胜迹之一，列为清水八景之中。

武山温泉又名矿泉，古称烫池寺。位于武山县城东南30千米的温泉乡。温泉热水区域较广，有泉眼11处，日涌水量700吨。属热放射性矿泉，水温38~40℃，属软质淡水。武山矿泉疗养院建于1954年，是一所以优质天然疗因子氡泉为主要医疗手段，集治疗、康复疗养、旅游度假为一体的综合性疗养院。从洛门火车站下车向南24千米即到。矿泉疗养院树木繁茂，水榭楼阁，鸟语花香，年平均气温10.1℃，年最高气温32.7℃，最低气温-11.1℃。气候宜人，无工业污染，无噪声干扰，天然翠绿色植被覆盖疗养院，宛若一处极佳的天然空调盆地。

3. 沙疗

沙疗，又称埋沙疗法，诞生于13世纪初，因沙子中富含磁铁矿物质，在阳光的照射下，人埋其中可以治疗多种关节疾病，改善血液循环。此外，对舒缓心理疲劳也有很好作用。因此广泛应用于像敦煌这样具有沙漠的地区。据史书上记载，"沙疗"在当地曾被人们广称为"沙埋"，是将病体部位埋入沙中，利用阳光、干热、压力、磁力（沙疗用的沙比外地沙含磁高9倍）的综合作用治疗疾病的一种民间治疗方法。明代医药家李时珍在《本草纲目》中谈到这种疗法，认为可以

“六月取河沙，烈日暴令极热，伏坐其中，冷即易之”，并且以“取热彻通汗”为度，即至身体发汗就可以停止了。

研究表明，在阳光强烈照射的干热天气里，沙粒的温度升高，通过沙的机械压力使热向深部组织传导，从而起到扩张末梢血管，改善患处的血液循环，增强新陈代谢，活跃网状内皮系统功能，增强机体免疫力等功效。身体受到阳光中较强红外线的照射，神经系统功能会得到激活和恢复，并能引起机体复杂的全身反应。

另外，沙子中含有钙、镁、钾、钠、硒、锌、锶等微量元素及丰富的磁铁矿物质。磁铁矿物质经过烈日照射，产生磁场作用于人体，与微量元素协同作用，成为集磁疗、热疗、光疗和按摩于一体的综合疗法，因此能治疗疲劳、肢体酸困、慢性腰腿痛、坐骨神经痛、脉管炎、慢性消化道疾病、肩周炎、软组织损伤、高血压等。尤其是沙子中的微量元素对治疗风湿性疾病起到了关键的作用。

这一养生防病法在当地流传已有 100 多年，并逐渐成为“火洲一绝”。如今，敦煌等地还成立了“沙疗所”，并配备了专职医务人员，沙疗的价值得到进一步利用。在鸣沙山露天设立沙疗中心，也是为了更好地保护传承这项拥有悠久历史的敦煌沙疗民俗技艺。沙疗是敦煌当地一项传统的民俗活动，据史料记载始于东汉时期，千百年来绵延不绝，其间从未间断。鸣沙山光照充足，日照时间长，每年 7 月中旬至 9 月中旬，敦煌鸣沙山系高温、干热，白天表层沙温高达 65~75℃。拥有“先天优势”的沙疗对一些慢性病的治疗有独特效果。

4. 庆阳窑洞

窑洞一般有靠崖式窑洞、下沉式窑洞、独立式窑洞等形式，其中靠崖式窑洞应用较多，它是建筑在山坡，土原边缘处，常依山向上呈现数级台阶式分布，下层窑顶为上层前庭，视野开阔。下沉式窑洞则是就地挖一个方形地坑，再在内壁挖窑洞，形成一个地下四合院。陇东黄土高原是天下黄土最深厚的地方，而庆阳地处典型的陇东黄土高原区，是居民窑洞最多、最稠密的地方。窑洞密密层层，鳞次栉比，有人曾喻为：如挂在云雾中的洞天神府，似镶嵌在黄土高原上的颗颗明珠。

上至周先祖时期，土窑洞就遍布山原谷地。《诗经》称为“陶复陶穴”。唐宋时期，窑洞种类增多，每个窑洞有了明确分工，有暗庄、明庄和四合院庄；明清时期出现了小城堡，高大土墙将一组窑洞或土炕围起来，以防御兵荒和盗贼，俗称为堡子。窑洞的修建，庄面子一般高 9 米，长 17~23 米，用镢头修刮成水波等花纹，正面挖窑三至五孔，侧面根据地形也可挖一至三孔窑，前面为空地，一般为三面筑墙，修建大门门楼。窑洞一般高 4 米，宽 2.7~3.3 米，深 10 米，正面的主窑比其他窑洞略高，作正堂为长辈居住。窑口砌墙安门窗，一般为一门三窑洞或一门二窗，靠窑顶的窗子称天窗。窑内靠山墙均盘有土炕，土炕一边紧接山墙，一边紧连窑壁，留有炕洞门，“烧柴点炕，满窑生暖，主窑坐炕，其乐融融”。修窑洞一般以山形走向，避湿就干，避低就高，避阴就阳。庆阳窑洞的种类很多，细算可分 10 多种，但按大类分，有三种，即明庄窑、土坑窑、箍窑。

（1）庄窑：也叫崖庄窑，它一般是在山畔、沟边，利用崖势，先将崖面削平，然后修庄挖窑。“陶复陶穴”中的“陶复”，指的就是明庄窑，有一庄三窑和五窑，也有五孔以上的。宁县瓦斜乡有一个千年大窑洞，占地 200 平方米，一门五窗，窑内可容纳数百人集会。在董志塬、早胜塬等大塬上，也有利用胡同修庄的，由于崖势不高，须下挖几米再挖窑，往往形成三面高、一面低，这种庄子被称为半明半暗庄。

（2）土坑窑：这种窑都在平原大坳上修建，先将平地挖一个长方形的大坑，一般深 5~8 米，将坑内四面削成崖面，然后在四面崖上挖窑洞，并在一边修一个长坡径道或斜洞子，直通原面，作为人行道。“陶复陶穴”中的“陶穴”即为这种下沉式地坑庄。这种窑洞实际上是地下室，“冬暖夏凉”的特点更为显著。

（3）箍窑：箍窑一般是用土坯和麦草黄泥浆砌成基墙，拱圈窑顶而成。窑顶上填土呈双坡面，用麦草泥浆抹光，前后压短椽挑檐。有钱的人还在卜面盖上青瓦，远看像房，近看是窑，用长方形或正方形石块箍的窑洞称石箍窑。

庆阳窑洞按用途分还有很多种，在正窑面或在庄子崖面正面两窑口之间的上部，挖小窑一孔，修阶梯而上，可以高瞻远瞩，多为防盗而用，称为高窑。在窑内一侧挖一小窑洞，多为储藏贵重物品或粮食而用，叫拐窑。住家窑洞因用途不同，名称也有所不同，有客屋窑、厨窑、羊窑、中窑、柴草窑、粮窑、井窑、磨窑、车窑等。

“土打的窑洞 4 米宽，夏天凉来冬天暖”。陕北的窑洞大体上可以分为三类：土窑洞、石窑洞和砖窑洞。利用黄土的特性，挖洞造室修成的窑洞叫土窑洞，一般深 7~8 米，高 3 米多，宽 3 米左右，最深的可达 20 米；石窑洞是用石头作建筑材料，深 7~9 米，宽、高皆为 3 米左右的石拱洞；砖窑的式样、建筑方法和石窑洞一样，外表美观。另外还有一种接口窑洞，是介于土窑洞和石、砖窑洞之间的窑洞，一般是在土窑洞前开大窑口，加砌石料或砖砌窑面，外观类似石窑洞和砖窑洞。

窑洞对人体是有益的，最大的好处是冬暖夏凉。曾有人写诗赞扬窑洞：“远来君子到此庄，休笑土窑无厦房；虽然不是神仙洞，可爱冬暖夏天凉。”

走进庆阳，无论是平展的平原，还是沟壑纵横的山区，都会看到一排排、一孔孔窑洞庄院组成的村落。早在 20 万年前，已经有人类在庆阳这块土地上生存繁衍。周族重视农业，《汉书·地理志下》有：“其民有先王遗风，好稼穑，务本业，故豳诗言农桑衣食之本甚备。”夏朝在太康失位之时，不窋承袭其父后稷的官位。太康政乱破坏农业生产，不窋遂率领族人来到庆阳，在此定居，不窋用自己种庄稼的技能，教民稼穑，日出而作，日落而息。《诗经·豳风·七月》中描绘的正是一幅当时的农耕图。

周族历经从不窋到鞠陶、公刘三代，发展了农业生产，创造了周的灿烂文化。《甘肃省通志》里庆阳人有“好稼穑务本业，有先王遗风”是他们的功绩，“陶复陶穴以为居”是他们的功绩也为自己提供了保障。原始人所住地穴皆是自然而成，没有阳光，阴暗潮湿，又时常有野兽的危害，对人类生存十分不利，生活没有保障，因此也不利于发展。在不窋执政时，鞠陶负责挖窑洞，所谓“陶复陶穴”就是周人根据不同的地理条件而挖的两种形式的窑洞。古代窑与陶相同，有了窑洞，人们就不再苦于野兽袭击，安全有了保障，开始定居生活，农业才因此而大力发展，窑洞便是农耕家园。

5. 兰州刻葫芦

日常生活中，当我们无法了解对方的情况时，常常爱说："不知他葫芦里卖的什么药。"以前，葫芦的确是用来盛放药物的。据《后汉书·费长房传》记载："市中有老翁卖药，悬一壶于肆头。"从此，后人称行医为"悬壶"。元代诗人钱昱有诗传世："卖药不二价，悬壶无姓名。""悬壶济世"便成为治病救人的代名词，也是古代医家追求的人生境界。这里的壶，即壶卢，是葫芦的别称，又名蒲芦、瓠瓜、匏瓜等。

葫芦是一年生攀缘草本植物，夏秋开花，秋冬结果，果实因品种不同而形状多样。一种称为京葫芦，李时珍称为蒲芦，中有细颈，个体较小；另一种称为匏瓜，呈梨形，底端膨大。我国各地均有产，以江浙一带居多。葫芦的用途十分广泛，早期人类生活离不开它。葫芦幼嫩的果实和叶子是先民的食物和菜蔬。"七月食瓜，八月断壶"，说的就是甜嫩的瓠瓜可作食用。葫芦果实外壳色白，外层有蜡质，质坚硬而轻虚。"一个葫芦两个瓢"，在陶器尚未发明时代，先民用葫芦瓢作为碗、壶、勺、杯使用。至今在我国一些地区，葫芦依然是轻便而实用的生活工具。古人将葫芦作为盛放药物及酒的容器，既密封不走味，又得葫芦清香之气，融天地精华于一壶。"唯是壶中物，忧来且自斟"，壶中美酒启之醇香彻腑，茗之更可解忧。把药与酒浸渍于壶中，密封时日，启封饮用，是古人治病的重要方法。于是壶与医药也就结下了不解之缘。当然葫芦本身就是一味中药，这也是它能成为医药化身的重要原因之一。葫芦味甘、性寒，入肺、脾、肾三经。其主要功用有四：一是利水消肿。可用来治疗肝硬化腹水、黄疸、小便不利等病证。二是清热解毒。主治痈疽疔疮、痔疮肿痛。三是杀虫止痒。主治疥癣、脚癣、白秃疮等。四是除烦止泻。主治胃热、消渴，心中烦热，夜寐不安。

葫芦细腰，上下两个圆球，造型古朴典雅，线条婉约婀娜，能体现东方文化的情趣和神韵。葫芦外形像"吉"字，"壶"与"福"字谐音，因此药葫芦也是消灾祛病、吉祥如意、福寿康泰的象征。

兰州人将雕刻艺术与葫芦文化巧妙地融为一体，起源于魏晋。

考古资料已充分证明，自魏晋起，生产技术已发展到相当高的水平。到了唐贞观年间称葫芦为匏器和瓠，当时兰州葫芦雕刻技艺已很精巧。据《隋荫刻缉》记载，隋末兰州周围已大量种植葫芦，把葫芦的外皮刮去后磨光，在葫芦上雕刻书法碑帖或花纹图画。兰州葫芦雕刻的发展与鸡蛋葫芦的发现、应用有极其重要的关系。

葫芦谐音“福禄”。葫芦在中国文化艺术中确实是个好东西，不仅是艺术品也是很好的远古文化传承的载体。葫芦是中华民族最原始的吉祥物之一。人们常挂在门口用来避邪、招宝。上至百岁老翁，下至孩童，见之无不喜爱。缘由之一也不乏因其有着古老的渊源。古人认为它可以驱灾辟邪，祈求幸福，使子孙人丁兴旺。亚腰葫芦在外形上看是由两个球体组成，象征着和谐美满，寓意着夫妻互敬互爱。如果夫妻缘薄，可以摆放一只在床头，加强夫妻情分，增加夫妻感情。葫芦还有除病之用，只需挂在病者的床尾或摆放在病者的睡侧。就可以吸取患者身上的病气，使其快速地好起来。如果是健康人，则可以吸取人身上的晦气，提升运势。葫芦挂在大门外，则有保屋内人平安的作用。中国古代宇宙论认为创世之前的混沌状态是以天地合为一体的有机整体为特征的，其物化形象乃是葫芦，其人格化形象则是盘古、伏羲、女娲等。从混沌到世界的创生过程，被形象化地叙述为葫芦从中央剖开，亦即所谓天地剖判，阴阳分离。追溯到葫芦瓜的最早一例。到了后代相继出现的少数民族神话中，葫芦剖判的母题衍生出大量洪水方舟型的故事，葫芦作为容器成为人类再生的象征。闻一多先生在《伏羲考》第五部分“伏羲与葫芦”中指出，神话中作为创生之祖的男女二神伏羲、女娲均为葫芦的拟人化。或者说是一对葫芦精。葫芦不但在古代人民的物质生活中占有重要地位，而且与文学、艺术、宗教、民俗、神话传说乃至政治等关系也十分密切，围绕葫芦所形成的种种意识形态，无疑是构成中国传统文化的一个重要组成部分。中国的几千年的灿烂文化博大精深，葫芦文化经历数千年的历史积淀，以其独特的历史渊源、深厚的文化内涵以及广泛的群众基础，在现代文化中仍占有重要的地位。因此，千百年来，葫芦作为一种吉祥物和观赏品，一直受到人们的喜爱和珍藏。总之，葫芦已成为观赏、收藏、实用的上好佳品，是中华吉祥文化的代表和象征。

兰州刻葫芦不但行销国内许多地方，有些作品还漂洋过海，被美国、英国、墨西哥、巴西、阿根廷、澳大利亚、新西兰、新加坡、韩国、日本等几十个国家的收藏家或博物馆所收藏，一定程度上成为我国中医文化走向世界的象征。

6. 庆阳香包

地处陇东黄土高原的庆阳，是华夏始祖轩辕黄帝活动的摇篮和周人的发祥地，也是祖国中医药学文化创始人岐伯的故乡。其历史悠久，民间文化艺术沉淀十分丰厚，与岐黄医学一脉相承的香包便是这民间艺术之花中的一朵奇葩，不仅具有极高的审美价值，更有防病治病的特殊功效，千百年来曾为人类的繁衍生息做出过一定的贡献。

香包，古称香囊，亦称荷包、佩玮，陇东民间又称耍活等。其含义有二：从狭义上讲，是将具有芳香气味的药末（又称香草）置于透气好的棉、绸小袋内，佩戴于身，以防病治病。因其气味芳香，故名香包，亦称香囊。从广义而言，是指将装有香草的药末置于刺绣精美的荷包、枕头、兜肚、坎夹、针扎等内，以防病保健、避邪祛恶、装饰衣着、表达情感、传递友谊，属于陇东刺绣的一种形式。庆阳香包，历史悠久，源远流长。

《黄帝内经》奠定了祖国中医药文化的基础，亦为香包防病治病提供了理论依据，而1973年湖南马王堆一号汉墓的出土文物中，发现装有香药的香囊，说明香包早在秦汉时期民间就已普遍使用。

之后，庆阳香包与陇东民间刺绣工艺进行了有机的结合，针工技艺越来越考究，表现形式更多种多样，使用方式也灵活多变。外形设计中既有传说人物和原始图腾，又有各种动物及花鸟鱼虫；既有佩戴于身的香囊，又融入枕头、兜肚、坎夹、针扎等日常用品之中；既可佩戴，又能悬挂，正如汉代乐府民歌名篇《孔雀东南飞》中所说的“红罗复斗帐，四角垂香囊”。2001年在庆阳市华池县双塔寺二号石造像塔塔体内发现了被誉为千古佳绣的“千岁香包”，据考证是金大定十年（1170年）或此之前的作品，足以显示庆阳香包的历史地位。另据清乾隆《庆阳府志》载，戴香草荷包是庆阳人端午节最重要的一项活动。这种风俗一直延续至今，并越来越受到世人关注。

庆阳香包，种类齐全，名目繁多。其中香囊、药枕、兜肚健身防病，功不可没。源于《黄帝内经》的祖国中医药学，便十分重视防治结合。《素问·四气调神大论篇》中就有“不治已病治未病，不治已乱治未乱”的记载；《素问·刺法论篇》中亦有“正气存内、邪不可干”之说。唐代孙思邈《备急千金要方·卷九》中载有“赤散辟瘟疫之伤寒热病方：藜芦、踯躅花、附子、桂心、珍珠、细辛、干姜、牡丹皮、皂荚九味末之，分一方寸匕，置绛囊中带之。”充分说明佩戴香囊可避瘟防疫。另据隋代巢元方《诸病源候论·卷四十五》载：“儿皆须著帽，项衣取燥，菊花为枕枕之。”至今沿用。

陇东民间亦有用荞麦壳、绿豆衣、蚕沙等为枕，使儿枕之，皆取其清利头目之义。否则，则正如宋代陈文中《小儿病源方论》所说的“头为诸阳之会，诸阳所腠也。头脑为髓之海，若热则髓溢汗泄，或颈颅肿起，或头缝开解，或头疮目疾”。此外，《备急千金要方·卷六》中还有两个用药枕治病的方子。“治目痛不得睡方，蒸大豆袋盛枕之”；“治蚰蜒入耳方，炒胡麻捣之，以袋盛，倾耳枕之，即出”。兜肚亦可治病，清代吴师机《理瀹骈文》中就有“治痞积……用大附子、小茴香、公丁香、母丁香、木香、升麻、五味子、甘遂、沉香、麝香，揉艾缝兜肚，缚丹田穴”的记载。以上将药物研末袋装，采用佩戴、枕头、兜肚的治疗方法，统称为中医的药袋疗法，属中医服饰疗法的一个重要组成部分，在中医儿科尤为适用。枕头法、兜肚法更适用于老年人。

作为华夏文化发祥地之一的庆阳，每年端午节早晨，家家的大人们都要给孩子佩戴上精心绣制的香囊，有肩上扎的、胸前吊的、背上背的、腋下挂的，袖子上缝的，浑身上下都缀满了香包。还有给老年人送长寿枕、耳枕、兜肚等习俗。

中医理论认为，小儿肌肤娇嫩，脏气清灵，药物容易透达，只要使用得当，就能取得随拨随应，药轻效捷的效果。且小儿神识未开，服药困难，惧怕打针，使用香包防病保健，方法简便。老年人则由于机体气血脾胃相对虚弱，头痛、失眠、眩晕、腹胀、腹痛、腹泻等症常易发生，使用药枕、耳枕能清利头目，穿带兜肚更能温中散寒、健脾益胃。这充分说明庆阳民间头要凉，背、腹、足要暖的传统摄生方法是有科学道理的，同时也体现了尊老爱幼这一中华民族的传统美德。

香囊、药枕、兜肚健身防病，形式各异，用药及适应证亦有所区别。香囊多选用苍术、雄黄、藿香、佩兰、薄荷、白芷、桂枝、高良姜、冰片、防风等芳香辟秽解表药，以防治上感、流感、鼻炎、汗臭、皮肤湿疹及时行传染病。药枕注重清热解毒、清肝明目，多用菊花、钩藤、蚕沙、薄荷、石菖蒲、艾叶、灯芯草、辛夷、防风、金银花等，用来防治失眠、头昏痛、高血压、颈椎病、头面五官诸疾及小儿夜啼等。至于耳枕，是指在枕头中间挖去一块，空间大小恰巧可保护耳朵不受压而得名。若在其中再装入菊花、灯芯草等药物，既清脑健体，又赏心悦目。兜肚则以吴茱萸、丁香、艾叶、茴香、砂仁、山柰、甘松、肉桂、苍术、良姜等温阳散寒药为主，既可防治腹胀、腹痛、腹泻，又能增进食欲，增强免疫力。

芳香走窜药成分多为挥发油，含有酮、酚、醛、醇等物质，能促进血液循环和腺体分泌。佩戴香囊和使用药枕均可使药物浓郁的香气经口、鼻闻吸，通过对大脑的嗅神经产生良好的香味刺激及对局部俞穴产生缓慢刺激，促进机体免疫球蛋白的含量增高，增强人体防御能力，借以达到防病保健的目的。

7. 凉州茯茶

凉州茯茶又称老茯茶，武威人戏称其为“土咖啡”。味道香甜，色泽浓艳，回味悠长，具有除腥解腻、疏肝健脾、滋阴壮阳、延年益寿等滋补作用，堪称凉州一绝。凉州人有句俗话叫：一杯老茯茶，赛过活菩萨。

选用优质老茯茶，配以红枣、枸杞、核桃仁、桂圆、苹果、山楂、花椒、大黄、锁阳、白糖等，入锅猛火炒至微焦出锅，然后将上述用料（除白糖外）按一定的比例同时加入开水中，温火熬半小时即可。

茯茶之所以一直受到西北少数民族的喜爱，就在于其具有的消食、暖胃、减肥、降脂等一系列独特的功效。现代临床试验也表明，高级茯茶中有人体必需的多种氨基酸、维生素和微量元素，含有的无机元素钾、锌、铁、锰、铜、钙、镁比其他茶叶高。茯茶原材料本身即具有对人轮状病毒的抑制作用，能有效地阻断人体致癌性亚硝基化合物形成；所含脂肪分解酵素含量高于其他茶类；茯茶中的γ-氨基丁酸含量丰富，有着明显的降血脂作用，因而茯茶具有分解油腻、利尿通便、消食和胃、止泻化痔、醒酒安神、抗癌防辐射，降低人体内脂肪化合物、胆固醇、三酸甘油酯等功能。对于年龄在50~70岁的高脂血症患者，每日坚持饮用茯茶3次以上，不出一月，身体血液的高密度脂蛋白、胆固醇、甘油三酯和脂质过氧化物等生化指标，均将出现不同程度的下降。

由于其独特的工艺和特殊的品质，使其具有良好的营养保健价值，茯茶营养价值早在10多年以前就引起了日本的关注，对茯茶做了长达10年的追踪研究，进口消费茯茶的数量近年大幅度增加。主要功效如下：

1. 消食

《本草纲目拾遗》称，安化茶又称湖茶、茯茶，粗梗大叶，须以水煎，或滚汤冲入壶内，再以火温之，始出味，其色浓黑，苦味带甘，食之清神和胃，强身延年。

消食与减肥腻、下气等药效是相通的。中医文献中称茯茶主治“食积不化”见于《本草求真》。陈年茯茶从功效描述上有“消宿食”“消饮食”“消积食”“消腥肉之食，解青稞之热”“解酒食之毒”“养脾、食饱最宜”等。

湖南农业大学对茯砖茶利于消化的理论进行了相关的实验研究，尤其是对发花中产生的优势菌——冠突散囊菌进行了一系列的实验，结果发现：冠突散囊菌发酵液与茯砖茶、绿茶茶多酚复合物相比较，能更好地提高胃蛋白酶、淀粉酶的活性，并能抑制脂肪酶的活力。而茶叶中主要活性成分茶多酚的总量也有了显著的变化，这极有可能是由于冠突散囊菌自身代谢后产生了活性更强的物质。有研究显示，后发酵茶比绿茶具有更高的生物活性，茶叶中的多酚类物质经微生物代谢后能产生生物活性更强的物质。

茯砖茶汁、冠突散囊菌发酵液可促进胃蛋白酶和胰蛋白酶对蛋白质的酶解，有利于蛋白质的消化吸收，改善人体肠胃功能。

冠突散囊菌发酵液和茯砖茶汁对脂肪酶活性有显著的抑制作用，降低饮食中脂肪在肠管中的分解，抑制肠道对脂肪的吸收，这些为茯砖茶的降脂作用提供了一定的理论依据。

2. 减肥

几千年来就被人们所利用，我国西北游牧民族的食物结构是“牛、羊肉和奶酪，非茶不解”，故而“宁可三日无食，不可一日无茶”，以致才有经历千年的茶马贸易。黑茶“解油腻、牛羊毒”“去人脂”“解荤腥”等，这一功效运用到当今社会是极有意义的。如今肥胖成为一大健康难题，是当今社会上的流行病，黑茶“去肥腻”的功效正是发挥作用的大好时机。自古以来，西北少数民族群众尽管食用高脂肪的牛羊肉和奶制品，但由于每日饮用茯茶，肠胃病并不多见，体质也很好，女孩子大多不胖。尤其是河西走廊中部的裕固族妇女，长期用茯茶熬制摆头茶饮用，更是显得身材苗条、健康美丽。由此可见茯茶的减肥功效。

3. 治痢

治疗是黑茶尤其是老茶的一大功效。“痢”即指的“肠炎”，古时称“赤痢”“白痢”“赤白痢”“噤口痢”等。《本经逢原》称：“姜茶治痢——不问赤白、冷热用之皆宜。”“合醋治泻痢甚效。”用老茶（存放几十年的黑茶）熬煮成浓汁，辅之以姜片、红糖喝下，一般不到两个时辰便药到病除。

4. 降血脂

茯砖茶是边区居民生活所需维生素和微量元素的重要来源，也是预防疾病的主要复方制剂。实验选用50名高脂血症患者，男性，年龄60~70岁，实验前对患者进行血液生化检查，饮茶前做高密度脂蛋白、胆固醇、甘油三酯和脂质过氧化物检查，在不改变饮食结构的前提下，每日服茯砖茶2克，一个月后，50名患者的血液生化指标均有不同程度的下降，表明茯砖茶有明显的降血脂作用。

5. 护血管

当人体脂肪性食物过多时，毛细血管的通透性增大，脆性也就增大，很容易引起微血管壁的破裂而出血，而茯茶由于含有8%~10%的茶多酚，长期饮用可增强毛细血管的韧性。防止微血管的破裂，这对以牛羊肉、奶酪、酥油为主食的消费者来说，尤为重要。

6. 降低血糖

糖尿病是人体体内糖代谢失调引起的疾病，中医称为“消渴病”。古老的中医验方中就有“粗茶”熬汁长服，治消渴病的记载。现代通过对茶叶的研究发现，能使血糖降低的关键成分是茶叶中的茶多糖、茶多酚和茶色素。茶多糖在成熟茶叶中含量最高，这就印证了古人对“粗茶”效用的记载，这里要说明的是很多关于茶疗中提到的“粗茶”，就是黑茶，特指成熟老茶叶，而非其他茶叶过筛后选出来的低等茶。在对大量的动物进行试验后发现，口服或腹腔注射茶多酚都有降血糖效果，一般此效果在投药后10小时左右出现，24小时后效果消失。其机制不是促进胰岛素的分泌，而是促进胰岛素的功能。茶多酚与促进胰岛素分泌药物一起使用，能增强药物的降血糖效果。茶多酚对人体和动物体内的淀粉酶、蔗糖酶活性有抑制作用。其中，茶黄素的效果最强。通过动物试验和临床试验证明，在摄取淀粉或蔗糖之前30分钟，先服用茶多酚可抑制血糖值的上升。

7. 抗氧化、抵抗衰老

人在正常的生命活动中，体内代谢不断产生有害的自由基。自由基的性质活泼，具有极强的氧化能力。由于人体存在许多抗氧化系统，所以体内自由基的浓度一般很低，正常情况下不会造成危害。但如受生理（如疾病）或外界因素（如辐射）等影响，体内自由基的代谢失去平衡，过量的自由基就可诱发体内不饱和脂肪酸的氧化，产生氧化脂质，引起蛋白质聚合。不饱和脂肪酸是细胞膜的主要结构材料。过多自由基产生会削弱细胞的正常功能，造成细胞破坏乃至组织坏死，使机体的正常代谢受到影响，从而出现机能退化、衰老，甚至疾病。目前，已知有上百种疾病的罪魁祸首是自由基。而属于强效抗氧化剂的茶多酚能够阻止自由基的氧化反应，清除多余的自由基，起到保护机体的作用。

茯茶中含有大量的茶多酚和茶多酚分解物。茶多酚是一类含有多酚羟基的化学物质，极易与自由基反应，提供质子和电子，使其失去反应活性，因而具有显著的抗氧化特性。在抑制油脂的氧化试验中发现，茶多酚在10克/毫升的低度时，就和200克/毫升的维生素E有相同的抗氧化能力，在20克/毫升时其抗氧化能力比50克/毫升的抗氧化剂BHA强。可见茶多酚的抗氧化能力远远超过BHA和维生素E。研究表明，茶多酚能消除多种无机和有机自由基，其能力大于维生素E、维生素C、BHA等抗氧化剂。茶多酚抗氧化性还能与多种氨基酸以及维生素C、维生素E协同作用，一起使用有更好的抗氧化效果。茶多酚能增强肝脏、肺、消化系统、血液等组织中的抗氧化系统中的酶的活性，起到保护体内抗氧化酶的作用。

百年沉浮

近代甘肃的医学教育及学会

新中国成立前的兰州中医

1. 中央国医馆甘肃分馆的成立

1929 年全国“三一七”斗争胜利后，国民党政府于 1931 年 3 月 17 日设立了中央国医馆，甘肃省于 1931 年下半年由热心中医事业的人士临洮牛载坤先生请准筹备成立“中央国医馆甘肃分馆”。地址在兰州市原东大街天齐庙内，该馆是一个中医学术性机构，设馆长、副馆长，负责总管，下设中医研究室、药物研究室，附设一个门诊部，并设有药房，有医师、药工、职工约 13 人，经费在省财政项下拨给。由牛载坤任第一任馆长，柯与参任副馆长兼秘书，牛孝威任药物研究室主任。1935 年 7 月，柯与参任馆长，牛孝威任副馆长，增派王仲英为副馆长。当时馆中有医师权爱棠、何恒山、陈范卿、甘惠廷、杨琴轩等人参加门诊，只收挂号费，免收诊费。贫苦患者，施舍药剂。定期开展中医学术讨论，疑难病症研究等活动。该馆成立以来，对疾病防治、保护人民的健康和继承发扬中医药文化等方面，做了一定工作。新中国成立后，由甘肃省卫生厅接收，改为甘肃省第一届中医进修班。

2. 中医人员来源及其执业情况

新中国成立前甘肃没有公立的中医学校培养中医人才。中医的来源完全由热心中医事业的老医师收带徒弟，传授培养，或医者父子家传教学，有志者业余函授自学，学成报考，经国民党政府考试院委托省教育厅（后改为省考铨处）组织考试，将考试及格者转请中央考试院发给中医师证书，再向当地省政府申请颁发中医师开业执照，方能获准执行中医业务。中医师获准应诊后，有的临街设立诊所，有的在中药店（馆）坐堂行医，有的在家接待患者，也有人下乡巡回出诊，还有些人兼业中医，业余在家施诊。这些都是私人个体开业，没有一处联合诊所或公立中医院。

兰州市在20世纪20年代行医的中医有：王海舟、关子廉、叶筱泉、黄素梓、彭子经等。在20世纪30~40年代行医的中医有：柯与参、马凤图、郭均甫、王静山、尚坦之、杨作谋、李鸣歧、张忠选、姜润之、张巨清、齐甄才、王子勤、裴志英，李子质、张之良、郭象离、邓春山、刘兴元、王叔仁、王文泉、牛孝威、董静庵、甘惠廷、金云峰、甘涵九、李景辉、王农夫、苗天辅、王致廉、宋介民、王仲英、史友直、邹方舟、王修安、张百川、毕寿源、丁树祥、刘绍文、吴鸿恩、彭既明、王仲篪、丁克勤等人。

3. 兰州中医师公会的组成

为了增强中医团结，交流学术经验，不断提高诊疗技术水平。1937年5月由医师王仲英等人发起，组成了“兰州市中医师公会”，地址在兰州市原东大街火神庙内。该会系学术性的同业群众组织，在兰州执行中医师业务的均可申请入会为会员。内设理事长一人，理事若干人，由王仲英、于有五、王星五、姜集云、王子勤、焦振洪、张巨清、郗成章、王农夫等，组成理事会，主持日常事务。推选王仲英任理事长，其余人员任理事。内设免费门诊部，由各理事轮流义务应诊，经费由会员会费收入支出。每年召开全体会员大会一次，改选理事会，互相会晤，交流学术经验。该会之组成，对团结中医艰苦奋斗，开展中医业务，协助政府进行卫生防疫工作，做出了很大的贡献。直至新中国成立后，由甘肃省卫生厅接管，改组为兰州市中医促进会筹备会，以后又改为兰州市中医学会。

4. 兰山中医学校的筹办

祖国医学的继承和发扬，如仅依靠老中医带徒传授，毕竟力薄势单，远远不能满足广大群众对中医事业的热爱激情，他们冲破重重阻力，毅然于 1946 年 7 月自筹经费，发起创办了西北唯一的一所培养中医师的学校，定名为“兰山中医夜校”。王仲英任校长，李子质任教务主任，地址在兰州上东关白衣寺内，招收有志于中医者参加学习，期限暂定一年，每晚上课学习两小时。课程设有中医基础、中药、诊断等，先后两期，毕业学员 70 人。1949 年改为全日制学校，更名为“兰山中医学校”，招收学生 40 名。凡具有初中以上文化程度，有志于中医工作者，均可报考，学制三年。课程有中医科：伤寒论、内经、中药、诊断、内科、外科、妇科、儿科等。西医科：生理解剖、病理学、细菌学、诊断、内科、眼科、药物等。教师配备：中医有王仲英、尚坦之（新中国成立后任甘肃省新医药研究所副主任医师）、于有五（原光华国医学社社长）、刘兴元（天水地区医院主任医师）、李子质（兰州中医学校主任医师）等人。西医方面有马馥廷（原兰州医学院教授）、邹本宝（兰化职工医院主任医师）、曾传之（兰州医学院教授）等人任教，经费募捐自筹。1950 年第一届中医班学习期满，考试成绩及格，毕业者 40 人，继又招收第二届中医班学生 40 名。1953 年，该校由甘肃省卫生厅接收，并于甘肃省兰州卫生学校，兰山中医学校到此结束。该校虽然举办的时间不长，毕业的学生不多，但在当时历史条件下，可谓一枝独秀，的确是难能可贵的，对培养中医人才，发展中医事业，起了积极作用。

5. 民间中医学社、针灸馆的创办

在 20 世纪 40 年代，兰州一些热心中医事业人士，为了解决中医后续乏人的问题和避免祖国医学遗产的失传，冲破重重阻力，在广大人民群众的支持下，想方设法曾先后创办了一些国医学社和针灸馆。

（1）光华国医学社：附设西北国医专科学校（函授），1942 年冬，中医师于有五、姜集云等人在兰州市原水北门（现永昌路北端）创办光华国医学社附设西北国医专科函授学校，一面应诊，同时招收面授和函授教学，后迁至原南府街（现金塔巷）。

（2）兰州建民国医研究学社：1947 年冬，中医师马凤图、王致廉等人创办了兰州建民国医研究学社，地址在兰州市自云一贸内，一面设立诊所应诊，同时招收社员，推荐中医药书籍，介绍学习方法和函授指导学习。新中国成立后，由兰州市军事管制委员会发给了社团许可登记证。当时有社员130多人，分布在兰州市、皋兰、武威等县。甘肃省中医院主任医师席梁丞、窦伯清，武威地区卫生学校副校长、副主任中医师王海等人，参加过该社。1951年冬，因负责人王致廉去西安西北中医进修学校学习，该社随即停办。

（3）积善针灸馆：1940年，高涵九、罗彦若在兰州市官升巷（现大众巷）创办了积善针灸馆，一面应诊，同时收带徒弟，传授技术。先后出师并由卫生厅考试及格执业的有周勋青、田风珍、曾寿臣等人。甘肃最早的共产党人张一悟，曾在该馆的掩护下在兰州做党的地下工作。至1955年高涵九参加兰州中医院工作，罗彦若参加兰州城关区中医院工作，该馆才停办。

以上中医学社、针灸馆等虽然都是私人创办，没有固定经费，规模很小，举办时间不长，但在当时的历史条件下，对中医人才的培养、医学经验的交流等方面起了一定的作用。

5. 兰州积善针灸馆——大崇祥号

20世纪30年代的兰州，由于当时的政府不关心民间疾苦，医疗保健事业极其落后，对祖国中医药又采取排斥敌视政策，再加上天灾兵燹，贫苦大众有病无处治，有病无钱治，只好听天由命；“小病抗，大病躺，重病等着见阎王”，成了普遍现象。当时一些笃信佛教的人士，出于积善行德，为解除大众疾苦，于1938年的一次佛会节日，成立了“兰州积善针灸馆”。

积善针灸馆是专为穷苦人民治病施药的群众慈善团体，地址在兰州官升巷(今大众巷)，名誉会长是张治庭。积善针灸馆对外不收学徒，从业人员的选取，必须是经过时间考验的同道中人，年龄在38岁以上的坚定信道者。当时实习针灸者近30人。其中著名的有宁夏同道名人郭松山医术的传人张一悟（榆中人，甘肃最早共产党员，中共甘肃特支领导人)、马仁山、高涵九等。以后由高涵九、汉润轩、许吉享传授行医，纯是义务施诊，不收诊费。针灸馆传人的印本名为《金针度人》。内容是马丹阳的天星十二诀和五行输六十六穴。高涵九算是第一流的，时称大先生。开始只传初学，如能深造，则须临症三至五年后，并有阅读《晦经》

《难经》，对五行输穴的生克制化、五脏六腑十二经络及奇经八脉的理论能通达理解者，则进一步学全366个穴。特别是经外奇穴、妇科的奇穴，主要在于手法的运用，“不妄传人”。有道是“若能明补泻，应手即如拿”。张一悟同志不但是医疗针灸的佼佼者，生前还有《针灸精粹》手抄本，并绘有奇穴图索影，可惜没有存留下来。针灸馆还有中医人员王钧、金少涵、王教五、白云衢等，其中王、金二位是张一悟的伤寒及瘟病的讲传人。王钧逝世于抗日战争时期，张一悟有悼念挽联，现存兰州“八办”处，下联便有“愧我难传济世方”之句。针灸馆的中医人员多散在各地，在家为贫民治病。在榆中的就有周端西、刘绳祖、汉祝三、白秀峰等。馆内中医药方，是同馆人搜集之金方、单方、验方，还有外科的膏药，烧炼块药、散药，如榆中的陈树德专以小膏药治病。谢威风有八宝丹、四宝膏，还有专治跌打损伤的烧炼块神英普救方，林则徐的戒烟药面，榆中金焕之的小儿万应散，张得禄的眼科针刮术等。上述中医人员，都是自己采药，自己烧炼炮制。他们有一共同信念：行医是“培外功”，如果图利，则有悖门规。

大崇祥号和积善针灸馆是二而一、一而二的关系，名称是两个，人员只一套。针灸馆对外，大崇祥号是内称。门外挂着“兰州积善针灸馆”的牌子。院内东面三间楼房，悬有“大崇祥”匾一块，为成都述古老人所写，还有一个大“寿”字和一“如意”横幅。房内中间供着“世尊”，还有五色素供、长明灯。初一、十五更有七星灯架，早晚功课为禅门日诵。每年一、五、九三个月，各有一次“龙华大会”。与会者可随意一餐，首事人员均茹素，也有吃荤席的。费用来源，全靠自愿布施。馆内的先生们自称是社里人后学某某，都是布袍长袖，小帽红顶，女的称坤道。

大崇祥号与青海、四川、宁夏、北京、江西、贵州等同道人都有联系。号内除备有《传灯录》《禅宗语录》《庄子华经》，老子的《阴符经》《道德经》，文昌帝君《阴骘义》《戒淫文》《太上感应篇》等佛道经书外，还有专修内功的《传真录》《高僧传》等。供社里人习读。也有研究河图洛书、大千图说者。后者系以儒为业的失意之士研究佛学善身之术的结社。主持人称为号首，如马仁山号首是传给高涵九针灸的大师，廖元结号首是有名的书法家，榆中青城高臣居、清末高献臣都是有名的山水花卉画家。另有同道人杨思在今酒泉路开有“积善堂”中药店，穷人抓药不要钱，只记大崇祥号的账。大崇祥号送人的各类佛道书籍如《净土五经》《佛学救劫篇》、坤道的《八法须知》等，是印光法师办的“弘化社”所印。也有北京同道知名人士姚济苍主持的“天华馆”印的。凡上大崇祥号礼佛者，除做功课外，还有养身必修的坐静功。

兰州积善针灸馆成立后，因抗日战争防空紧张，同时引起国民党政府注意、查询，首事人先后离开兰州，馆内只留高涵九一人，新中国成立后高涵九参加工作，针灸馆也自然消失。

天水百年中医概况

天水地处陇右，是一个历史悠久的文化古城，中医药比较发达。在过去的1 000多年中，曾经出现过不少医术名家，积累了较为丰富的医疗经验。天水中医与全国各地一样，过去一直是私人开业，师徒相传，自生自灭。18世纪以后，清政府沿袭旧太医院的制度，秦州（即今天水市）由州官遴选熟谙医理的人，咨文省宪给予医官职名（从九品冠带），管理医者和巫人。至清末年则改医官为“医学典科”，名称更换，而制度如故。

光绪十三年（1887年），秦州设立牛痘局，置专职医官一人，负责于每年春秋施种牛痘。1911年以后，则由“医学典科”兼理其事。辛亥革命推翻了清政府，原清政府设置的“医学典科”便被中医界自发组织的学术团体——医学研究会所取代，牛痘亦为各开业医者为市民广泛接种。该会第一任会长由原“医学典科”医官雷品三担任（后由其子雷春霆担任），下设事务一人，委员若干人，当时名医如刘超千、唐文轩、刘祖武、吴鉴三、蒲虎臣、赵荆山等人亦多参与其事，如遇有疫病流行，则由医学研究会召集诸名医研究预防措施及治疗方案等。

19世纪以后，由于国内军阀混战此起彼伏，政局动荡，经济崩溃，加之水旱兵匪等灾害频仍，瘟疫四起，民不聊生，因之晋、豫、川、陕等地的一些灾民陆续流入天水。自1923年以后，川、陕军阀相继入境短期驻守，这就使传染病在天水格外地猖獗起来。当时本地除天主教和基督教的教会医院外，再没有其他医疗设置，加之人民群众对传教士治病多不信任，因而防疫与治病的繁重任务几乎全部由中医中药承担。以1925年前后为例，天水城乡有中医百余人，中药店三十余家，诊费、药费皆可赊欠，群众看病尚称方便。然而天水当时毕竟是地处西陲的小城，风气锢蔽，中医虽然较多，但大都世代相沿，墨守师承，偏执一见，新学识与新成就很难及时传入和接受，这就大大地阻碍了医学的进步和发展，于是有志改革之士，便疾呼而起了。

1927年，名医刘述斋首先主张创办中医学校集体授课，博采百家之长培养后继人才。但因未得北洋政府准许，遂在中医界募集资金，自己首先捐银币1 000余元。在刘的带动下，唐文轩、蒲保熙、辛镛等人也极力赞助，许多中医便纷纷解囊相资，兴办了私立“天水普济中医学校”，招收学员40余名，聘请当时最有威望的医者唐文轩、蒲虎臣、赵静山、王怡萱、辛镛等人为教员，并由唐文轩任校长，刘述斋任校董，蒲虎臣任教务长。授课以《黄帝内经》《难经》《伤寒论》《金匮要略》《医宗金鉴》《广瘟疫论》《诊家正眼》《本草备要》等为教材，并由刘述斋先生自编《生理学》《传染病学》为辅助，对学生要求极为严格。同时，因原医学研究会虚有其名，未能发挥学术团体的作用，乃集诸名流，改名为“天水县医学改进会”，为防病治病、交流经验起到了促进作用。在此基础上，1929年又增设中医助产学校，招收女学生等20余人，培养助产士，提倡新法接生，取代产婆。但由于反动政府千方百计地刁难和排斥，不批准立案，使该校前后仅维持四年，便因资金告竭而停办。其时中医班经考试及格毕业者有10余人，均属中医界名流。尽管时间不长，但普济中医学校的兴办，对天水地区中医事业的发展却留下了深远的影响。

1929年国民党政府召开的第一次中央卫生委员会议中，余云岫提出了《废止旧医以扫除医事卫生之障碍》的反动提案，企图取缔消灭中医。同年3月17日，全国各地中医药界联合起来统一行动，张贴标语口号，抗议当局采用消灭中医的反动政策。因此新中国成立前中医药界，一直以“三一七”为纪念日。此后，中央反动当局虽然没有继续采取手段来消灭中医，但地方反动当局却依然用轻视、限制、排斥等消极手段对待中医。如1935年冬，由天水县县府、警察局，以及胡宗南的第一师特别党部三家联合对本地中医进行考核，考试及格者由警察局统一卖给规定处方（每本五角），规定患者必须每次付五角诊费，禁止欠账，并规定考试落榜者，不准行医。由于当时人民生活贫困不堪，很少有能即时交清诊费者。因此，市民有病无钱就医，医者多无患者可诊。1936 年 3 月初，在唐文轩、李子高、张西堂、阎毅斋、蒲仁山、王仲青等人的倡导下，发动全市中医及中药店集体罢市 3 日，向当时政府抗议，一时全市沸腾，民情激愤，迫使反动当局取消之前规定和处方。

此后，天水中医界一直比较平静，老一辈的名医相继谢世，新一代的医者如李子高、张西堂、蒲仁山、杨钟峰、黄蕴生、刘蔼堂、雷春霆、王仲青、苏子周等相继名播城乡。1943 年，南京名医阎卓卿来天水避乱，在安泰堂中药店行医，因人地生疏，就诊者寥寥无几，后因治愈马氏的温病危证而为大众所识。当时盛暑亢旱，时症尤多，阎卓卿擅用辛凉、甘润之法，应手辄效，颇著奇功。不多久，抗日战争胜利，阎先生即由天水赴重庆而去。当时的学术团体已由医学研究会更名为国医医师会，由蒲仁山任理事，下设副理事一人，委员若干，学会活动亦行旧例，于每年农历二月二、四月二十八在万寿庵（向家庵）、药王洞各举行大集会一次，医者于席中各抒己见，交流经验，联络感情，备极欢快。该会在新中国成立前更名为中医公会，而制度活动一如旧例。

新中国成立前的甘肃教会医院

1840 年，随着鸦片战争的爆发，古老中国的大门被列强们以坚船利炮叩开。自此之后，这些国家的传教士以“传播上帝福音”之名，来到中国，开办教会学校和医院，酿成新的“西风东进”之潮。

甘肃的教会医院历史较短，1904 年，基督教内地会之休伊特医生与普雷迪先生来省城兰州创办医药事业。1914 年，英国传教士金品三（又名金平三）在兰州黄河北岸开办博德恩医院，又名河北福音医院，1932 年于院内设麻风病院；1929 年，兰州天主教慈爱会在畅家巷开设公教医院；1935 年，天主教基督复临安息日会西北联合会在周家拐子开办西北卫生疗养院，各教会医院均设有病床。这些医院之中，以博德恩医院声名最显。

1. 博德恩医院

博德恩医院是苏格兰人金品三受英国内地会委派，遵照美国实业家博德恩的临终嘱托来兰州创办的。金品三毕业于英国爱丁堡大学，而博德恩先生是芝加哥著名的实业家（一说“博德恩”是美国一大财团领袖人物及整个家族的总称）。

金品三选取兰州黄河北岸的一片荒山坡（即今天的靖远路一带），将携来博德恩所捐赠的数万元巨款用来修建了一栋进行手术和化验用的两层与山坡相连的主楼，砖木结构病房100多间，成立了一所设有内科、外科、妇产科、五官科的西医院。为了纪念捐资人的善行，开创时便将此医院定名为“博德恩福音医院”，院长为金品三。建院之初，住院部分男、女医院二部，设病床近50张，还特别设立了穆斯林病房，并在医院西端的山坡上建立了麻风病院，当时院内的医生及护理人员多为来自英、美、澳、德等国家，可谓兰州的一所“洋医院”。

在医疗技术上，该福音医院可以剖腹摘除肿瘤，这在当时的西北地区不多见。除了看病之外，医院还开办了四年制的医学班和护士班，洋教师以医院为实践基地，培养了许多医生和护士，这在当时当地发挥过很大作用。由于这所西医院十分体恤民情，在兰州享有很高的声誉，其影响波及外地。

进入20世纪40年代后，博德恩医院进一步发展，进入该院历史上的黄金时代。当时院长为英人侯文辅（英国皇家医学院毕业），医院有外国医师约10人，护理人员10余人，病床近100张，并从国外购得新的放射器械，同时将河南开封福音医院的部分药械及医护人员补充进该院，使这所已有名声的西医院更为完善。新中国成立后，内地会决定医院的外籍人员可以自由回国，并将博德恩医院委托兰州基督教会托管。1951年，博德恩（纪念）医院被兰州市人民政府接管并改名为兰州市人民医院，也就是后来的“河北传染病医院”，即今天的兰州市第二人民医院。

除省城兰州之外，天水、平凉等地也建有教会医院和诊所。

2. 天水公教医院

天水公教医院是天主教陇南教区于1924年创办的。在德国籍主教法来善任职期间，聘请外国医师主办，为天水最早创建之教会医院。晚于兰州博德恩医院12

年，早于兰州公教医院5年，也是全省较早的教会医院。该院建立初期规模较小。建院20多年，逐步发展成为有40多张病床、30多名工作人员、设备较全、技术力量较强的综合医院，享有较高声誉。

医院建有砖木结构的平瓦房80余间，临床科室有内儿科、外科（皮花、眼、牙、耳鼻喉)、妇产科、理疗科，还有手术室、化验室，药房、X光室。其中内、儿科可诊治常见多发病、儿科疾患及一些疑难之症；外科手术可做一般常见肿瘤、腹部手术，皮肤花柳病、眼疾、牙病矫治，耳、鼻、喉疾病；妇产科主要为妇科常见病，分娩、难产、剖宫产、产前检查；化验室做血、粪、尿、痰常规化验；放射科只做胸透；理疗科做慢性疾患电疗。全年门诊量一般28 000~30 000人次，住院治疗年约300人。

天水公教医院建院后，曾聘请德国医学博士杜回春、奥地利医学博士邓玉池主持医院工作。购买了当时先进的德国医疗器械和药品，成为西医西药输入天水地区的主要来源。

1934年从上海聘来震旦大学毕业的医学博士内科医师徐苌和。他在上海广慈医院行医10多年。“一二八”淞沪抗战爆发，曾为十九路军抗日将士调伤治病。后又聘来东北籍留日医学博士，曾任洛阳圣心医院院长的外科医师刘云青。他们偕同奥地利籍医师（修士）澎钟英、德意志籍医师（修母）蒲肋纳，与其他医护、工勤人员通力协作，为天水及邻近地区伤病患者，用西医西药诊治疾病，解除了不少患者的病痛，为西方医学在天水地区的传播起了重要作用。

3. 天水仁爱医院

天水仁爱医院受天水基督教会管理，由教徒巩守仁、刘基等人创办。始建于1937年。1940年医院扩大，增设病床25张，并开始接收住院患者。有工作人员50多人。1949年新中国成立前，院长巩守仁携大部分药械和部分人员逃至新疆哈密，部分贵重仪器、药品运到兰州。

4. 清水天主堂诊疗所

清水天主堂诊疗所成立于1934年。成立时由天主堂天水教区派德籍修女席德乐建所，属天水天主教总堂管辖。

新中国成立前诊所尚有工作人员 3 人，女大夫柯美丽，女助手何亚兰、梅汝美（均为德国籍）。共有房产、药械折 2 500 万元，以后由包珍美负责。

5. 甘谷天主堂诊疗所

甘谷天主堂诊疗所，成立于 1936 年。所址设甘谷县城，所长赵明德（女），医师席德乐（德籍，由清水天主堂来），护士米成珠。

6. 张家川慈善诊所

张家川慈善诊所，于 1941 年成立。由中国天主教圣家会资助。人员有正琴、王淑珍、刘建等。其中有医师、助产士各 1 人。1948 年由天主教圣家会修立接收，随之停业。

7. 徽县天主堂公教诊疗所

徽县天主堂公教诊疗所，成立于 1937 年。由德籍修士董大夫负责。主治眼科，兼治性病。设有简易病床 2 张，专供白内障手术患者使用。1947 年，天主教天水总堂派陈淑明、吴文珍、蔡德轩、张路济等人接管。董大夫调往武都，由神父雷亮夫任主治医生。治疗范围亦随之扩大，以妇幼保健、新法接生为主。1953 年公教诊所由徽县卫生院接收。

8. 耶稣家庭医院

天水基督教徒吴宝瑛等 4 人，于 1928 年，在天水北关合办耶稣家庭医院一处。1930 年农历四月初八日，马廷贤攻陷天水，吴宝瑛在救治伤员中不幸被杀害，家庭医院至此停办。1943 年，甘谷县基督教徒杨逢春在县城设耶稣家庭医院一处，以后停办。

9. 平凉公教诊疗所

1929 年，平凉天主教会在平凉城区南门巷始建公教诊疗所，由西班牙修女经营，1932 年以每月 200 银圆的高价从上海聘请震旦大学医学博士梅厚传来平凉任诊所主治大夫，后因设备简陋而离去。1933 年诊所迁至东大街天主教堂东侧。规模渐次扩大，成为平凉最大的西医机构，1956 年公私合营时改为西医联合诊所，合并成立市人民医院。此外，平凉教区还在平凉、白水、西峰、平泉、镇原、泾川、静宁、华亭教堂设有公教诊疗所，西班牙籍传教士桑成祯、祁孔有、吕秉直、吴道南、陶希圣、姚大舟及中外一部分修女和教徒充当医护人员。公教诊疗所的开设，对解决教会的经费也起了重要的作用。与此同时，还兴办慈善事业，设立安老残废院和育婴院。

敦煌劫难

石破天惊

1900年在中国历史上注定是不平凡的一年。

地点：甘肃敦煌莫高窟

时间：清光绪二十六年（1900年）6月22日

看守莫高窟的道士王圆箓雇用一杨姓工人像往常一样清理一座废弃的佛教寺窟，即现在的16号窟。杨在靠近窟门内部的北墙上发现裂缝，王、杨二人怀疑壁中可能另有一洞，于是命人连夜顺缝凿壁，果然发现内有一洞（即第17号窟）。“豁然开朗，内藏唐经万卷，古物多名”。石窟高约3米，面积约8.15平方米。室内重重叠叠的大量经卷文书，几乎堆到屋顶。经卷文书都是用坚韧的白布包裹，10余件打成一包。石室中的数万件卷子的总数难以精确统计，绝大多数卷子是写本，也有少量雕版印刷品，另外还有绘画、织绣和少量铜像等。

王道士做梦也没有想到，他这轻轻地一拨，开启的是一扇轰动世界的大门。一门永久性的世界显学，将依靠这个洞穴建立。从此繁忙的丝绸古道，吸引了来自世界各国的目光。无数才华横溢的学者，将为这个洞穴耗尽终生。中国的荣耀和耻辱，亦将由此而生。

令人不解的是，首批敦煌文献被发现后的最初几年里，在当地似乎波澜不惊。

1902年精通金石之学的叶昌炽任甘肃学政。当他见到几幅卷子和绘画后，便大为惊异，立即建议甘肃省藩台衙门把全部卷子运至兰州保管。因所需五六千两银子的费用无从筹措，就暂时命敦煌县把石室卷子检点封存，由王道士就地保管。此后，敦煌石窟藏宝的消息不胫而走，越传越远，引起了帝国主义分子的觊觎。

永远的伤痛

1900年英籍匈牙利人斯坦因在印度组织探险队，第一次进入西北地区。在英国政府的支持下，斯坦因于1906年第二次到中国探险。他这次来中国的主要目的是把敦煌莫高窟壁画和塑像弄到手，他在新疆活动半年多，于1907年去敦煌。斯坦因不懂汉语，为方便起见，他雇用了一名叫蒋孝琬的中国人随行协助。蒋孝琬懂得一些考古与鉴赏知识，精明能干，一路上的行程安排、日常事务由他一手承担。

1907年3月，斯坦因到达敦煌后及时拜访了敦煌县令汪宗翰。经汪宗翰介绍，斯坦因摸清了藏经洞的确切情况。经过两次实地窥伺后，5月21日斯坦因又来到千佛洞。为了窃取方便，他在洞窟附近扎下了帐篷，等待时机。斯坦因终于见到了王道士，通过几次接触并通过其他方面了解，斯坦因和蒋孝琬逐渐掌握了王道士的不少情况。斯坦因利用王道士的无知和对宗教的虔诚，采取欺骗手段，使王道士一步步地走进陷阱。斯坦因从王道士那里共骗取9 000多个卷子和500多幅绘画。一批批卷子经过匆忙检选后，由蒋孝琬乘夜深人静的时候陆续运到斯坦因的帐篷里。

斯坦因在千佛洞附近驻扎的消息很快传到了陕甘总督衙门，陕甘总督指令敦煌县查清并监视斯坦因的活动，催促斯坦因离开千佛洞。敦煌知县汪宗翰担心的是斯坦因挖掘古墓，并没有发现斯坦因盗窃经卷的行为，就没有深究。当陕甘总督的指令传达到敦煌县时，斯坦因已经将近万个卷子偷偷运到帐篷里。他庆幸自己的收获，立即把卷子打包，所盗经卷和绘画，整整装满了29只大箱子，除了带来的骆驼和马外，他又雇了5辆3匹马拉的大车才把这些文物运走。

16个月以后，这些文物运抵英国，被安置在伦敦不列颠博物院，以后经卷部分收藏在大英图书馆，佛画存在大英博物馆。

斯坦因在中国盗宝的收获在西方引起轰动，盗宝者以探险队的名义纷至沓来。第二个到千佛洞大量盗窃藏经洞遗书的是法国人伯希和。伯希和是个很有才华的汉学家，精通汉语，懂得几种方言。1906 年，在法国教育部和 10 多个研究机构的支持下，法国人组织了一个赴中亚和中国活动的探险队。探险队除伯希和外，还有摄影师和地图测绘员。1906 年 6 月这支探险队从巴黎出发，在中亚地区和我国新疆进行了长时间的活动，滥挖古代遗址，大量盗掠文物。

1908 年 2 月，伯希和一行到达敦煌千佛洞。当时王道士外出化缘，伯希和费很长时间才找到王道士，他利用通晓汉语的优势，很方便地和王道士打交道。在与王道士交易的同时，伯希和等人拟订了对敦煌石窟的描述提纲，把洞壁上的题识系统地记录下来，还拍摄了大量照片。经过一段时间的交易，王道士答应让伯希和进入藏经洞翻看卷子。伯希和一头扎进藏经洞石室，石室的经卷虽经斯坦因的劫掠，堆积的卷子仍然满满当当的。伯希和用了三个星期的时间，翻看了每一份卷子。他以通晓汉文的优势，尽量挑选有纪年和题识的文献。他把卷子分成两堆，一堆是他挑选出来的卷子的精华部分，决心不惜一切代价运走。另一堆相对来说是比较一般的，要尽量多运走。这些稀世珍宝让伯希和惊喜万分。经过与王道士多次的讨价还价，伯希和付给王道士白银 500 两，并保证对此事绝对保密，终于达到了掠走 6 000 多件卷子的目的。伯希和劫得的卷子虽是从斯坦因的劫余所得，数量也比斯坦因所得少，但是，由于伯希和懂汉文、藏文、突厥文等多种文字，经过长时间的挑选，因此，他所劫卷子是石窟遗书中的精华。其中有不少经卷和文书是孤本。伯希和把得到的卷子仔细包装后运到天津，再装上轮船，由努埃特和瓦杨护送回国，他自己则带上一小箱卷子到北京向著名学者罗振玉、王国维等炫耀一番。斯坦因和伯希和盗走敦煌遗书和文物的消息很快传开，国人震惊，一批士大夫纷纷要求清政府进行干预，采取措施，抢救劫余卷子。

1909 年 8 月，清学部电令陕甘总督将劫余之物押送北京。“查检齐千佛洞书籍，解部，并造像古碑，勿令外人购买”。为此拨银 6 000 两。1910 年底，敦煌县按学部指令把藏经洞所剩的六七千卷遗书全部买下，派人押送北京。途中又有一些卷子被何彦升、李盛铎、刘廷深等封建官僚劫掠散失。在这次将藏经洞遗书查检解部的过程中，王道士隐藏了一部分卷子没有上缴，因此，后来又有许多卷子从他的手中散失海外。

1911年10月，日本的吉川小一郎以探险为名到达敦煌，对洞窟一一拍摄。伺机在各洞窟偷拿了一些经卷残片和小型塑像，并从千佛洞僧人的手中骗取了一些经卷。1912年1月，橘瑞超来到敦煌。橘瑞超是大谷光瑞的弟子，他以僧人的身份去找王道士，大谈对佛教的虔诚，很快取得王道士的信任。王道士把自己藏匿在一尊新塑佛像中的500多个卷子展示给了橘瑞超。橘瑞超将骗到手的卷子带回日本。

此外，俄国的奥勃鲁切夫于1905年到敦煌，用六包日用品骗取了两大包写本经卷。1914年俄国的佛教艺术史家奥尔登堡在沙俄外交部的资助下，进入我国新疆，并第二次到敦煌，通过王道士，弄走了200多个卷子，还有许多塑像及绘画。

1914年，斯坦因第二次来到敦煌，用500两银子，从王道士手中又弄去600多个卷子。

敦煌文献历遭劫掠，大批文献散落海外。目前敦煌文献分藏在英、法、中、日、俄五国及其他国家的一些图书馆和博物馆。斯坦因劫掠的藏文文献现藏印度事务部图书馆；汉文文献原藏不列颠博物馆，1973年移藏不列颠图书馆。汉文部分已制成缩微胶卷，在国际上公开出售，计6980号。其余未公开的尚有几千号，总量实际已达到1161万余号。伯希和劫掠部分最有价值，一直藏在巴黎国立图书馆，共700余号。汉文和藏文部分都已制成缩微胶卷并公开出售。中国北京图书馆藏量达1万余号，日本藏量不大，而且比较分散。大谷大学图书馆藏34号，龙谷大学和京都藤井氏有麟馆都有数量不等的收藏；私人收藏600余号，总计约千号。奥尔登堡劫往俄国的敦煌文献现藏俄罗斯科学院东方研究所圣彼得堡分所，敦煌遗书在18 000件以上。其中相当一部分是碎片。除上述主要收藏单位之外，还有不少零散藏品分藏在其他单位，如不列颠博物馆东方古物部、丹麦哥本哈根皇家图书馆、东柏林图书馆等，都有一些零散藏品。另外，中国台北藏144号，甘肃省敦煌研究院藏137号，西北师范大学历史系藏22号，天津市艺术博物馆藏300余号，上海图书馆藏182号，北京大学图书馆、中国历史博物馆及一些地方博物馆也有少量藏品。初步估计，敦煌文献已达4万件以上。

敦煌文献包括5~11世纪间六七百年的古代文献，其中有纪年者近千件，最早的为西凉建初元年（405年），最晚的为宋咸平五年（1002年）。大部分汉文写本写于中唐至宋初。汉文部分95%为佛典和其他宗教文献，其余为经、史、子、集、官私档案、医药天文、诗词俗讲等。汉文典籍经、史、子、集中除一部分是极为罕见的古写本，可用于校刊外，更有不少佚失于千年以上的古书。

敦煌医学

敦煌医学是敦煌学的重要分支，是关于整理研究敦煌遗书、敦煌壁画及其他敦煌文物中涉及医药史料的一门学科。敦煌医学是一个较为复杂的概念，与“中医”“西医”不是等同概念，对这一概念的正确理解，可以从地名学、医学内容及医学体系三个方面来认识。

首先，要想正确理解敦煌医学为何是以地名学来命名，就应该先从敦煌学的概念谈起，因为敦煌医学是敦煌学的重要分支。关于敦煌学的概念，1930年陈寅恪先生在为陈垣先生的《敦煌劫余录》一书作序时说，此书乃“治敦煌学者，不可缺之工具也”。并说：“敦煌学者，今日世界学术之新潮流也。”第一次提出了敦煌学这一概念。1940年向达先生在修订《唐代俗讲考》时，也沿用了敦煌学这一名词。可见，当时学术界所谓之敦煌学，仅仅是指整理研究敦煌遗书而言。后来随着敦煌石窟艺术的研究逐渐深入，敦煌石窟艺术亦成为敦煌学研究的主要对象了。著名敦煌学专家段文杰先生在《敦煌研究文集·前言》中说：“敦煌学的研究对象包括两个部分：一部分是敦煌石窟……一部分是藏经洞出土的缮本图书。”今人刘进宝在《敦煌学述论》中对敦煌学的概念进行了这样的表述：“所谓敦煌学，就是指以敦煌遗书、敦煌石窟艺术、敦煌学理论为主，兼及敦煌史地为研究对象的一门学科”。我们认为刘进宝先生对敦煌学概念的论述是较全面而切合实际的。敦煌学之所以要以地名相称，这是因为1900年在敦煌发现了五万卷左右的敦煌遗书和在敦煌保存下了以莫高窟、榆林窟、西千佛洞为代表的大量石窟艺术的缘故。正是由于这些缘故而使敦煌学成了世界上唯一以地名学的国际显学，敦煌莫高窟也在1987年12月被联合国教科文组织列为人类珍贵文化遗产。这种独特的以地名学是中国古代任何一个州、郡及县都无法相比的。在敦煌学中，敦煌医学是其一个重要分支，以地名学相称也是非常切合实际的。这一命名既避免了某些片面性，又与“敦煌文学”“敦煌艺术”等命名相呼应，因而应受到普遍承认。

其次，由于敦煌是古丝绸之路的重镇，处在“华戎所交一都会”的特殊地位，东西方文化在此的汇聚与交流，使敦煌医学的内容包括了中医药学、藏医学、西域医学和印度医学，尤其在其相互交流与影响中产生的壁画医学内容及佛教医学内容是在中国以至世界医学史上都是非常奇特与珍贵的，根据马继兴《敦煌古医籍考释》，这些医学内容可按医经类、五脏论类、诊法类、伤寒论类、医术类、医方类、本草类、针灸类、佛家、道家医方类、医史资料类等进行分类。再者，关于敦煌医学体系问题，我们认为敦煌医学体系仍属于传统医学体系，其体系不属于某一种医学体系，而包括以中医学为主的多种医学体系，如其中的藏医内容属藏医学体系等。当然，随着对敦煌医学进行更深人的研究，其概念的含义也在进一步深化，这就跟敦煌学概念的发展过程一样，也在不断地趋于完善。

狭义的敦煌医学即敦煌藏经洞医药卷子。广泛意义上的敦煌医学还包括敦煌沿线出土的古文献如居延汉简、敦煌汉简所含的中医药文献。

据考证，敦煌医学资料的撰著年代最早可追溯到先秦和汉代，但绝大部分医书则均系南北朝以后隋唐时代的著作。关于敦煌藏经洞卷子的抄写年代，最早的上限在南北朝和隋代，最晚下限为五代时期，绝大多数的医书均为唐代手写。就医学内容而言，敦煌医学资料有医经诊法类、医术医方类、针灸药物类、养生辟谷服石类等。如其中医经诊法类卷子包括《内经》《伤寒论》《脉经》的片断和托名张仲景的《五脏论》以及《玄感脉经》《不知名脉法残片》《明堂五脏论》等13种。内容涉及五脏、经脉、俞穴的生理病理，有些是对《内经》等古籍的进一步补充和发挥，有些则是与传世古医籍不同的理论。医术医方类卷子有42种，记载1000余首医方。内容涉及内、外、妇、儿、五官、皮肤，此外还有大量美容长寿方；外治法诸如贴敷、熏洗、摩膏、溻渍等数十种。充分体现了防治一体的学术思想。考察医方年代，认为其中除个别是见于前代医学方书的古方外，多是六朝隋唐医家通过临床验证的有效验方（包括单验方）。如《辅行诀脏腑用药法要》载有五首救猝死中恶方，提到用硝石、雄黄散剂着舌下治疗中恶、急心痛、手足厥冷等方法，比西方用硝酸甘油舌下含服治疗急性心肌梗死要早 1 000 年。

此外，敦煌壁画也反映出古代劳动人民在生产与生活中同疾病做斗争的方式方法。如在敦煌壁画中就有治病救人、子病请医、讲究个人卫生、揩齿刷牙、运动和气功、洒扫庭院、拦护水井、剃头洗浴、建造厕所、煮沸食物等画面。敦煌学者丛春雨先生称之为“形象医学”。

敦煌医学大大丰富了隋唐前后的医学典籍，尤其丰富了魏晋南北朝的医学文献，反映了隋唐五代及前后医药学术成就。为古医籍的校勘和辑佚提供了重要资料，为医学史考证工作提供了有力的依据。

附　录

附录 1　甘肃省与中医药有关的非物质文化遗产名录

一、国家级非物质文化遗产

民俗类

第一批：

485　Ⅸ-37　太昊伏羲祭典　甘肃省天水市

传统医药类

第一批扩展项目：

448　Ⅸ-9　藏医药　甘南藏医药　甘肃省碌曲县

二、甘肃省非物质文化遗产

传统医药

68　Ⅸ-1　灵台县皇甫谧针灸术　平凉市灵台县

69　Ⅸ-2　藏医药　甘南州

民俗

75　Ⅹ-6　陇东窑洞民居文化　庆阳市

78　Ⅹ-9　太昊伏羲祭典　天水市

附录 2 甘肃中医世家名录（第一批）

1. 甘肃石国章中医世家，第十一代：高台县中医医院石新勇。

2. 甘肃刘文魁中医世家，第八代：兰州大学第一医院刘东汉。

3. 甘肃张应瑞中医世家，第六代：武山县人民医院张志锋。

4. 甘肃杨建春中医世家，第五代：庆城县中医院杨德祥。

5. 甘肃蔡咸庆中医世家，第五代：秦安县人民医院蔡全意。

6. 甘肃贾凤来中医世家，第五代：甘肃中医学院贾育新。

7. 甘肃左孝丞中医世家，第五代：平凉振中堂左中丕。

8. 甘肃徐则达中医世家，第四代：瓜州县三道沟中心卫生院徐志伟。

9. 甘肃席铭生中医世家，第四代：甘肃省中医院席书贤。

10. 甘肃昝威凤中医世家，第四代：靖远宁灵康诊所昝祥麒。

11. 甘肃甘定田中医世家，第四代：甘肃省中医院甘德成。

12. 甘肃高涵九中医世家，第四代：甘肃中医学院高健杰。

13. 甘肃卢蔚滨中医世家，第四代：甘肃瀛海堂医药有限公司卢治泽。

14. 甘肃车玉俊中医世家，第四代：通渭县中医院车运亨。

15. 甘肃蒲振业中医世家，第三代：天水市中西医结合医院蒲朝晖。

16. 甘肃董廷英中医世家，第三代：皋兰县西岔镇漫湾村卫生所董万安。

17. 甘肃郭均甫中医世家，第三代：兰州中医骨伤科医院郭宪章。

18. 甘肃王海舟中医世家，第三代：甘肃中医学院附属医院王元昭。

19. 甘肃窦伯清中医世家，第三代：甘肃省中医院窦友义。

20. 甘肃王子隆中医世家，第三代：甘肃省中医院王煜。

21. 甘肃王登鳌中医世家，第三代：嘉峪关市中医药研究所王斌。

22. 甘肃王有庆中医世家，第三代：兰州大学第二医院王瑞璋。

23. 甘肃王维才中医世家，第三代：皋兰石洞镇蔡河村卫生所王德宏。

24. 甘肃张佛兴中医世家，第三代：甘肃省肿瘤医院张慧芳。

25. 甘肃崔静亭中医世家，第三代：通渭县修真堂诊所崔仪龙。

26. 甘肃杨作楷中医世家，第三代：陇西杨学文诊所杨学文。

27. 甘肃潘养之中医世家，第三代：临洮县人民医院潘星宇。

28. 甘肃侯绪功中医世家，第三代：康县中医院侯守谦。

29. 甘肃张政德中医世家，第三代：两当县医院张海厚。

30. 甘肃张子明中医世家，第三代：甘肃省中医院张德宏。

31. 甘肃裴绍俭中医世家，第三代：甘肃省肿瘤医院裴正学。

32. 甘肃秦敬修中医世家，第三代：崇信柏树乡东风村卫生所秦瑞祥。

33. 甘肃何志仁中医世家，第三代：庄浪县中医医院何经。

34. 甘肃李云卿中医世家，第三代：平凉中医骨伤科医院李天套、李天顺。

35. 甘肃刘子和中医世家，第三代：武威市中医药研究所刘权禧。

36. 甘肃王仁山中医世家，第三代：武威同济中医院王永睿、王永胜。

37. 甘肃杨衡武中医世家，第三代：武威市中医医院杨晓南。

38. 甘肃张兰林中医世家，第三代：解放军第一医院张书明。

参考文献

[1] 祝中熹．甘肃通史·先秦卷．兰州：甘肃人民出版社，2009.

[2] 汪受宽．甘肃通史·秦汉卷．兰州：甘肃人民出版社，2009.

[3] 赵向群．甘肃通史·魏晋南北朝卷．兰州：甘肃人民出版社，2009.

[4] 尹伟先，杨富学，魏明孔．甘肃通史·隋唐五代卷．兰州：甘肃人民出版社，2009.

[5] 刘建丽．甘肃通史·宋夏金元卷．兰州：甘肃人民出版社，2009.

[6] 武沐．甘肃通史·明清卷．兰州：甘肃人民出版社，2009.

[7] 宋仲福，邓慧君．甘肃通史·中华民国卷．兰州：甘肃人民出版社，2009.

[8] 孟昭勋，康兴军．丝绸之路论坛丛书·丝路华夏医学辨析．西安：陕西人民出版社，2004.

[9] 杨力．周易与中医学．北京：北京科学技术出版社，1997.

[10] 魏明孔．甘肃河西走廊风物志．昆明：云南人民出版社，2001.

[11] 李玉顺，天水市政协文史资料委员会．文化天水．兰州：甘肃文化出版社，2006.

[12] 张克非，王劲．西北近代社会研究．北京：民族出版社，2008.

[13] 傅小凡，杜明富．神话溯源女娲伏羲神话的源头及其哲学意义．兰州：甘肃人民美术出版社，2007.

[14] 黄高才．中国文化概论．北京：北京大学出版社，2011.

[15] 甘肃省文物工作队．汉简研究文集．兰州：甘肃人民出版社，1984.

[16] 王宗维．汉代丝绸之路的咽喉——河西路．北京：昆仑出版社，2001.

[17] 甘肃地方史志编纂委员会．甘肃省志医药卫生志．兰州：甘肃人民出版社，2007.

[18] 州市地方史志编纂委员会．兰州市志．兰州：兰州大学出版社，2013.

[19] 钱史彤，邹介民．重修镇原县志．俊华印书馆，1935.

[20] 蔡廷孝．鼎新县志稿．1946.

[21] 范振绪．靖远县新志．1945.

[22] 清·孙尔准修．重纂福建通志．正谊书院，1871.

[23] 杨巨川．青城记．兰州：中共甘肃省委，2004.

[24] 张国常．重修皋兰县志．1917.

[25] 靖远县志．清道光十三年刊本，民国十四年铅字重印本，台北：成文出版社有限公司，1976.

[26] 榆中县志编纂委员会．榆中县志．兰州：甘肃人民出版社，2001.

[27] 皋兰县志编纂委员会．皋兰县志．兰州：甘肃人民出版社，1999.

[28] 甘肃中医学院藏医学院，甘南州藏医药研究院．甘南藏医志．兰州：甘肃民族出版社，1993.

[29] 谢观编．中国医学大辞典．天津：天津科学技术出版社，1998.

[30] 张立胜．物华天宝．兰州：敦煌文艺出版社，2010.

[31] 政协甘肃省武威市委员会学习宣传文史青年妇女委员会．武威文史资料，第2辑．1991.

[32] 王森．刘星元医案医论．北京：学苑出版社，2006.

[33] 王道义．今日中国西北角．兰州：甘肃人民出版社，2000.

[34] 李荣棠．兰州人物选编．兰州：兰州大学出版社，1993.

[35] 李强．甘肃省中医院院志（1953—1999）．兰州：甘肃文化出版社，2001.

[36]《通渭人物志》编纂委员会编．通渭人物志．2005.

[37] 杨重琦．百年甘肃．兰州：敦煌文艺出版社，2001.

[38] 杨重琦．陇上珍藏．兰州：敦煌文艺出版社，2001.

[39] 吴月．甘肃风物志．兰州：甘肃人民出版社，1985.

[40] 吴廷富．甘肃历史名人画传．兰州：甘肃人民出版社，1998.

[41] 金其贵．甘肃古代史话．兰州：甘肃人民出版社，1991.

[42] 金其贵，丁孝智，张霞光．甘肃近代史话．兰州：甘肃人民出版社，1995.

[43] 杨应忠．甘肃少数民族地方志．兰州：甘肃民族出版社，1993.

[44] 张维．甘肃人物志．兰州：西北师范大学学报（增刊），1988.

[45] 刘进宝．敦煌学述论．兰州：甘肃教育出版社，1991.

[46] 甘肃年鉴编纂委员会．甘肃年鉴．北京：中国统计出版社，2005.

[47] 荣棠．兰州人物选编．兰州：兰州大学出版社，1993.

[48] 郭霭春．中国分省医籍考（下册）．天津：天津科学技术出版社，1987.

[49] 雷鸣．中国丝绸之路旅游文化集粹．重庆：重庆大学出版社，1999.

[50] 庆阳岐黄文化研究会．岐黄文化研究丛书．西安：陕西师范大学出版总社有限公司，2011.

[51] 仇非．崆峒史话．兰州：甘肃文化出版社，2004.

[52] 崆峒山管理局．黄帝问道崆峒山．兰州：兰州大学出版社，2003.

[53] 黄毅，张连举，张怀宁．崆峒山新志．兰州：甘肃文化出版社，2008.

[54] 刘醒初．甘肃文史精粹·掌故卷．兰州：甘肃人民出版社，2009.

[55]《甘肃老字号》编委会．甘肃老字号．兰州：甘肃人民出版社，2008.

[56] 西北师范大学古籍整理研究所．甘肃古迹名胜辞典．兰州：甘肃教育出版社，1992.

[57] 阿莽班智达．拉卜楞寺志．玛钦·诺悟更，志道周，译注．兰州：甘肃人民出版社，1997.

[58] 苗滋庶．拉卜楞寺概况．兰州：甘肃民族出版社，1987.

[59] 凉州史话编写组．凉州史话．兰州：甘肃人民出版社，1988.

[60] 政协甘肃省武威市委员会学习宣传文史青年妇女委员会．武威文史资料，第1辑．中国人民政治协商会议张掖市委员会文史资料委员会，1989.

[61] 徐化民．渭源史话．兰州：甘肃文化出版社，2006.

[62] 王宏，富元宏，赵和平．卦台山．兰州：甘肃文化出版社，2009.

[63] 贾来生．铁肩道义——刘一明大传．北京：宗教文化出版社，2011.

[64] 中国人民政治协商会议兰州市榆中县委员会．榆中文史资料选辑，第4辑．1999。

[65] 周德祥、张克复．甘肃史话丛书．兰州：甘肃文化出版社，2007.

[66] 张余胜、管钰年．甘肃少数民族史话丛书．兰州：甘肃文化出版社，2009.

[67] 慕寿祺．甘宁青史略．天津：天津古籍出版社，1988.

[68] 索朗措姆．古今藏医药文献书目编制．拉萨：西藏人民出版社，2006.

[69] 崔健，唐丽．中国少数民族传统医学概论．北京：中央民族大学出版社，2007.

[70] 江苏新医学院．中药大辞典．上海：上海科学技术出版社，1998.

[71] 赵中振、肖培根．当代药用植物典（第二册）．上海：世界图书出版社，2007.

[72] 赵汝能．甘肃省中草药资源志．兰州：甘肃科学技术出版社，2004.

[73] 王文全，沈连生．中药资源学．北京：学苑出版社，2004.

[74] 甘肃省卫生厅．甘肃省中草药手册（第一册）．兰州：甘肃人民出版社，1971.

[75] 宋平顺．甘肃常用中药材复杂品种名录．兰州：甘肃药品检验所（内参）．

[76] 牛叔文．甘肃农业经济区划．兰州：甘肃人民出版社，1992.

[77] 任涵，王润平．少数民族养生健身文化研究．兰州：兰州大学出版社，2007.

[78] 中国人民政治协商会议甘肃省兰州市委员会文史资料研究委员会．兰州文史资料选辑，第 3 辑．1985.

[79] 中国人民政治协商会议兰州市城关区委员会文史资料委员会．城关文史资料选辑，第 1 辑．1988.

[80] 中国人民政治协商会议天水市委员会文史资料委员会．天水文史资料，第 6 辑．1992.

[81] 兰州市地方志编纂委员会．兰州市志．兰州：兰州大学出版社，2007.

[82] 中国人民政治协商会议甘肃省委员会文史资料委员会．甘肃文史资料选辑，第 31 辑，民族宗教专辑．兰州：甘肃人民出版社，1990.

[83] 天水市地方志编纂委员会．天水市志．北京：方志出版社，2004.

[84] 中国人民政治协商会议兰州市委员会文史资料委员会编．兰州文史资料选辑 1992 年，第 2 辑，总 13 辑．兰州：兰州大学出版社，1992.

[85] 郭春园．平乐郭氏正骨法．郑州：河南人民出版社，1959.
[86] 彭金山，王知三．中国民俗知识·甘肃民俗．兰州：甘肃人民出版社，2008.

后　记

本书是甘肃省中医药文化研究方面的重要著作，编写组历时三年，通过实地采访，以及搜集和整理大量的文献，对甘肃悠久灿烂的中医药文化进行了全面的梳理和展现。全书共35.6万字，在编写中，潘文、袁仁智负责全书的审稿、指导及“往事如碑”部分的撰写工作，计14万字，吕有强负责“长河掠影”部分的撰写工作，计7.1万字，扈小健负责“历史人物”部分第一节至第二十节的撰写工作，计6.5万字，张丽君负责“历史人物”部分第二十一节至第三十一节及“百年沉浮”部分的撰写工作，计6.5万字。对于书中存在的疏漏之处，还望读者们批评指正。